E. Cramer   T. Haufschild   M. Polte   G. Grevers

Kleine Fächer
Anästhesie, Augenheilkunde,
Dermatologie, Hals-Nasen-Ohren-Heilkunde

Eva Cramer   Timo Haufschild
Michael Polte   Gerhard Grevers

Kleine Fächer

Anästhesie, Augenheilkunde, Dermatologie, Hals-Nasen-Ohren-Heilkunde

Prüfungswissen für Pflegeberufe

URBAN & FISCHER

München · Jena

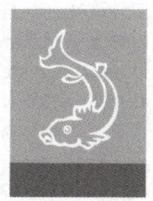

Zuschriften und Kritik an:
Urban & Fischer, Lektorat Pflege, Karlstraße 45, 80333 München

Wichtiger Hinweis für den Benutzer

Die Erkenntnisse in der Medizin unterliegen laufendem Wandel durch Forschung und klinische Erfahrungen. Herausgeber und Autoren dieses Werkes haben große Sorgfalt darauf verwendet, dass die in diesem Werk gemachten therapeutischen Angaben (insbesondere hinsichtlich Indikation, Dosierung und unerwünschten Wirkungen) dem derzeitigen Wissensstand entsprechen. Das entbindet den Nutzer dieses Werkes aber nicht von der Verpflichtung, anhand der Beipackzettel zu verschreibender Präparate zu überprüfen, ob die dort gemachten Angaben von denen in diesem Buch abweichen und seine Verordnung in eigener Verantwortung zu treffen.

Die Deutsche Bibliothek – CIP-Einheitsaufnahme
Ein Titelsatz für diese Publikation ist bei
Der Deutschen Bibliothek erhältlich

ISBN 3-437-26510-5

Alle Rechte vorbehalten
1. Auflage Oktober 1997
2. Auflage Oktober 2001

© 2002 Urban & Fischer Verlag München · Jena

02   03   04   05   06   5   4   3   2   1

Für Copyright in Bezug auf das verwendete Bildmaterial siehe Abbildungsnachweis.

Lektorat: Barbara Fischer, München
Herstellung: Kerstin Wallner, München
Satz: Offizin Götz Gorissen, Berlin
Druck und Bindung: Bosch Druck, Ergolding
Umschlaggestaltung: prepress | ulm GmbH, Ulm
Umschlagfoto: MEV Verlag GmbH, Augsburg

Aktuelle Informationen finden Sie im Internet unter der Adresse:
www.urbanfischer.de

Vorwort

Der Titel »Kleine Fächer« soll keineswegs eine Wertung der Fächer Augenheilkunde, HNO, Dermatologie und Anästhesie darstellen. Für eine sichere Pflege sind Kenntnisse in diesen Fächern unbedingt erforderlich. Meistens sind Pflegende die Ersten, die z.B. die Hautveränderungen einer Candida-Infektion oder Symptome eines Glaukom-Anfalls beobachten können. Bestimmte Therapieansätze, wie die einer Laryngitis, sollten dem Patienten erklärt werden können, damit er Sinn und Zweck der verordneten Maßnahmen nachvollziehen kann. Ganz zu schweigen vom Wissen über die Notfallmedikamente und das Zubehör für eine u.U. lebensrettende Intubation, die ja in allen Fachdisziplinen notwendig werden kann.

Dieser Band der Bunten Reihe fasst das notwenige Wissen aus diesen Fachgebieten übersichtlich in einem Buch zusammen. Damit eignet es sich damit nicht nur zur Prüfungsvorbereitung sondern auch als Nachschlagewerk im Pflegealltag.

Die vier Fachautoren stehen für die hohe Sachkompetenz des Buches. Der Verlag dankt den Autoren für ihr Engagement sowie Ihnen, liebe Leserinnen und Lesern, für Ihre konstruktive Kritik zur ersten Auflage. Gerne sind wir Ihrem Wunsch nachgekommen, für jedes Fachgebiet ein Glossar zu erstellen, das sich nun am Ende jedes Fachgebietes befindet.

Insbesondere den Auszubildenden wünschen wir viel Erfolg bei ihrer Vorbereitung auf die Prüfungen. Und vor allem wünschen wir ihnen, dass sie mit dem Konzept der Bunten Reihe einen Zugang zu dem jeweiligen Themengebiet finden sowie das Gelernte in der täglichen Praxis umsetzten können.

Ulrike Hartmann   Lübeck, im September 1997
(Lektorin der 1. Auflage)

Barbara Fischer   München, im September 2001
(Lektorin der 2. Auflage)

Wegweiser

Warum Sie mit diesem Buch effektiv lernen können

Alle Bände aus der Bunten Reihe werden speziell für die Vorbereitung auf das Krankenpflegeexamen und andere Prüfungen innerhalb der Ausbildung erstellt. Die Auswahl der Themen richtet sich nach der Ausbildungs- und Prüfungsverordnung für Krankenpflegeberufe. Neben der kurzen und übersichtlichen Darstellung des jeweiligen Faches haben wir gezielte Hilfen für das Lernen und Wiederholen erarbeitet:

- Die Sprache des Textes ist klar und leicht verständlich
- Kurze Sätze und Stichworte in der Randleiste wiederholen wichtige Fakten und Definitionen aus dem Text
- Zahlreiche Abbildungen erhöhen die Anschaulichkeit und das Verständnis von schwierigen Zusammenhängen
- Übungsfragen am Ende der Abschnitte helfen, das Verständnis des Gelesenen zu überprüfen. Die Antworten auf die Fragen finden Sie anhand der Ziffern (z.B. ❼) im Text
- Hinweise auf pflegerische Handlungen und Beobachtungen stellen die Verbindung von der Krankheitslehre zur Pflegepraxis her
- Wiederkehrende Symbole in der Randleiste erleichtern die Orientierung im Text.

Die Symbole und ihre Bedeutung

 kennzeichnet Klinik und Diagnostik

 steht für die Therapie eines Krankheitsbildes

 Merke Diese Kästen enthalten besonders wichtige Hinweise

 hebt die Hinweise zur Pflege hervor

 kennzeichnet Übungsfragen am Ende der Kapitel.

Das Lektorat Pflege des Urban & Fischer Verlages wünscht allen zukünftigen Krankenschwestern und -pflegern viel Spaß und Erfolg beim Lernen mit der Bunten Reihe.

Abkürzungsverzeichnis

®	Handelsname
☞	Verweis (siehe)
↑	erhöht
↓	erniedrigt
→	daraus folgt
°C	Grad Celsius (Temperatureinheit)
A. (Aa.)	Arteria(e)
Abb.	Abbildung
ADH	Antidiuretisches Hormon
AIDS	acquired immunodeficiency syndrome
Amp.	Ampulle
AMV	Atemminutenvolumen
Aqua dest.	Aqua destilata (destilliertes Wasser)
ARDS	Adult respiratory distress syndrome
atm	Atmosphäre
β	Beta, griechischer Buchstabe für b
BGA	Blutgasanalyse
BtmVV	Betäubungsmittel-Verschreibungs-Verordnung
c.c.	cum correctione (lat.: mit Brillengläsern)
Ch	Charrière
CO_2	chemisches Zeichen für Kohlendioxid
CT	Computertomogramm
D-Arzt	Durchgangs-Arzt
DLE	Diskoider Lupus Erythematodes
dpt	dioptrien, Einheit der Brechkraft (1dpt = 1/m)
EBV	EPSTEIN-BARR-Virus
EKG	Elektrokardiogramm
ENG	Elektronystagmographie
Flow	engl.: fließen, strömen (l/min)
frz.	französisch
FTA	Fluoreszenz-Treponema-Antikörpertest
G	Gauge (Eichmaß z.B. für Kanülen)
ggf.	gegebenenfalls
griech.	griechisch
H_2O	chemisches Zeichen für Wasser
Hb	Hämoglobin
HCO_3	chemisches Zeichen für Bicarbonat
HIV	Human Immunodefizienz Virus
Hkt	Hämatokrit
HNO	Hals-Nasen-Ohren(-Heilkunde)
HPV	Humane Papillomaviren
HSV	Herpes-simplex-Virus
i. a.	intraarteriell
i.d.R.	in der Regel
IE	Internationale Einheiten
i.m.	intramuskulär

IgE	Immunglobulin **E**
IgM	Immunglobulin **M**
INR	International normalized ratio (Bestimmung der Thromboplastinzeit)
i.v.	intravenös
KG	Körpergewicht
KHK	koronare Herzkrankheit
LA	Lokalanästhetikum
lat.	lateinisch
LWK	Lendenwirbelkörper
μ	griechischer Buchstabe für m, Abkürzung für mikro
M.	Morbus (Bezeichnung für Krankheiten mit Eigennamen, z.B. M. PFEIFFER)
M.	Muskulus (lat.: Muskel)
MAC	Minimum alveolar concentration
Min.	Minuten
mmHg	millimeter Quecksilber-Säule, Einheit des Druckes
MRT	Magnetresonanztomogramm (Kernspintomogramm)
N.	Nervus
N_2O	chemisches Zeichen für Distickoxid/Stickoxidul (Lachgas)
NaCl	chemisches Zeichen für Natriumchlorid (Kochsalz)
O_2	chemisches Zeichen für Sauerstoff
OP	Operation
pCO_2	Kohlendioxidpartialdruck
PDA	Periduralanästhesie
PEEP	Positive endexpiratory pressure (positiver endexpiratorischer Druck)
Pl.	Plexus
pO_2	Sauerstoffpartialdruck
PTT	Partielle Thromboplastinzeit
s.c.	sine correctione (lat.: ohne Brillengläser) / subcutan (unter die Haut)
SaO_2	Sauerstoff-**S**ättigung
SLE	Systemischer Lupus Erythematodes
sog.	so genannt
SPA	Spinalanästhesie
STD	Sexually Transmitted Disease
STH	Somatotropes Hormon
syn.	synonym (gleichbedeutend)
TE	Tonsillektomie
TEP	Totalendoprothese
Th	Thorakalwirbel
TIVA	Totale intravenöse Anästhesie
TPHA	Treponema-pallidum-Häm-Agglutinationstest
UV	Ultraviolett
V. (Vv.)	Vena(e)
Vt	Volumen pro Zeit **t** (Atemzugvolumen)
ZNS	Zentrales Nervensystem
ZVD	Zentraler Venendruck

Weitere Abkürzungen sind an der betreffenden Textstelle genannt.

Anästhesie

Was ist Anästhesie?
Das Wort **Anästhesie** kommt aus dem Griechischen und bedeutet Unempfindlichkeit bzw. Ausschaltung der Schmerzempfindung durch Narkose. Das ebenfalls griechische Wort **Narkose** bedeutet Erstarrung. Gemeint ist damit eine allgemeine Betäubung des Organismus mit zentraler Schmerz- und Bewusstseinsausschaltung durch die Gabe von Medikamenten. **Analgesie**, ebenfalls griechisch, heißt Schmerzlosigkeit bzw. Aufhebung von Schmerzempfindung. **Relaxation** schließlich kommt aus dem Lateinischen und bedeutet Erschlaffung, Entspannung der Muskulatur.

Zu den bedeutendsten Fortschritten in der modernen Medizin gehört die Möglichkeit, einen kranken Menschen von starken Schmerzen zu befreien. Erst als diese Voraussetzung gegeben war, konnte die Chirurgie ihre großen Erfolge feiern. Bereits seit tausenden von Jahren versuchten Menschen den Schmerz zu bekämpfen. Die Geschichte der modernen Anästhesie begann 1846 in Boston mit der erfolgreichen Durchführung der ersten Äthernarkose während einer Tumorresektion am Hals. Wenige Jahre zuvor waren bereits Versuche mit Lachgas durchgeführt worden, damals allerdings nur mit mäßigem Erfolg. Weitere Meilensteine waren 1884 die Entdeckung des Kokains als Lokalanästhetikum und 1932 die Einführung des Barbitursäure-Abkömmlings Hexobarbital zur intravenösen Narkose. 1940 wurde das Pfeilgift Curare erstmals zur Relaxation in der Klinik eingesetzt. Die Einführung der endotrachealen Intubation mit flexiblen Gummischläuchen erfolgte in den zwanziger Jahren des vergangenen Jahrhunderts. Zuvor war bereits mit Metall- und Ledertuben experimentiert worden.

Eva Cramer   Hamburg, im Juli 2001

1 Narkosevorbereitung

1.1	Prämedikationsvisite	3
1.2	Wahl des Anästhesieverfahrens	5
1.3	Anordnung von Medikamenten	7

2 Narkosearbeitsplatz

2.1	Narkosesysteme	10
2.2	Überwachungsmaßnahmen, Monitoring	14
2.3	Narkosemedikamente	16
2.4	Schutz am Arbeitsplatz	29

3 Narkoseverfahren

3.1	Inhalationsnarkose	31
3.2	Intravenöse Narkose	33
3.3	Lokal- und Regionalanästhesie	35

4 Narkoseablauf

4.1	Einleitung	44
4.2	Unterhaltungsphase	48
4.3	Ausleitung	49
4.4	Dokumentation	50

5 Volumen- und Blutsubstitution

5.1	Wasser- und Elektrolytverlust	51
5.2	Therapie mit Blutkomponenten	52
5.3	Infusionslösungen	54

6 Postoperative Phase und Schmerztherapie

6.1	Aufwachraum	55
6.2	Schmerztherapie	57

7 Komplikationen und Zwischenfälle

7.1	Aspiration von Magensaft	59
7.2	Laryngospasmus und Bronchospasmus	61
7.3	Maligne Hyperthermie	63
7.4	Allergische Reaktionen	64
7.5	Transfusionszwischenfall	65
7.6	Fehlpunktion beim Legen von intravasalen Zugängen	65

8 Reanimation

68

1 Narkosevorbereitung

1.1 **Prämedikationsvisite**

Jeder Patient, der eine Narkose erhalten soll, wird zuvor von einem Anästhesisten untersucht und ausführlich über seinen Gesundheitszustand und seine Krankheitsgeschichte befragt. Diese erste Kontaktaufnahme wird Prämedikationsvisite genannt. Sie sollte mindestens 24 Stunden vor dem geplanten Eingriff stattfinden und von dem Anästhesisten durchgeführt werden, der den Patienten während der Narkose betreut. Der Patient kann mit dem Arzt seine Sorgen und Ängste besprechen, und der Anästhesist erhält einen umfassenden Eindruck vom seelischen und körperlichen Zustand seines Patienten.

1.1.1 **Aufklärung und Einverständniserklärung**

- Erhebung des Gesundheitszustandes
- Aufklärung über Risiken
- Schriftliche Einwilligung
- Anordnung von Medikamenten.

Im Rahmen der Prämedikationsvisite wird der Patient ausführlich über mögliche **Risiken** und **Komplikationen** sowie evtl. zusätzlich notwendige Maßnahmen aufgeklärt. Da jede Maßnahme an einem Patienten ohne dessen Einwilligung eine Körperverletzung und damit strafbar ist, sollte der Patient mit seiner Unterschrift bestätigen, dass er diese Aufklärung erhalten hat und außerdem **schriftlich** sein **Einverständnis** in die Narkose geben. Von dieser Regel ausgenommen sind Kinder und Notfallpatienten, die ihren eigenen Willen nicht bekunden können. Jugendliche zwischen 14 und 18 Jahren können selbst einwilligen, wenn sie dazu in der Lage sind. Für Kinder unter 14 Jahren ist die Einwilligung der Erziehungsberechtigten einzuholen, und beim Bewusstlosen wird vom mutmaßlichen Patientenwillen ausgegangen.

Inhalt des Aufklärungsgepräches

- Typische Risiken der in Frage kommenden Narkoseverfahren
- Gemeinsame Auswahl des Narkoseverfahrens
- Information über die präoperative Flüssigkeits-, Nahrungs- und Nikotinkarenz (mindestens 6–8 Stunden vor geplanter Narkose)
- Sinn und Zweck von Prämedikationsmedikamenten (☞ 1.3)

- Maßnahmen im Einleitungsraum: Überwachungsmaßnahmen, venöser Zugang, evtl. weitere Zugänge, Vorgehen bei der Einleitung
- Evtl. notwendige weitere Maßnahmen und deren Risiken, z.B. Bluttransfusion mit HIV- und Hepatitis-Risiko, Änderung des Narkoseverfahrens, zentralvenöse Zugänge, Intensivbehandlung.

1.1.2 Voruntersuchungen

① Trotz aller Fortschritte ist eine Narkose noch immer mit einigen Risiken verbunden. Diese können in der Anästhesie selbst liegen, der Art des operativen Eingriffs und dem gesundheitlichen Zustand des Patienten. Je genauer die Angaben hierzu vorliegen, desto genauer kann das Risiko des Narkoseverfahrens abgeschätzt und positiv beeinflusst werden. Vor allen geplanten Operationen sollten daher folgende Befunde vorliegen:

- **Labor:** Hb und Hkt, Serumelektrolyte Kalium u. Natrium, Gerinnungsstatus mit Quick/INR und PTT, Blutzucker, Kreatinin
- **EKG** (bei sonst gesunden Patienten ab 40 Jahren)
- **Röntgen-Thorax** (bei sonst gesunden Patienten ab ca. 35 Jahren).

Voruntersuchungen reduzieren das Narkoserisiko, deshalb:
- Körperliche Untersuchung
- Labor
- EKG
- Röntgen
- Evtl. Konsil.

Körperliche Untersuchung

Die körperliche Untersuchung durch den Anästhesisten umfasst die Einschätzung folgender Parameter:
- Bewusstseinslage
- Allgemein- und Ernährungszustand, Gewicht, Größe
- Haut und Schleimhäute hinsichtlich Exsikkosezeichen (Austrocknung), Anämie und Zyanose
- Herz und Kreislauf mit Auskultation und Blutdruckmessung
- Atemwege, Mundöffnung, Zahnstatus (evtl. Intubationshindernis)
- Beweglichkeit, insbesondere der Halswirbelsäule wegen der Intubation, und grob orientierender neurologischer Status.

Bei Bedarf werden noch weitergehende Untersuchungen und konsiliarische Beratung aus anderen Fachgebieten herangezogen.

Pflege

Am Vorabend bzw. am Tag der Narkose weisen die Pflegenden den Patienten auf Folgendes hin:
- **② ③** Wegen der Aspirationsgefahr darf der Patient ab 22 Uhr weder essen, trinken noch darf er rauchen. Gerade dieses Rauchverbot ist vielen Patienten nicht einsichtig. Das

Präoperative Checkliste:
- Ab 22 Uhr nüchtern

Rauchen steigert jedoch die Magensaftproduktion und erhöht damit das Aspirationsrisiko (☞ 7.1)

- Nagellack entfernt?
- Zahn- oder sonstige Prothesen gekennzeichnet?
- Prämedikation eingenommen?

■ ❹ Nagellack an Finger- und Fußnägeln muss entfernt werden, damit während der Narkose die Durchblutung des Nagelbettes beurteilt werden kann

■ Zahn- oder sonstige Prothesen werden in ein entsprechendes Behältnis gegeben und mit Name und Station des Patienten beschriftet

■ Die Prämedikation ist Bestandteil der Narkose und gilt als ärztliche Anordnung.

! Merke

Die meisten Patienten haben Angst vor der Narkose. Diese wird von den Pflegenden ernst genommen. Sie geben den Patienten die Möglichkeit, ihre Ängste auszusprechen.

1.2 Wahl des Anästhesieverfahrens

❺ Kriterium für die Auswahl des Anästhesieverfahrens ist, optimale Operationsbedingungen zu schaffen, die möglichst wenige Risiken für den Patienten bergen. Die Auswahl des Anästhesieverfahrens richtet sich nach folgenden Faktoren:

■ Art und Dauer des Eingriffs
■ Gesundheitszustand des Patienten
■ Alter des Patienten
■ Wunsch des Patienten.

1.2.1 Allgemeinanästhesie mit Intubation

Folgen der Allgemeinanästhesie:
- Blockade von Sensorik, Motorik, Bewusstsein
- Dämpfung von Atemantrieb und Reflexen.

Die meisten operativen Eingriffe werden in Allgemeinanästhesie durchgeführt, bei der durch Hypnotika, Analgetika und Muskelrelaxantien (☞ 2.3) ein sog. **chirurgisches Toleranzstadium** erreicht wird. Es kommt dabei zu einer vorübergehenden Blockade von Sensorik, Motorik und Bewusstsein sowie zu einer Dämpfung von Atemantrieb und Reflexen, also optimalen Bedingungen für eine Operation. Damit sind aber auch alle Schutzreflexe des Körpers minimiert und der Patient u.a. durch eine mögliche Aspiration gefährdet (☞ 7.1).
Deshalb werden die Atemwege durch eine **Intubation** zuverlässig geschützt, so dass der Patient auch über einen längeren Zeitraum sicher mit Sauerstoff und den notwendigen Narkosegasen versorgt werden kann.

❻ Indikation

- Not-Operation bei nicht nüchternen Patienten
- Abdominal- und thoraxchirurgische Operationen
- Unkooperative und sehr ängstliche Patienten
- Lange Operationen (> 2 Stunden)
- Schwierige, unbequeme Lagerung
- Eingriffe an Kopf und Hals.

1.2.2 Maskennarkose

Nur bei nicht-aspirationsgefährdeten Patienten möglich.

Maskennarkosen dürfen nur bei nicht-aspirationsgefährdeten Patienten (☞ 7.1) angewendet werden. Die Narkose wird in diesem Fall mit i.v.-Anästhetika, Inhalationsanästhetika oder, bei kleinen Kindern, auch rektal eingeleitet. Die Versorgung des Patienten mit Sauerstoff erfolgt entweder über eine Beatmungsmaske (Abb. 1.1), die der Anästhesist vor Mund und Nase des Patienten hält, oder mit der sog. **Larynxmaske** (☞ 4.1.3).

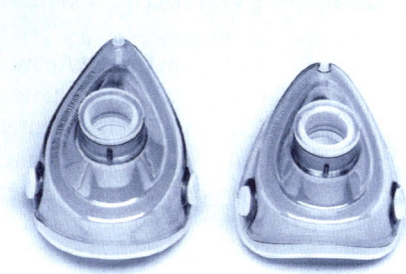

Abb. 1.1
Verschiedene Beatmungsmasken.
[K183]

❻ Indikation

- Kurze Narkosen und nüchterne Patienten, z.B. bei kleinen Eingriffen wie Abrasiones *(Ausschabungen)* oder Metallentfernungen
- Anlage von Gipsverbänden bei kleinen Kindern.

1.2.3 Regionalanästhesie

Patient muss wach und kooperativ sein.

Eine Regionalanästhesie erlebt der Patient bei wachem Bewusstsein, da nur eine Region des Körpers anästhesiert wird. Voraussetzung ist, dass er beim Legen der Anästhesie zur Mitarbeit bereit und kooperativ ist. Ist die Regionalanästhesie erfolgreich, so können im weiteren Verlauf Beruhigungsmittel *(Sedativa)* gegeben werden.

Indikation

- Operationen an Extremitäten (TEP, Kniegelenksarthroskopie, etc.)
- Operationen am Unterbauch (Sectio caesarea, Hernie, etc.)
- Patienten mit Atemwegserkrankungen, bei denen Probleme durch Intubation oder Beatmung auftreten können.

Bei bestimmten Operationen besteht die Möglichkeit, eine Allgemeinanästhesie mit einer Regionalanästhesie zu kombinieren, z.B. wird bei großen Bauchoperationen für die postoperative Schmerztherapie ein **Periduralkatheter** (☞ 3.3.3) gelegt.

1.3 — Anordnung von Medikamenten

Zielsetzungen sind:
Patient ist
- angstfrei
- schmerzfrei
- ausgeruht
- orientiert.

Medikamente
bewirken:
- Amnesie
- Vagusblockade
- Antihistamin-
  wirkung
- Anstieg des
  Magensaft-pH.

❼ Nach gründlicher Anamneseerhebung und Untersuchung des Patienten, entscheidet der Anästhesist, welche Medikamente der Patient bis zur Operation einnehmen und welche er absetzen soll. Außerdem verschreibt er ihm für den Vorabend und den Morgen vor der Operation die sog. **Prämedikation.** Ziel ist, dass der Patient angstfrei, schmerzfrei und möglichst ausgeruht in den Einleitungsraum kommt. Dabei soll er wach, orientiert und in freundlich-distanzierter Stimmung sein. Weiteres Ziel der Prämedikation sind eine Amnesie *(Erinnerungslücke)*, so dass der Patient sich nach der Operation nicht an die Einleitungssituation errinnern kann. Außerdem sollen durch bestimmte Medikamente folgende Wirkungen erzielt werden, die die Nebenwirkungen der Narkotika und das Risiko der Narkose verringern:

- **Vagusblockade** führt zu einer verminderten Magensaft- und Speichelsekretion und zu einer Unterdrückung kardialer Vagusaktivität (Herzfrequenz steigt)
- **Antihistaminwirkung** ist vor allem bei Patienten mit Neigung zu Allergien gewünscht, da Anästhetika und andere Medikamente eine Histaminfreisetzung bewirken können
- **Anhebung des Magensaft-pH** soll der Aspiration von sehr saurem Magensaft und damit dem sog. MENDELSON-Syndrom (☞ 7.1.1.) vorbeugen.

Benzodiazepine

Angst ist häufig das beherrschende Thema vor einer Operation. Medikamente aus der Gruppe der Benzodiazepine (z.B. Dormicum®, Diazepam®, Rohypnol®) werden darum besonders häufig zur Prämedikation eingesetzt, denn sie wirken:

- Anxiolytisch (angstlösend)
- Amnestisch (bewirken Gedächtnisverlust)
- Sedativ-hypnotisch (beruhigend und schlaffördernd)
- Zentral muskelrelaxierend und krampflösend.

Die Wirkung der Benzodiazepine wird durch Rezeptoren im zentralen Nervensystem vermittelt und kann durch die Gabe eines Antagonisten *(Gegenmittels)* wieder aufgehoben werden. Die Gabe ist oral, i.m. und rektal möglich; Dosierung, z.B. Midazolam (Dormicum®) 0,005–0,2 mg/kg KG.

Phenothiazine

Phenothiazine, wie Atosil® und Psyquil® gehören zur Klasse der Neuroleptika. Neuroleptika werden üblicherweise zur Behandlung psychischer Erkrankungen eingesetzt, insbesondere der Schizophrenie. Daneben wirken sie jedoch auch:

- Angstmindernd
- Antiemetisch (dämpfen den Brechreiz)
- Antiallergisch
- Potenzieren *(verstärken)* die Wirkung starker Analgetika.

Sie werden meist i.m. zusammen mit **Opioiden** (☞ 2.3.3) gegeben; Dosierung, z.B. Promethazin (Atosil®) 25–50 mg i.m. mit 7,5–15 mg Piritramid (Dipidolor®).

Anticholinergika

Anticholinergika, z.B. Atropin, hemmen die Wirkung von Azetylcholin in postganglionären cholinergen Nerven (☞ 2.3.4). Azetylcholin ist eine physiologische Überträgersubstanz und wirkt z.B. an den Schweißdrüsen, den motorischen Endplatten der Muskulatur und an den Synapsen des vegetativen Nervensystems. Somit führen Anticholinergika zu folgenden, sog. vagolytischen Effekten:

- Hemmung der Sekretproduktion in Mund, Nase, Rachen und Bronchien
- Pupillenerweiterung und Sehstörungen
- Herzfrequenzsteigerung durch Unterdrückung vagaler Einflüsse am Sinusknoten
- Verminderung der Magen-Darm-Peristaltik.

Die Gabe erfolgt i.v. und i.m.; Dosierung: Erwachsene 0,01 mg/kg KG, Kleinkinder 0,02 mg/kg KG.

Opioide

Opioide sind stark wirksame Schmerzmittel, die im Rahmen der Prämedikation nach Verletzungen und bei schmerzhaften Erkrankungen eingesetzt werden. Die Wirkung der Opioide wird über spezifische Rezeptoren im zentralen Nervensystem vermittelt und kann mit Opiatantagonisten (Gegenspielern ☞ 2.3.3) wieder aufgehoben werden. Opioide wirken:

- Analgetisch, häufig auch noch postoperativ
- Sedierend

- Führen zu Atemdepression und können anfangs Übelkeit auslösen
- Senken den Blutdruck, besonders bei Hypovolämie
- Vermindern den Bedarf an Narkosemitteln.

Dosierung, z.B. Pethidin (Dolantin®): 0,6–1,2 mg/kg i.m.; Methadon (Polamidon®): 0,035 mg/kg i.m.

Antihistaminika

Durch Histamin-(H_2)-Rezeptorantagonisten (z.B. Cimetidin, Ranitidin) wird die Sekretion von **saurem** Magensaft blockiert. Die Menge an Magensaft ändert sich jedoch kaum. Angezeigt sind Antihistaminika bei Patienten, die durch eine Magensaftaspiration gefährdet sind, da sie

- Den pH-Wert des Magensaftes auf > 2,5 erhöhen
- Die Histaminfreisetzung bei allergischen Reaktionen herabsetzen.

Dosierung, z.B. Clemastin (Tavegil®) 1–2 Amp à 2 mg i.v.

? Übungsfragen

1. Welche Untersuchungen werden vor einer Narkose durchgeführt?

2. Ab wann sollte der Patient präoperativ nüchtern sein?

3. Warum ist eine Nikotinkarenz sinnvoll?

4. Warum wird Nagellack von Finger- und Fußnägeln entfernt?

5. Wovon hängt die Wahl des Anästhesieverfahrens ab?

6. Welche Indikationen für eine Intubation bzw. Maskennarkose kennen Sie?

7. Welche Medikamente eignen sich zur Prämedikation?

Narkosearbeitsplatz

Ausstattung:
- Narkoseapparat
- Absaugvorrichtung
- Überwachungsgeräte
- Narkosewagen mit Zubehör.

Der Narkosearbeitsplatz ist so eingerichtet, dass der Anästhesist die Narkose möglichst ohne Risiken durchführen und aufrechterhalten, während der Narkose den Patienten sicher überwachen und bei Komplikationen fachgerecht handeln kann. Hierzu gehören funktionsfähige Geräte wie Narkoseapparat, Absaugung und Überwachungsgeräte sowie ein vollständiger Narkosewagen.

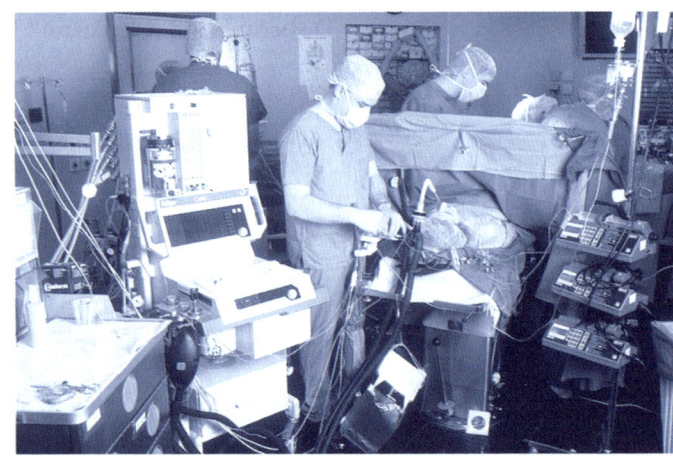

Abb. 2.1
Der Narkosearbeitsplatz.
[K183]

2.1 Narkosesysteme

Zu den wichtigsten Hilfsmitteln in der Anästhesie gehören die Narkoseapparate, die zur Durchführung von Inhalationsnarkosen und intravenösen Anästhesien benötigt werden und über die der Patient manuell und maschinell beatmet werden kann. Mit ihnen werden Inhalationsanästhetika dosiert und gemessen. Durch ein Schlauch- und Ventilsystem, welches Narkosesystem genannt wird, werden die Atemgase zum Patienten und von ihm weggeleitet. Je nach ihrem Funktionsprinzip werden zwei Gruppen von Geräten unterschieden:
- Offene bzw. halboffene Narkosesysteme
- Geschlossene bzw. halbgeschlossene Narkosesysteme.

2.1.1 Offene Narkosesysteme

- Keine Schläuche
- Ein- und Ausatmung über Raumluft
- Zufuhr über Tropfmaske
- Narkotikakonzentration nicht kontrollierbar.

❶ Bei einem offenen System werden dem Patienten die Atemgase nicht durch Schläuche zugeführt, sondern Ein- und Ausatmung erfolgen über die umgebende Luft. Narkotika wie Äther und Chloroform werden bzw. wurden durch eine spezielle Tropfmaske (SCHIMMELBUSCH-Maske) dem Patienten zugeführt. Dieses System wird wegen erheblicher Nachteile heute nicht mehr verwendet. Eine Kontrolle über die inspiratorische Narkotikakonzentration ist nicht gegeben. Kontrollierte und maschinelle Beatmung sind nicht möglich und zudem ist das hierbei verwendete **Äther-Sauerstoff-Gemisch** hochexplosiv.

2.1.2 Halboffene Narkosesysteme

- Schlauchsystem mit Ventilen
- Keine Rückatmung
- Häufig in der Kinderanästhesie.

Bei einem halboffenen System erhält der Patient seine Atemluft über ein Schlauchsystem, wobei Ein- und Ausatmung durch spezielle Ventile (z.B. RUBENS-Ventil) oder einfach über ein T-Stück getrennt sind. Eine Rückatmung der ausgeatmeten Luft ist nicht möglich! Insbesondere in der Kinderanästhesie werden diese Systeme benutzt, da der auftretende Atemwiderstand gering ist (z.B. KUHN-System). Ein halboffenes System besteht üblicherweise aus folgenden Teilen:
- Nichtrückatmungsventil
- Reservoirbeutel
- Rotameter
- Narkosemittelverdampfer.

Dieses System kann in ein Narkosebeatmungsgerät (☞ 2.1.5) integriert werden.

Vorteile
- Rückatmung von CO_2 ist nicht möglich
- Kontrollierte und assistierte Beatmung sind möglich
- Niedriger Frischgasverbrauch
- Die Zusammensetzung der Atemgase ist bekannt und kann rasch geändert werden.

Nachteile
- Wärme- und Feuchtigkeitsverlust (lässt sich durch passive Befeuchtungssysteme z.B. HME-Filter vermindern).

2.1.3 Halbgeschlossene Narkosesysteme

- Teilweise Rückatmung
- Sog. Kreissystem
- CO_2-Absorber
- Feuchtigkeitsverlust ↓
- Frischgasverbrauch ↓.

In halbgeschlossenen Narkosesystemen findet eine **teilweise Rückatmung** der Exspirationsluft statt. Vor der Rückatmung wird jedoch das Kohlendioxid über einen Absorber aus der Ausatemluft entfernt. Da sich die ausgeatmete Luft im Kreis bewegt, werden diese Systeme auch als **Kreissysteme** bezeichnet. Ein Teil der Feuchtigkeit der Atemgase bleibt dabei erhalten und es ist nur ein geringer Frischgasverbrauch notwendig. Aufgrund dieser günstigen Eigenschaften werden halbgeschlossene Narkosesysteme **am häufigsten** verwendet.

Wesentliche Bestandteile des Kreissystems sind:
- Ein **Schlauchsystem,** in dem die Atemluft durch Ventile eine bestimmte Richtung erhält, so dass ein Inspirations- und ein Exspirationsschenkel entstehen
- ❷ Der **CO_2-Absorber.** Dieser ist ein transparentes Gefäß welches mit **Absorberkalk** gefüllt ist und von den Atemgasen durchströmt wird. Bei Kontakt mit CO_2 kommt es zu einer chemischen Reaktion, bei der CO_2 zusammen mit Calciumhydroxid Kalk bildet. Ist der Absorberkalk erschöpft, kommt es zu einem Farbumschlag von farblos nach violett, und er sollte dann bald ausgetauscht werden
- Der **Reservoirbeutel,** welcher sowohl Spontanatmung, als auch manuelle Beatmung des Patienten ermöglicht
- Mit dem **Volumeter** werden Atemzug- und Atemminutenvolumen gemessen.

Dazu kommen noch **Bakterienfilter** und **Narkotikafilter** bzw. eine Narkosegasabsaugvorrichtung.

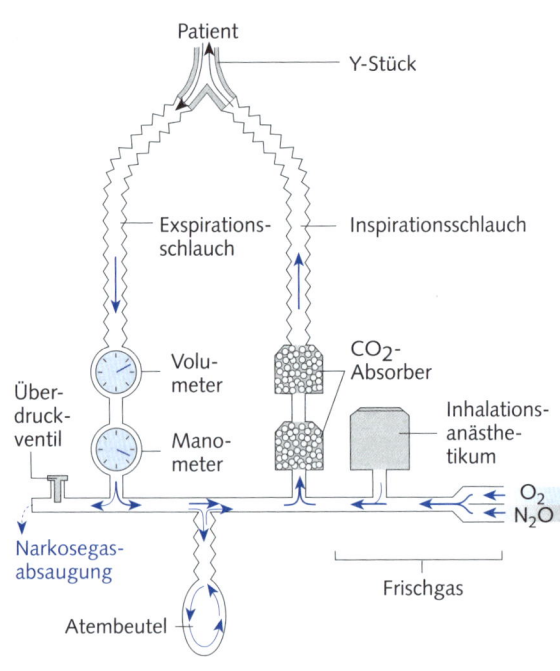

Abb. 2.2
Schema des halbgeschlossenen Narkosesystems. Im Kreissystem sind Ventile zur Lenkung des Gasstromes eingebaut. [A400]

2.1.4 — Geschlossene Narkosesysteme

- Vollständige Rückatmung
- Nur verbrauchter Sauerstoff und Inhalationsanästhetika werden ersetzt.

Im geschlossenen Narkosesystem wird die ausgeatmete Luft nach CO_2-Absorption **vollständig** rückgeatmet. Dem Patienten werden nur der notwendige Sauerstoff (4 ml/kg/Min.) sowie das Inhalationsanästhetikum frisch zugeführt. Die inspiratorische O_2-Konzentration muss dabei permanent überwacht werden. Insgesamt ist die Narkoseführung mit einem geschlossenen System schwieriger und wird daher **selten** angewandt. **Vorteile** sind allerdings:

- Extrem niedriger Frischgas- und Anästhetikaverbrauch
- Optimale Wärme- und Feuchtigkeitszufuhr
- Minimale Umweltbelastung durch Narkosegase.

2.1.5 — Beatmungsgeräte

❸ Häufig ist es notwendig, den Patienten während einer Narkose **manuell** oder **maschinell** zu beatmen, insbesondere bei langen Narkosen wenn Muskelrelaxantien und Opioide eingesetzt werden. Eine manuelle Beatmung des Patienten muss mit jedem Narkosegerät möglich sein, eine maschinelle Beatmungsmöglichkeit ist wünschenswert.

Die Beatmung erfolgt mit sog. **Respiratoren,** die in die Narkosesysteme integriert sind. Die Respiratoren übernehmen die Belüftung der Lungen. Diese erfolgt im Gegensatz zur Spontanatmung mit Überdruck. Es gibt drei verschiedene Typen von Beatmungsgeräten:

Arten von Respiratoren:
- Druckgesteuert
- Volumengesteuert
- Zeitgesteuert.

- **Druckgesteuerte** Beatmungsgeräte, bei denen die Inspiration dann beendet wird, wenn ein am Gerät eingestellter Beatmungsdruck erreicht worden ist
- **Volumengesteuerte** Beatmungsgeräte, bei denen die Inspiration beendet wird, wenn das Gerät ein vorgegebenes Volumen abgegeben hat. Das Gerät unterscheidet nicht, ob der Patient dieses Volumen erhalten hat oder ob es über ein Leck entwichen ist! Aus diesem Grunde muss ein **Volumeter** im Exspirationsschenkel angebracht sein
- **Zeitgesteuerte** Beatmungsgeräte, die nach Ablauf einer vorgegebenen Zeit von Inspiration zur Exspiration umschalten.

? **Übungsfragen**

❶ Warum werden offene Narkosesysteme nicht mehr eingesetzt?

❷ Wie funktioniert der CO_2-Absorber in halbgeschlossenen Narkosesystemen?

❸ Welche Typen von Narkosebeatmungsgeräten kennen Sie?

2.2 Überwachungsmaßnahmen, Monitoring

Kontinuierliche Überwachung durch:
- Geräte
- Sinne wie Hören, Sehen, Fühlen.

Eine der wichtigsten Aufgaben des Anästhesisten und des Pflegepersonals in der Anästhesie ist die **kontinuierliche Überwachung** des Patienten und der technischen Hilfsmittel wie Beatmungsgerät und Narkosesystem. Zu diesem Zweck stehen unterschiedliche Geräte, das sog. **Monitoring**, zur Verfügung. Aber nicht nur diese Monitore, die bei Erreichen vorher eingegebener Grenzwerte Alarm schlagen, gehören zur Überwachung in der perioperativen Phase. Ebenso müssen die Sinne **Hören**, **Sehen** und **Fühlen** eingesetzt werden, da sie entscheidende Auskünfte über den Zustand des Patienten geben können. Die wichtigsten zu überwachenden Funktionen sind:

- Herz-Kreislaufsystem
- Atemmechanik und Gasaustausch
- Narkosetiefe und Relaxierung
- Körpertemperatur.

2.2.1 Herz-Kreislaufsystem

Zur Beurteilung der Hämodynamik werden routinemäßig folgende Parameter erfasst:

- Herzfrequenz, Herzrhythmus, Herzstromkurve über das EKG (Routinemaßnahme bei allen Narkosen)
- Indirekte Blutdruckmessung mit Blutdruckmanschette.

Bei größeren Operstionen oder bestimmten Vorerkrankungen zudem:

- Zentraler Venendruck
- Blutige Blutdruckmessung über eine arterielle Kanüle
- Pulmonalarteriendruck und pulmokapillärer Verschlussdruck (Wedge-Druck) und Herzzeitvolumen über den sog. SWAN-GANZ-Katheter, der in den Pulmonalarterien-Hauptstamm eingeschwemmt wird.

2.2.2 Atmung und Gasaustausch

Um eine ausreichende und schonende **Beatmung** sicherzustellen, sind im Kreissystem und dem Narkosegerät Vorrichtungen integriert, um folgende Parameter zu überwachen:

- Atemzugvolumen (Vt) und Atemminutenvolumen (AMV) über das Volumeter
- Atemfrequenz
- Beatmungsdruck über das Manometer.

BGA gibt
Aussage über:
- Oxygenierung
- Ventilation.

Das Ergebnis einer effektiven Beatmung und der **Gasaustausch** werden über die arterielle **Blutgasanalyse** (BGA) beurteilt. Dabei wird die Sauerstoffanreicherung des Blutes *(Oxygenierung)* über den arteriellen Sauerstoffpartialdruck (pO_2) überwacht. Der arterielle Kohlendioxidpartialdruck (pCO_2) macht eine Aussage über die Belüftung der Lunge *(Ventilation)*.

Normwerte der arteriellen Blutgasanalyse (bei 37°C)
- pH 7,35–7,45
- pO_2 70–100 mmHg
- pCO_2 36–44 mmHg
- HCO_3 22–26 mmHg
- BE –2–+2 mmol/l

Diese Werte hängen stark vom Alter und der Konstitution des Patienten ab. Verschiebungen des empfindlichen Systems führen zu folgenden Veränderungen:

- Alkalose =
  pH-Wert ↑
- Azidose =
  pH-Wert ↓
- Hypoxämie =
  pO2 ↓
- Hyperkapnie =
  pCO2 ↑
- Hypokapnie =
  pCO2 ↓

- *pH-Wert:* Hohe Werte *(Alkalose)* weisen auf das Fehlen von CO_2, niedrige Werte *(Azidose = Übersäuerung)* auf einen Überschuss von CO_2 und Wasserstoff-Ionen, z.B. bei unzureichender Abatmung, hin
- *Sauerstoffpartialdruck* (pO_2): Anteiliger Gasanteil von Sauerstoff im Blut. Bei unzureichender Sauerstoffversorgung sinkt dieser *(Hypoxämie)*
- *Kohlendioxidpartialdruck* (pCO_2): Anteiliger Gasanteil von Kohlendioxid im Blut. Auf diesen Wert reagieren die Chemorezeptoren und steuern die Atmung. Hohe Werte *(Hyperkapnie)* weisen auf unzureichende Abatmung hin, niedrige Werte *(Hypokapnie)* auf eine beschleunigte Atmung *(Hyperventilation)*
- *Standardbicarbonat* (HCO_3): Gibt Auskunft über die Pufferfunktion des Blutes. Hohe Werte weisen auf einen erhöhten Anfall von CO_2 hin, niedrige auf dessen Mangel. Dieser Wert ändert sich zusammen mit dem pCO_2
- *Basenüberschuss (Base excess):* Differenz zwischen den nachweisbaren und den physiologisch vorkommenden Puffersubstanzen.

Pulsoximetrie

Bestimmung der
Sauerstoffsättigung
im Blut.

Bei dieser Methode wird die O_2-Sättigung (S_aO_2) im Blut bestimmt. Die O_2-Sättigung gibt an, wie viel Hämoglobin mit Sauerstoff beladen ist. Der Normwert beträgt 97 %. Die Messung erfolgt unblutig durch die Haut, wobei über einen Klip an Fingerbeere oder Ohrläppchen die reflektierten Lichtanteile von gesättigtem und ungesättigtem Hämoglobin miteinander verglichen werden.

Kapnometrie

Messung des CO_2-Gehaltes in der Exspirationsluft.

Bei der Kapnometrie (Kohlendioxidmessung) wird der CO_2-Gehalt in der Ausatmungsluft während der Beatmung gemessen. Die notwendige Gasprobe wird aus dem Exspirationsschenkel (☞ 2.1.3) gewonnen.

Relaxometrie

Messung der neuromuskulären Blockade.

Bei vielen chirurgischen Eingriffen ist eine gute Muskelrelaxierung des Patienten für die erfolgreiche Operation notwendig. Das Ausmaß der neuromuskulären Blockade lässt sich entweder durch Beobachtung abschätzen, oder mit dem sog. Relaxometer objektivieren. Zwei Hautelektroden übertragen eine elektrische Reizung auf einen Handmuskel, der sich bei zu geringer Muskelrelaxation kontrahiert, bei ausreichender Muskelrelaxation nicht. Auf diese Weise kann die Gabe von Muskelrelaxantien kontrolliert und gesteuert werden.

2.3 Narkosemedikamente

❶ Hypnose und Analgesie sind die wesentlichen Komponenten einer Narkose, die durch sog. **Narkotika** herbeigeführt werden. Je nachdem, wie diese Medikamente dem Patienten zugeführt werden, wird zwischen **Inhalationsnarkotika** und **Injektionsnarkotika** unterschieden. Meistens werden beide Arten miteinander kombiniert. Wird nur ein Narkotikum verwendet, spricht man von einem **Mononarkotikum.** Für die Schmerzausschaltung wird dann zusätzlich ein Analgetikum verabreicht.

2.3.1 Inhalationsnarkotika

Zu den gebräuchlichen Inhalationsnarkotika zählen:
- Lachgas (Stickoxidul), N_2O
- Halothan
- Enfluran (Ethrane®)
- Isofluran (Forene®).

Inhalationsnarkotika werden als Gase oder Dämpfe über die Lunge aufgenommen und mit dem Blutstrom zu den unterschiedlichen Organen gebracht. Die Inhalationsnarkotika sind bei Zimmertemperatur entweder **gasförmig,** z.B. Lachgas, oder **flüssig** wie Äther, Halothan, Enfluran, Isofluran u.a. Die flüssigen Inhalationsanästhetika müssen zunächst in einen Zustand gebracht werden, in dem sie über die Lungen aufgenommen werden können. Das bedeutet, sie müssen in den gasförmigen (*vola-*

Zufuhr über
Inspirationsschlauch.

tilen) Zustand überführt werden. Zu diesem Zweck werden spezielle **Narkosemittelverdampfer** verwendet, die dem Inspirationsschlauch des Beatmungsgerätes zwischengeschaltet sind und das Narkotikum in exakt der gewünschten Konzentration abgeben (Abb. 2.2).

■ Atemdepressiv
■ Blutdrucksenkend
■ Hirndrucksteigernd.

Wirkung
Gemeinsam ist allen Inhalationsnarkotika, dass sie atemdepressiv wirken, den Blutdruck durch eine Gefäßerweiterung senken und den Hirndruck steigern. Das Ausmaß ist jedoch bei den einzelnen Narkotika unterschiedlich.

Maß für die Wirkung
der unterschiedlichen
Gase.

MAC-Wert
❷ Um unterschiedliche Inhalationsnarkotika miteinander vergleichen zu können, bedient man sich des **MAC-Konzeptes** *(minimum alveolar concentration)*. Die minimale alveoläre Konzentration eines Inhalationsanästhetikums ist die alveoläre Kon-

Tab. 2.3 Übersicht über gebräuchliche Inhalationsanästhetika

Name (Beispiel)	Eigenschaften			Nebenwirkungen
	Anal-getisch	Hypno-tisch	Muskel-relaxierend	
Lachgas	+++	+	–	Diffundiert in luft-gefüllte Hohlräume (z.B. in den Darm)
Halothan (Fluothane®)	–	+++	+	Bronchodilatation bei Bronchokonstriktion*; Herzrhythmusstörungen; Halothanhepatitis
Enfluran (Ethrane®)	+	+++	++	Bronchodilatation bei Bronchokonstriktion*; Erhöhung der Krampf-bereitschaft
Isofluran (Forene®)	+	+++	+	Bronchodilatation bei Bronchokonstriktion*; Koronardilatation
Desfluran (Suprane®)	+	+++	+	Laryngospasmus (bei Maskeneinleitung)
Sevofluran (SEVorane®)	+	+++	+	*

* Keine Bronchodilatation bei normal weiten Atemwegen.

zentration, bei der 50 % aller Patienten auf die *Hautinzision* (Hautschnitt) nicht mehr mit Abwehrbewegungen reagieren. MAC wird in % von 1 Atmosphäre (atm) angegeben und ist ein Maß für die Konzentration des Anästhetikums im Gehirn. Je niedriger der MAC-Wert eines Inhalationsanästhetikums, desto stärker ist seine Wirkung.

Lachgas

- Farb- und geruchloses Gas
- Schlecht blutlöslich
- Diffusion in abgeschlossene Lufträume
- Gefahr der Diffusionshypoxie.

Lachgas ist das älteste noch gebräuchliche Anästhetikum (seit 1844). Es verstärkt die Wirkung anderer Anästhetika, so dass diese niedriger dosiert werden können. Wegen seiner geringen Wirkstärke wird es selten als Monoanästhetikum benutzt.

Eigenschaften

Lachgas ist ein bei Raumtemperatur farb- und geruchloses Gas, das in grauen Stahlzylindern unter einem Druck von 51 atm als Flüssigkeit geliefert wird. Es ist schlecht blutlöslich und wird im Plasma ausschließlich in physikalischer Lösung transportiert. Wegen der schlechten Blutlöslichkeit kommt es rasch zu einem Gleichgewicht zwischen dem Partialdruck in Alveolen und Gehirn. Im Austausch mit Stickstoff diffundiert Lachgas in abgeschlossene Lufträume des Körpers unter deutlich höherem Druck, so dass es zu einer Volumenzunahme dieser Hohlräume kommen kann. Bei folgenden Erkrankungen ist es deshalb kontraindiziert:

Kontraindikation bei bestimmen Erkrankungen.

- Pneumothorax
- Duraperforation/Pneumenzephalon
- Mediastinalemphysem
- Verdacht auf Luftembolien
- Perforierende Augenverletzungen mit Lufteinschlüssen.

Wirkungen

- Starkes Analgetikum, schwaches Anästhetikum
- Keine Muskelrelaxation
- Dämpfend auf das Herz-Kreislaufsystem
- Kann während der ersten drei Monate einer Schwangerschaft fruchtschädigend sein
- Zunahme des Cuff-Druckes am Endotracheal-Tubus durch Diffusion mit erhöhter Gefahr von trachealen Drucknekrosen (Cuffdruckmessung!!).

! Merke

❸ Bei der Narkoseausleitung kann es zu einer **Diffusionshypoxie** kommen, wenn Lachgas aus dem Gewebe in großen Mengen in die Alveolen strömt. Darum wird vor der Extubation der Patient für ca. 5 Min. mit reinem Sauerstoff beatmet.

Flüssige Inhalationsnarkotika

Bei den flüssigen Inhalationsnarkotika handelt es sich um Wasserstoff- (Halothan) bzw. Ätherverbindungen (Enfluran, Isofluran). Da sie sich in ihrer Wirkung relativ ähnlich sind, sind sie in Tab. 2.3 im Vergleich zu Lachgas zusammengefasst. Nebenwirkungen aller Inhalationsanästhetika außer Lachgas sind Atemdepression, Blutdruckabfall, Anstieg des Hirndrucks.

2.3.2 ▬▬ Injektionsnarkotika

Intravenöse Gabe.

Den Injektionsnarkotika gemeinsam ist ihre dämpfende Wirkung auf das zentrale Nervensystem. Ihre Wirkung hält nur wenige Minuten an (2–15 Min.) und sie werden in erster Linie für die **Einleitung** der Narkose (☞ 4.1) verwendet, da die Wirkung rasch einsetzt (20–60 Sek.).
Zu den wichtigsten Injektionsnarkotika gehören:

- Kurzwirksame Barbiturate Thiopental und Methohexital
- Propofol
- Etomidat
- Ketamin.

- Dämpfung des ZNS
- Atemdepression
- Dämpfung des Herz-Kreislauf-systems.

Wirkungen

Fast alle Injektionsnarkotika wirken dämpfend auf das zentrale Nervensystem (Ausnahme ist Ketamin). Weiterhin verursachen sie eine Dämpfung des Herzkreislaufsystems mit Blutdruckabfall und führen dosisabhängig zu einer Atemdepression.

- Stark lipophil
- Kurze Wirkdauer
- Schlecht gewebe-verträglich.

Thiopental (Trapanal®) und Methohexital (Brevimytal®)

Beide Substanzen sind stark lipophile (*»fettliebende«*) Verbindungen, die die Blut-Hirnschranke rasch passieren. Die Wirkdauer ist kurz (5–15 Min.) aufgrund einer Umverteilung aus dem ZNS in die Skelettmuskulatur und in das Fettgewebe. Die Injektionslösungen sind stark basisch und daher schlecht gewebeverträglich. Die Medikamente sind als Trockensubstanz erhältlich und in gelöstem Zustand nur begrenzt haltbar.

Wirkungen

- Gute narkotische und nur geringe analgetische Wirkung
- Während der Injektion evtl. Exzitationsphänomen (Tab. 3.1) mit Tremor, Muskelbewegungen, Husten, Niesen, Schluckauf und gesteigerten Larynxreflexen.

Nebenwirkungen

- Während der Injektion Schmerzen durch Gefäßwandreizung
- Besonders bei rascher Injektion kann es zu Blutdruckabfall kommen

- Verminderung des Herzzeitvolumens
- Atemdepression bis hin zum Aussetzen der Atmung
- Histaminfreisetzung mit Gefahr von Broncho- und Laryngospasmus.

Kontraindikationen
- Status asthmaticus
- Akut intermittierende Porphyrie (Synthesesteigerung von Porphyrinen durch Barbiturate mit möglicherweise akutem Anfall)
- Barbituratallergie
- Dekompensierte Herzinsuffizienz, akuter Herzinfarkt
- Schock, schwere Hypovolämie.

Propofol (Disoprivan®, Klimofol®)

- Rasch und kurz wirksam
- Kein analgetischer Effekt
- Angenehme Aufwachphase.

Propofol ist ein rasch und kurz wirkendes Hypnotikum ohne analgetischen Effekt. Es wird zur Einleitung und Narkoseaufrechterhaltung eingesetzt. Als Mononarkotikum ist es nicht geeignet, sondern es muss mit einer analgetisch wirkenden Substanz kombiniert werden. Vorteil von Propofol ist das angenehme und rasche Aufwachen der Patienten.

Wirkungen und Nebenwirkungen
- Atemdepression, evtl. Apnoe
- Selten Husten und Schluckauf
- Dosisabhängiger Blutdruckabfall.

Etomidat (Hypnomidate®, Etomidat-Lipuro®)

- Rasch und kurz wirksam
- Kein analgetischer Effekt
- Geringe kardiovaskuläre Wirkungen.

Etomidat ist ein rasch wirkendes Hypnotikum ohne analgetischen Effekt und kann daher nicht als Mononarkotikum eingesetzt werden. Wegen seiner geringen kardiovaskulären Nebenwirkungen wird es zur Narkoseeinleitung besonders bei Risikopatienten eingesetzt.

Wirkungen und Nebenwirkungen
- Wegen fehlender Analgesie und Reflexdämpfung kann es zu starkem Blutdruckanstieg und Tachykardie kommen
- Dosisabhängige Atemdepression.

Kontraindikationen
Vorsicht in der Schwangerschaft wegen möglicher embryotoxischer Wirkung.

Ketamin (Ketanest®)

- Dissoziative Anästhesie
- Steigert Muskeltonus
- Starkes Analgetikum.

Ketamin erzeugt eine sog. »**Dissoziative Anästhesie**« mit einem scheinbar nur oberflächlichen Schlafzustand. Die Augen des Patienten sind dabei geöffnet, außerdem kommt es zu einem erhöhten Muskeltonus und sogar Bewegungen der Extremitäten.

Ketamin ist ein starkes Analgetikum und führt zu einer Amnesie. Im Rahmen einer Ketaminanästhesie kann es zu unangenehmen Halluzinationen und Alpträumen kommen, weshalb eine Prämedikation mit Diazepam erfolgen sollte.

Wirkungen und Nebenwirkungen
- Sinnesreize werden empfangen und weitergeleitet, aber ohne entsprechende Verarbeitung im Gehirn
- Stimulation des Herz-Kreislaufsystems
- Atemdepression bei zu rascher Injektion
- Sekretionssteigerung der Bronchien und Speicheldrüsen
- Gelegentlich allergische Reaktionen, Übelkeit und Erbrechen.

Indikationen
- Brandverletzte, die für die Nekrosenabtragung häufig Narkosen benötigen
- Bei unkooperativen kleinen Kindern (i.m.-Anwendung)
- Im Rettungswesen zur Schmerzlinderung bei polytraumatisierten Patienten.

Kontraindikationen
- KHK, Herzinsuffizienz, Klappenfehler, Hypertonie
- Phäochromozytom, Hyperthyreose
- Psychiatrische Erkrankungen, Epilepsie, Präeklampsie
- Uterusruptur, Nabelschnurvorfall
- Perforierende Augenverletzungen.

2.3.3 Opioide

- Schlafinduzierend
- Stark analgetisch
- Wirkung durch Bindung an spezifische Rezeptoren
- Suchtgefahr.

Eine der ältesten bekannten Drogen ist Opium, ein Extrakt aus den Samenkapseln des Schlafmohns. Ein Bestandteil des Opiums ist das Morphin, so genannt aufgrund seiner schlafinduzierenden Wirkung *(Morpheus: lat. Gott der Träume und Sohn des Schlafes)*. Morphin und andere mit ihm verwandte Substanzen werden in der Anästhesie wegen ihrer starken analgetischen Wirkung eingesetzt. Ihre Wirkung kommt durch Bindung an **spezifische Opioidrezeptoren** (z.B. μ-Rezeptoren) zustande, welche sich im zentralen Nervensystem befinden, sowohl im Gehirn als auch im Rückenmark. Dabei werden **Agonisten** (z.B. Morphin, Fentanyl®) von **Antagonisten** (z.B. Naloxon) unterschieden. Antagonisten heben die Wirkung der Agonisten auf, indem sie diese vom Rezeptor verdrängen. Physiologischerweise werden die Opioidrezeptoren von körpereigenen Botenstoffen *(Endorphinen)* besetzt.

Wegen starker Suchtgefährdung ist die Verschreibung von Opioiden durch die Betäubungsmittel-Verschreibungs-Verordnung (BtmVV) geregelt.

Wirkungen und Nebenwirkungen

Zentrale Wirkungen

Unterscheidung zwischen zentralen und peripheren Wirkungen.

- Analgesie. Die analgetische Potenz eines Opioids ist abhängig von seiner Affinität zu den Rezeptoren. Es kommt zu einem selektiv schmerzdämpfenden Effekt, ohne Beeinträchtigung von Berührungs- und Vibrationsempfinden
- Schläfrigkeit
- Euphorische Stimmungslage sowie Konzentrations- und Denkstörungen
- Miosis (Pupillenverengung)
- Atemdepression und Dämpfung des Hustenreflexes, auch noch postoperativ, deshalb kontinuierliche Überwachung des Patienten im Aufwachraum
- Übelkeit und Erbrechen, gelegentlich auch Schwindel.

Periphere Wirkungen

- Herabgesetzte Motilität der Darmmuskulatur, verminderte Säureproduktion des Magens, erhöhter Muskeltonus in Schließmuskeln *(Sphinkteren)*. Insgesamt gestörte Verdauung mit verlängerter Nahrungspassage und Koteindickung
- Muskelstarre im Bereich von Thorax und Abdomen kurz nach Injektion des Opioids
- Selten allergische Reaktionen.

Indikationen

- Prämedikation
- Analgesie bei intravenösen Narkosen, balancierter Anästhesie und Inhalationsnarkosen
- Postoperative Schmerztherapie und bei Tumorpatienten.

Kontraindikationen

Keine Opioide an ehemals Süchtige.

- Bei Eingriffen in der Geburtshilfe sollte mit der Gabe von Opioiden bis nach dem Abnabeln gewartet werden, da es sonst beim Neugeborenen zur Atemdepression kommen kann
- Patienten, die einmal süchtig gewesen sind, dürfen keine Opioide erhalten. Gefahr des Rückfalls!!

! Merke

Wegen der starken Wirkung auf das Herz-Kreislauf-System und der Übelkeit dürfen Opioide nur langsam i.v. injiziert werden.

Die folgenden Opioide werden hauptsächlich in der Schmerztherapie eingesetzt.

Piritramid (Dipidolor®)

Einsatz bei starken akuten und chronischen Schmerzen.

Piritramid wird bei der Behandlung starker akuter und chronischer Schmerzen eingesetzt. Bei der Narkoseführung spielt es keine Rolle.
Wirkbeginn: ca. 5 Min. nach i.v.-Gabe; ca. 15 Min. nach i.m.-Gabe; **Wirkdauer:** 6–8 Std. **Dosierung:** 0,1–0,3 mg/kgKG i.v. (7,5–22,5 mg); bei i.m.-Gabe 15–30 mg.

Pethidin (Dolantin®)

Einsatz bei starken und akuten Schmerzen sowie beim shivering.

Pethidin wird zur Behandlung starker akuter Schmerzen eingesetzt. In der postoperativen Phase unterdrückt es das häufig auftretende Kältezittern *(shivering)*.
Wirkbeginn: nach 10 Min.; **Wirkdauer:** 2–4 Std.; **Dosierung:** 25–100 mg langsam i.v. injizieren, alle 3–4 Stunden wiederholen.

Tab. 2.4 Übersicht über die in der Anästhesie verwendeten Opioide

Opioid	Wirk-stärke	Wirkbeginn nach i.v.-Gabe	Wirkdauer	Besonderheit
Morphin	1	ca. 10 Sek.	90 Min.	Nur Schmerztherapie
Alfentanil (Rapifen®)	30–40	ca. 30 Sek.	10–20 Min.	Kurzwirksam
Fentanyl (Fentanyl-Janssen®)	125	ca. 10 Sek.	20–30 Min.	Klassisch bei Narkose
Sufentanil (Sufenta®)	1000	ca. 30 Sek.	ca. 20 Min.	Auch Analgesierung bei beatmeten Patienten

Naloxon (Narcanti®)

Opioidantagonist, beseitigt:
- Euphorie
- Analgesie
- Atemdepression
- Erbrechen.

Naloxon ist ein **reiner Opioidantagonist**, der sämtliche opioid-induzierten Wirkungen wie Euphorie, Analgesie, Atemdepression und Erbrechen aufhebt.
Wirkbeginn: 1–2 Min. nach i.v.-Gabe; **Wirkdauer:** 40–100 Min. (dosisabhängig). **Dosierung:** fraktionierte Gabe von 0,1– 0,4 mg.

Indikationen

- Postoperative, durch Opioide ausgelöste Atemdepression
- Opioidüberdosierung mit Atemdepression z.B. bei Suchtkranken.

Bei Opioidabhängigen kann Naloxon ein akutes Entzugssyndrom mit Rhythmusstörungen, Blutdruckanstieg, Schwindel, Schwitzen und Krampfanfällen auslösen.

2.3.4 Muskelrelaxantien

1 Muskelrelaxantien führen zu einer Erschlaffung *(Relaxation)* der Skelettmuskulatur, wodurch der Chirurg optimale Operationsbedingungen erhält. Da Muskelrelaxantien aber auch die Atemmuskulatur lähmen, würde der Patient ohne künstliche Beatmung innerhalb weniger Minuten ersticken, und das bei vollem Bewusstsein, da Muskelrelaxantien keine hypnotische Wirkung haben. Voraussetzung für die Verwendung von Muskelrelaxantien sind daher ein **schlafender** und sicher **beatmeter** Patient!

Wirkungsweise

4 Muskelrelaxantien wirken an der neuromuskulären Endplatte. Diese ist die Schaltstelle zwischen Nerven und Muskelfasern. In den Endfüßchen der Nerven befindet sich der Überträgerstoff Azetylcholin. Sobald an der motorischen Nervenendigung eine Erregung eintrifft, wird das Azetylcholin freigesetzt. Es diffundiert durch den Spalt zwischen Endfüßchen und Muskelfaser und bindet sich dann an Rezeptoren auf der Muskelzelle. Dort bewirkt es eine Änderung der Membrandurchlässigkeit für Natrium- und Kaliumionen. Hierdurch kommt es zu einer Änderung des elektrischen Potentials *(Depolarisation)*, der Erregung und schließlich zur Kontraktion der Muskelfaser. Abhängig von ihrem Wirkmechanismus wird zwischen **depolarisierenden** Muskelrelaxantien wie Succinylcholin und **nicht-depolarisierenden** Muskelrelaxantien wie Pancuronium, Atracurium u.a. unterschieden.

Depolarisierende Muskelrelaxantien

Medikamente wie **Succinylcholin** wirken wie der physiologische Neurotransmitter Azetylcholin, indem sie an der postsynaptischen Membran eine Depolarisation auslösen. Sie werden aber nicht wie das Azetylcholin von der Azetylcholinesterase abgebaut, so dass es zu einer Dauerdepolarisation kommt. Die neuromuskuläre Erregungsübertragung ist damit solange blockiert bis das Muskelrelaxans wieder abgebaut ist. Für depolarisierende Muskelrelaxantien ist es typisch, dass die Injektion nach 1–2 Min. zu blitzartigen Muskelkontraktionen ohne Bewe-

---

Randnotizen:

- Schaffen optimale Operationsbedingungen durch Blockade der neuromuskulären Übertragung
- Einsatz nur am schlafenden und beatmeten Patienten.

Wirkung an der motorischen Endplatte.

Unterscheidung zwischen:
- Depolarisierenden Muskelrelaxantien
- Nicht-depolarisierenden Muskelrelaxantien.

- Führen zu einer Depolarisation
- Nach Injektion zunächst Muskelzittern, dann schlaffe Lähmung
- Vor Gabe ist Präcurarisierung notwendig

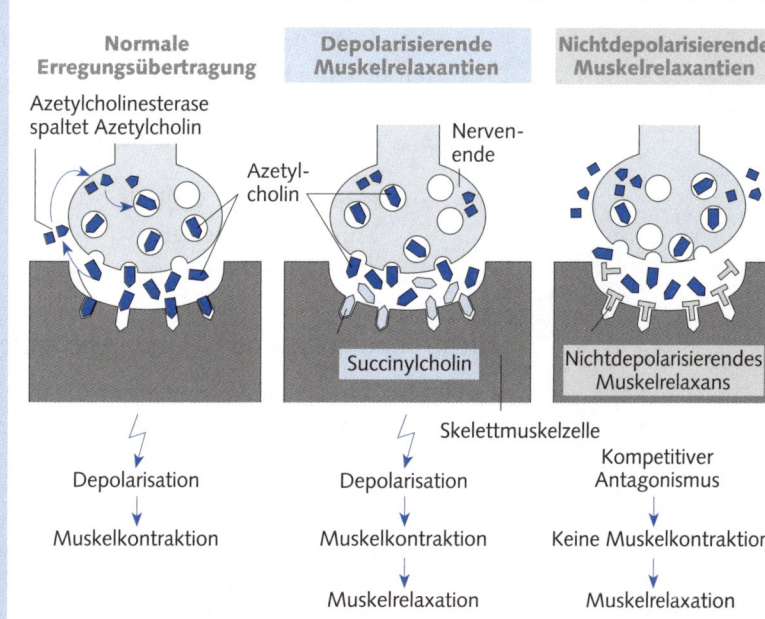

Normale Erregungsübertragung	Depolarisierende Muskelrelaxantien	Nichtdepolarisierende Muskelrelaxantien

Azetylcholinesterase spaltet Azetylcholin

Nervenende

Azetylcholin

Succinylcholin

Nichtdepolarisierendes Muskelrelaxans

Skelettmuskelzelle

Depolarisation	Depolarisation	Kompetitiver Antagonismus
Muskelkontraktion	Muskelkontraktion	Keine Muskelkontraktion
	Muskelrelaxation	Muskelrelaxation

Abb. 2.5
Normale Erregungs-übertragung und die Wirkung depolarisie-render und nicht-depolarisierender Muskelrelaxantien an der motorischen Endplatte.
[A400]

- Werden nicht von Azethylcholin-esterase abgebaut.

gungseffekt *(Muskelfaszikulationen)* und schließlich zu einer schlaffen Lähmung führt.

Succinylcholin

Succinylcholin (Lysthenon®, Pantolax®, Succinyl »Asta«®) gibt es von den verschiedenen Herstellern als 1%ige, 2%ige und 5%ige Lösung.

Wirkungen und Nebenwirkungen
- Muskelfaszikulationen mit postoperativen Muskelschmer-zen (»Muskelkater«). Durch Gabe einer geringen Dosis eines nicht-depolarisierenden Muskelrelaxanz werden Re-zeptoren schon teilweise besetzt und die starken Muskelfas-zikulationen verhindert, sog. **Präcurarisierung.**
- Augeninnendrucksteigerung durch Kontraktion der Augen-muskeln
- Histaminfreisetzung, allergische Reaktion
- Durch die Depolarisation wird Kalium aus den Zellen frei-gesetzt und es kommt zur **Hyperkaliämie** und ggf. Herz-rhythmusstörungen (v.a. Bradykardie)
- Vermehrte Speichelsekretion
- Kann maligne Hyperthermie (☞ 7.3) auslösen.

Indikationen
- Muskelrelaxation zur Intubation
- Kurznarkose zu diagnostischen Zwecken, z.B. Endoskopie von Larynx und Pharynx.

Kontraindikationen

Aus der Wirkungsweise depolarisierender Muskelrelaxantien leiten sich ihre Kontraindikationen ab:

- Hyperkaliämie
- Ausgedehnte Verbrennungen und Polytrauma, Augenverletzungen
- Poliomyelitis, Multiple Sklerose, Querschnittslähmung, Muskelerkrankungen
- Tetanus, Sepsis.

Nicht-depolarisierende Muskelrelaxantien

- Führen nicht zur Depolarisation
- Kompetitiver Antagonismus mit Azetylcholin
- Werden von Azethylcholinesterase abgebaut.

Beispiele:
- Pancuronium
- Atracurium
- Vecuronium.

Muskelrelaxantien vom nicht-depolarisierenden Typ besetzen ebenso wie Azetylcholin die Rezeptoren der Endplatte, lösen damit aber keine Depolarisation und somit keine Muskelkontraktion aus. Sie konkurrieren mit dem Azetylcholin um den Rezeptor, man spricht dabei von einem **kompetitiven Antagonismus**. Um nicht-depolarisierende Muskelrelaxantien zu antagonisieren wird die Azetylcholinkonzentration erhöht. Dies geschieht, indem das Enzym Cholinesterase, welches Azetylcholin spaltet, gehemmt wird. Eine Übersicht über die gebräuchlichen nicht-depolarisierenden Muskelrelxantien gibt Tab. 2.6. Die einzelnen Substanzen unterscheiden sich hauptsächlich in ihrer Wirkdauer. Es werden mittellang wirksame von lang wirksamen unterschieden:

Tab. 2.6 Übersicht über nicht-depolarisierende Muskelrelaxantien

Handelsnamen	Wirkungen Nebenwirkungen	Kontraindikation
Pancuronium (Pancuronium Organon®), 1 Amp. = 2 ml = 4 mg Pancuronium (kühl aufbewahren)	■ gelegentlich Tachykardie ■ Blutdruckanstieg	■ Myasthenia gravis ■ Myopathien ■ Porphyrie ■ Anurie
Atracurium (Tracium®), 1 Amp. à 2,5 ml = 25 mg Atracurium 1 Amp. à 5 ml = 50 mg Atracurium	■ Histaminfreisetzung mit Hautrötung ■ Bronchospasmus ■ Tachykardie ■ Blutdruckabfall	■ Myasthenia gravis ■ Asthma ■ Allergieneigung
Vecuronium (Norcuron®), 1 Amp. = 4 mg Vecuronium Trockensubstanz; Lösungsmittel: 4 ml NaCl 0,9% oder Aqua dest.	■ ☞ Atracurium ■ v.a. Muskelrelaxation zur Intubation und im Rahmen der Intensivmedizin zur Relaxierung maschinell beatmeter Patienten	■ Myasthenia gravis ■ Leberversagen ■ Allergie gegen Vecuronium und Bromid

Antagonisierung von Muskelrelaxantien

Azetylcholinesterase-Hemmer:
- Neostigmin
- Pyridostigmin.

Durch Hemmung der Azetylcholinesterase kommt es zu einer Anhäufung von Azetylcholin im synaptischen Spalt. Das Azetylcholin verdrängt die nicht-depolarisierenden Muskelrelaxantien von den Azetylcholinrezeptoren, wodurch die neuromuskuläre Blockade aufgehoben wird. Zu diesen Azetylcholinesterase-Hemmern zählen Neostigmin (Prostigmin®) und Pyridostigmin (Mestinon®). Die Antagonisten wirken aber leider nicht nur an der motorischen Endplatte, sondern auch an den Synapsen aller parasympathisch innervierten Organe. Deshalb kommt es bei der Gabe zu folgenden Nebenwirkungen:

- Massiv vermehrter Speichelbildung
- Bradykardie
- Übelkeit und Erbrechen, Durchfall.

Um den Nebenwirkungen entgegenzuwirken wird Atropin i.v. als **Parasympathikolytikum** verabreicht. Parasympatikolytika (auch *Vagolytika*) hemmen die Erregungsübertragung an den parasympatischen Nervenendigungen, indem sie die Wirkung des Azetylcholins aufheben.

2.3.5　Lokalanästhetika

Das am längsten bekannte Lokalanästhetikum ist das Kokain.

Wirkung der Lokalanästhetika

Ausschaltung von:
- Schmerz-empfindung
- Empfindung für Temperatur, Berührung, Druck
- Motorik.

Lokalanästhetika sind Substanzen, die Entstehung und Weiterleitung von Impulsen in peripheren Nerven, Nervenendigungen und Spinalwurzeln blockieren. Abhängig von der Konzentration und Art der Substanz werden nacheinander in dem betroffenen Gebiet Schmerzempfindung, Empfindung für Temperatur, Berührung und Druck sowie die Motorik ausgeschaltet. Beim Nachlassen der Wirkung kehren die Empfindungen in umgekehrter Reihenfolge wieder zurück. Am empfindlichsten sind dünne Nervenfasern. Je dicker eine Nervenfaser ist, desto höher ist die erforderliche Konzentration des Lokalanästhetikums.
Alle Lokalanästhetika haben grundsätzlich die gleichen Wirkungen, unterscheiden sich aber in ihrer **Wirkstärke**. Deshalb liegen sie in unterschiedlichen Konzentrationen vor.

Nebenwirkungen der Lokalanästhetika

- Toxische Wirkungen aufs ZNS
- Negative Wirkungen auf Herz und Kreislauf
- Allergische Reaktionen.

Lokalanästhetika wirken nicht nur auf periphere Nerven, sondern auch auf zentralnervöse Strukturen. Da Lokalanästhetika vom Gewebe über Gefäße ins Blut resorbiert (aufgenommen) werden, kommt es auch zu entsprechenden Blutspiegeln. Mit hohen Blutspiegeln ist besonders zu rechnen bei:

■ Überdosierung des Lokalanästhetikums

■ Versehentlicher Injektion in eine Arterie oder Vene

■ Rascher Resorption am Injektionsort aufgrund guter Durchblutung des Gebietes.

⑤ Die hohen Blutspiegel können folgende Nebenwirkungen verursachen:

■ Toxische Wirkungen auf das ZNS
  - Unruhe, Muskelzittern
  - Generalisierte Krämpfe
  - Koma und Tod durch Atemlähmung
  - **Frühe Warnzeichen** sind: Taubheitsgefühl von Lippen und Zunge sowie metallischer Geschmack

■ Wirkungen auf das Herz-Kreislaufsystem
  - Blutdruckabfall, Kreislaufkollaps
  - Rhythmusstörungen, Kammerflimmern, Asystolie (Herzstillstand)

■ Allergische Reaktionen (☞ 7.4, Dermatologie 5.1)
  - Asthmaanfall, allergische Dermatitis
  - Anaphylaktischer Schock (insgesamt eher selten, tritt fast nur nach Lokalanästhetika vom Estertyp auf).

! Merke

Lokalanästhetika sollten wegen der möglichen schwerwiegenden Nebenwirkungen nur von Ärzten verabreicht werden, die mit der Technik der kardiopulmonalen Reanimation (☞ 8) vertraut sind! Bei der Anwendung eines Lokalanästhetikums wird immer darauf geachtet, dass die Möglichkeit zu einer Reanimation besteht.

Ester- und Amidtypen

Lokalanästhetika werden aufgrund ihres molekularen Bauplanes in Lokalanästhetika vom **Ester-** und vom **Amidtyp** eingeteilt.

Lokalanästhetika vom Estertyp

Lokalanästhetika vom Estertyp:
■ Kokain
■ Procain
■ Tetracain.

Hierzu gehören u. a. Kokain, Procain (z.B. Novocain®) und Tetracain (z.B. Pantocain®). Typisch für diese Esterverbindungen sind ihre **kurze Halbwertszeit** (Ausnahme: Tetracain) und das häufigere Auftreten allergischer Reaktionen. Deswegen werden sie eher selten verwendet.

Procain ist nur schwach wirksam und wird hauptsächlich für die Infiltrationsanästhesie (☞ 3.3.1) verwendet. Tetracain gehört zu den stark wirksamen Lokalanästhetika und wird als Oberflächenanästhetikum und zur Leitungsanästhesie eingesetzt.

Lokalanästhetika vom Amidtyp

Lokalanästhetika
vom Amidtyp:
- Lidocain
- Prilocain
- Mepivacain
- Bupivacain
- Etidocain.

Zu den Aminoamiden für die Lokalanästhesie gehören

- Lidocain = Xylocain®
- Prilocain = Xylonest®
- Mepivacain = Meaverin®, Scandicain®
- Bupivacain = Carbostesin®, Bupivacain-Woelm®
- Etidocain = Duranest®.

Alle Aminoamide werden über die Leber abgebaut. Deshalb kann die Toleranz gegenüber diesen Substanzen bei Patienten mit Lebererkrankungen vermindert sein.

2.4 Schutz am Arbeitsplatz

2.4.1 Schutz vor Narkosegasen

6 Durch eine chronische Dauerbelastung mit niedrig dosierten Inhalationsanästhetika kann es möglicherweise beim Operations- und Anästhesiepersonal zu einer Gesundheitsgefährdung kommen. Es wird vermutet, dass mit folgenden Risiken zu rechnen ist:

- Erhöhtes Risiko für Krebserkrankungen
- Nachlassen der intellektuellen Leistungsfähigkeit
- Nieren und Lebererkrankungen
- Bei Schwangeren: erhöhtes Risiko für Fehlgeburten und angeborene Missbildungen.

! Merke

Laut Mutterschutzgesetz gilt für Schwangere ein Beschäftigungsverbot in der Anästhesieabteilung.

Durch moderne Narkosegasabsauganlagen werden jedoch überschüssige Inhalationsanästhetika fast vollständig entfernt, um eine Gesundheitsbelastung des Personals möglichst gering zu halten.

2.4.2 Schutz vor Infektionen

Infektionsgefahr durch:
- Hepatitis B
- Hepatitis C
- HIV.

Im Umgang mit Blut und Blutkomponenten sowie im Kontakt mit infektiösen Patienten besteht ein Infektionsrisiko: Infektionen mit Hepatitis B, Hepatitis C und HIV sind dabei von besonderer Bedeutung. Bei jeder potentiellen Kontaminationsgefahr mit Blut oder anderen infektiösen Körperflüssigkeiten wird daher immer entsprechende Schutzkleidung (Handschuhe, Schutzbrille etc.) getragen.

Verletzungen mit möglicherweise infizierten Kanülen, Skalpellen o. Ä. werden immer dokumentiert und dem *Durchgangs-Arzt (D-Arzt)* gemeldet.

? Übungsfragen

1. Welches sind die drei wesentlichen Komponenten einer Narkose?

2. Was ist der MAC-Wert?

3. Warum erhält der Patient während der Ausleitung einer Inhalationsnarkose 100 % Sauerstoff?

4. An welcher anatomischen Struktur wirken Muskelrelaxantien und welche Arten von Muskelrelaxantien werden unterschieden?

5. Welche Nebenwirkungen besitzen Lokalanästhetika?

6. Welche Risiken bestehen beim Umgang mit Narkosegasen?

3 Narkoseverfahren

3.1 Inhalationsnarkose

Wirkung durch
unspezifische
Dämpfung des ZNS.

Bei der Inhalationsnarkose werden Inhalationsanästhetika (☞ 2.3.1) über die Lunge zugeführt und mit dem Blut in den unterschiedlichen Körpergeweben verteilt. Diese Substanzen wirken über eine unspezifische Dämpfung des zentralen Nervensystems. Das Ergebnis ist eine Allgemeinanästhesie mit **Bewusstlosigkeit** und **Empfindungslosigkeit,** so dass bei ausreichender Narkosetiefe chirurgische Eingriffe ohne Abwehrreaktionen möglich sind.

3.1.1 Narkosestadien nach GUEDEL

Klassische
Narkosestadien:
1 Analgesie
2 Exzitation
3 Chirurgische
  Toleranz
4 Intoxikation.

❶ Klassisches Inhalationsanästhetikum ist Äther. Aufgrund der klinischen Zeichen während einer Äthernarkose entwickelte GUEDEL 1920 ein Beobachtungsschema, womit die Narkosestadien unterschieden werden. Anhand dieser Stadien lassen sich Narkosetiefe und Anästhetikabedarf abschätzen.

Tab. 3.1 Narkosestadien nach GUEDEL

Stadium	Merkmale
1 Analgesie	Analgesie und Amnesie
2 Exzitation	Unkontrollierte Bewegungen gesteigerte Reflexe, Husten, Würgen Bewusstlosigkeit, weite Pupillen
3 Chirurgische Toleranz	Zunehmende Reflexdämpfung Muskelerschlaffung, Pupillen eng
4 Intoxikation	Lähmung des Atmungs- und Herz-Kreislauf-Zentrums mit Tod als Folge, weite Pupillen

Diese Einteilung ist nur gültig bei Patienten, die nicht prämediziert wurden, spontan atmen und eine Äthernarkose erhalten. Da diese Voraussetzungen heutzutage nicht mehr gegeben sind (Äther wird nicht mehr zu Narkosezwecken verwendet, da es explosiv ist), können die klassischen Stadien nicht mehr beobachtet werden. Insbesondere Stadium 1 und Stadium 2 werden bei modernen Narkosen abgekürzt oder sogar übersprungen. Die weiteren Stadien sind aber auch heute noch nachzuvollziehen. Um zu dieser Stadieneinteilung zu kommen, werden folgende Parameter beobachtet:

- Atmung
- Pupillenveränderungen
- Augenbewegungen
- Reflexaktivität.

3.1.2　Durchführung der Inhalationsnarkose

Wie bei den anderen Narkoseformen werden bei der Inhalationsnarkose drei Phasen unterschieden:
1. Einleitungsphase
2. Unterhaltungsphase
3. Ausleitungsphase.

Einleitungsphase

Einleitung erfolgt durch Inhalation oder Injektion eines Anästhetikums.

Grundsätzlich kann die Inhalationsnarkose durch **Inhalation** eines Gasgemisches aus Sauerstoff, Lachgas und dampfförmigem *(volatilen)* Inhalationsanästhetikum oder einem **i.v.-Anästhetikum** (z.B. Etomidat®) eingeleitet werden.

❷ Für den Patienten (und das Anästhesiepersonal) ist in der Regel eine intravenöse Einleitung am günstigsten: Das Einschlafen ist für den Patienten angenehmer, die Einleitungsphase deutlich kürzer und ein Exzitationsstadium entfällt. Eine reine Einleitung mit Inhalationsanästhetika wird meist nur bei Kindern, die Angst vor einer Injektion haben, vorgenommen.

Die Inhalationsnarkose kann entweder als **Maskennarkose** (☞ 1.2.2) oder als **Intubationsnarkose** (☞ 1.2.1) mit oder ohne Muskelrelaxierung fortgeführt werden.

Unterhaltungsphase

Meist zusätzliche Gabe von Opioiden und Muskelrelaxantien.

Wenn die Einleitungsphase abgeschlossen ist, muss die inspiratorische Anästhetikakonzentration verringert werden. Die Partialdrücke im Gewebe und in den Alveolen befinden sich dann nahezu im Gleichgewicht. Um eine ausreichende Narkosetiefe zu erreichen, wird meist vor Beginn des Hautschnittes zusätzlich ein Opioid gegeben. Dadurch sind niedrigere inspiratorische Konzentrationen des Gases notwendig und die Nebenwirkungen geringer (z.B. Blutdruckabfall). Auch die Kombination mit Muskelrelaxantien (☞ 2.3.4) ist möglich.

Ausleitungsphase

Patient soll ansprech-
bar sein und extubiert
werden können.

❸ Ziel ist es, dass der Patient am Ende der Operation *ansprechbar* ist und *extubiert* werden kann. Um das zu erreichen, muss zum richtigen Zeitpunkt die Narkotikazufuhr unterbrochen werden. Dieser hängt von der Dauer der Operation ab: Je länger eine Narkose dauert, desto mehr Anästhetika reichern sich im Gewebe an und desto länger dauert deren Abatmen. Das heißt, die Narkotikazufuhr muss dann früher beendet werden. Die Ausleitungsphase besteht aus folgenden Schritten:
Sobald Narkosemittelverdampfer und Lachgaszufuhr abgestellt sind, erhält der Patient **100% Sauerstoff** mit hohem Flow (*Fluss* = l/Min.), um eine **Lachgasrückdiffusionshypoxie** (☞ 4.3) zu vermeiden. Während der Ausleitung sollte der Patient möglichst wenig durch chirurgische oder anästhesiologische Stimuli irritiert werden, da es auch in dieser Phase zu einem Exzitationsstadium kommen kann. Es können dabei gefährliche Komplikationen auftreten, wie Laryngospasmus, Würgen, Erbrechen, Bronchospasmus. Aus diesem Grunde erfolgt die Extubation entweder am **wachen** Patienten, oder in **tiefer Narkose,** nie jedoch während des Exzitationsstadiums. Vor der Extubation muss der Patient über eine ausreichende Spontanatmung verfügen und Schutzreflexe aufweisen. Husten und Schlucken können unter Umständen eine Aspiration von Mageninhalt verhindern.

Mögliche
Komplikationen:
- Laryngospasmus
- Würgen
- Erbrechen
- Bronchospasmus.

Keine Extubation
während der
Exzitation.

! Merke

Während der Ausleitungsphase sollte nicht laut gesprochen werden oder der Patient durch Manipulationen wie Entfernen von Pflastern oder Sortieren von Kabeln gestört werden.

3.2 — Intravenöse Narkose

Der Sammelbegriff »intravenöse Narkose« beinhaltet unterschiedliche Narkosevarianten. Allen Formen gemeinsam ist die Einleitung mit einem i.v.-Anästhetikum. Anschließend sind aber viele Kombinationen möglich, z.B. mit den verschiedenen Inhalationsanästhetika, Opioiden, Benzodiazepinen und Neuroleptika.

3.2.1 — Totale intravenöse Anästhesie

Völliger Verzicht
auf Inhalations-
anästhetika.

❹ Der Begriff »totale intravenöse Anästhesie« (TIVA) erklärt schon das Prinzip: Diese Narkose wird nur über intravenöse Anästhetika erreicht. Dabei wird völlig auf Inhalationsanästhetika verzichtet; selbst Lachgas wird nicht eingesetzt.

Üblicherweise wird eine TIVA als **Propofolnarkose** geführt. Nach der Einleitung mit einem Bolus von Propofol wird es kontinuierlich über eine Infusionsspritzenpumpe *(Perfusor)* zugeführt. Da Propofol keinen analgetischen Effekt hat, wird es mit einem **Opioid** kombiniert, z. B. Fentanyl oder Sufentanil. Je nach Eingriff wird ergänzend noch ein Muskelrelaxans eingesetzt.

3.2.2 Balancierte Anästhesie

Kombination von:
- Inhalations-
  anästhetikum
- Analgetikum
- Muskelrelaxans
- Hypnotikum.

5 Eine Intubationsnarkose (☞ 2.3.1) wird häufig als sog. balancierte Anästhesie geführt. Hierbei werden **Inhalationsanästhetika** mit einem **Analgetikum** (Opiate), einem **Muskelrelaxans** und einem **Hypnotikum** (Benzodiazepin) kombiniert. Die Vorteile sind:

- Die benötigte Menge an Inhalationsanästhetika ist deutlich geringer, es entstehen weniger Nebenwirkungen und Belastungen für die Umwelt und das Anästhesiepersonal
- Es werden weniger Opiate und Muskelrelaxantien benötigt als bei einer reinen Opiat- oder Neuroleptanästhesie. Dadurch sinkt das Risiko eines Opiatüberhanges mit Ateminsuffizienz
- Die Narkose und ihre hämodynamischen Effekte sind gut steuerbar.

3.2.3 Neuroleptanästhesie

Kombination von:
- Neuroleptikum
- Opiat
- Lachgas.

6 Bei der klassischen Form der Neuroleptanästhesie wird die Narkose allein mit relativ hohen Dosen eines **Neuroleptikums** (Dehydrobenzperidol®), einem **Opiat** (Fentanyl®) sowie Lachgas und Sauerstoff geführt. Die Vorteile dieses Verfahrens sind:

- Gute Analgesie noch über das Operationsende hinaus
- Aufgrund des antiemetischen Effektes von DHB (Dehydrobenzperidol®) sind postoperative Übelkeit und Erbrechen seltener
- Der Patient wacht rascher und ruhiger auf.

Der Nachteil einer Neuroleptanästhesie liegt darin, dass trotz hochdosierter Opiatgabe das Bewusstsein nicht sicher ausgeschaltet ist sowie Blutdruck und Herzfrequenz erheblich ansteigen können. Deshalb wird bei der Einleitung ein kurzwirksames Hypnotikum gegeben und im weiteren Verlauf ein Inhalationsanästhetikum.

3.3 Lokal- und Regionalanästhesie

Lokalanästhesien:
- Infiltrations-anästhesie
- Schleimhaut-anästhesie.

Zu den Lokalanästhesien zählen Infiltrationsanästhesie und Schleimhautanästhesie. Unter den Regionalanästhesien wird zwischen **rückenmarksnahen regionalen Blockaden** (sog. Regionalanästhesie) und den peripheren (im Sinne von rückenmarksfernen) Blockaden, den **Leitungsanästhesien**, unterschieden.

Regionalanästhesien:
- Rückenmarksnahe, regionale Blockaden
- Leitungs-anästhesien.

Zu den rückenmarksnahen Blockaden gehören:
- Spinalanästhesie
- Periduralanästhesie
- Kaudalanästhesie.

Leitungsanästhesien sind z.B.:
- Plexusblockaden
- Leitungsanästhesien am Finger
- Interkostalblockaden
- Vegetative Blockaden (z.B. lumbaler Grenzstrang und *Ganglion stellatum*).

Für sämtliche Verfahren gilt, dass sie unter sterilen Bedingungen durchgeführt werden müssen. Der Patient sollte leicht prämediziert sein. Auch während der Regional- oder Lokalanästhesie werden die Kreislaufparameter unbedingt überwacht. Es muss jederzeit die Möglichkeit bestehen, auf ein anderes Anästhesieverfahren, z.B. eine Allgemeinnarkose, umzusteigen. Außerdem müssen Medikamente und technische Ausrüstung zur Beherrschung eventueller Komplikationen zur Verfügung stehen.

! **Merke**

Bei jeder Lokal- und Regionalanästhesie muss die Möglichkeit zu einer Allgemeinanästhesie mit Intubation gegeben sein.

3.3.1 Lokal- und Leitungsanästhesien

Lokalanästhesie

Anästhesie eines umschriebenen Hautareals.

Bei der Lokalanästhesie, auch »örtliche Betäubung«, wird das Lokalanästhetikum entweder mit einer dünnen Kanüle in und unter die Haut injiziert *(Infiltrationsanästhesie)* oder bei Schleimhäuten nur aufgesprüht *(Schleimhautanästhesie, Oberflächenanästhesie)*, z.B. beim Legen einer Magensonde. In dem umschriebenen Areal der (Schleim-)Haut kommt es zur Anästhesie der sensiblen Nerven.

Leitungsanästhesien

Anästhesie und evtl. Parese einer Extremität.

Bei der peripheren Leitungsanästhesie (periphere Blockade) wird ein Depot von Lokalanästhetikum direkt in die Nähe eines peripheren Nerven oder Nervengeflechtes *(Plexus)* injiziert. Im sensiblen Einzugsgebiet dieses Nerven kommt es so zur Anästhesie und, abhängig von der Konzentration des Medikamentes, auch zu einer peripheren Parese (Lähmung) der betroffenen Extremität. Indikationen sind kleine und mittlere Eingriffe an den Extremitäten sowie Behandlung akuter Schmerzzustände.

Kontraindikationen
- Unkooperativer Patient
- Infektion im Bereich der Punktionsstelle
- Gerinnungsstörungen, die zu Blutungen und damit zur Druckschädigung des Nerven führen können
- Vorbestehende Nervenschädigung.

Häufige Leitungsanästhesien sind:
- **Leitungsanästhesie nach OBERST** an Fingern oder Zehen, z.B. zum Nähen eines Schnittes. Am Finger oder an der Zehe werden die vier Nerven, die den Finger versorgen durch Umspritzung eines Lokalanästhetikums anästhesiert (Abb. 3.2)
- Die **Blockade des Plexus brachialis,** der axilläre Block, führt zur Anästhesie der Hand und des Oberarmes, z.B. bei Operationen an der Hand oder Metallentfernung am Unterarm
- **Interkostalblockade:** Eine Blockade der Interkostalnerven wird häufig als Schmerztherapie eingesetzt, z.B. nach Rippenfrakturen oder Thoraxoperationen, um u.a. eine Schonatmung des Patienten zu verhindern
- Die **Blockade des Plexus lumbosacralis,** der sog. 3-in-1-Block, anästhesiert den N. femoralis, N. cutaneus femoris und N. obturatorius, z.B. bei Operationen am Bein oder Knie.

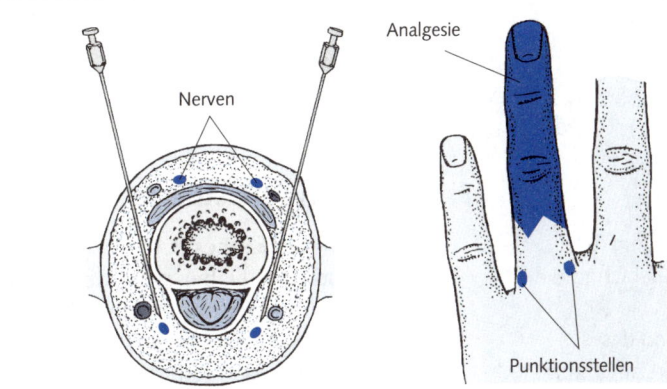

Abb. 3.2
Leitungsanästhesie
des Fingers (OBERST-
Anästhesie).
[A400-157]

Wirkungs-
verlängerung durch
Adrenalin möglich.
Kein Adrenalin
an Akren!

Praktisches Vorgehen

Für das Auffinden der korrekten Injektionsstellen ist die genaue Kenntnis des Nervenverlaufes und der Blutgefäße wichtig. Die Gefahr besteht in der Punktion und damit Schädigung des Nerven oder in der Injektion des Lokalanästhetikums in ein Gefäß, was zu schweren Komplikationen führen würde. Der exakte Verlauf des Nerven wird mit einem elektrischen Nervenstimulator aufgespürt. Eine stumpfe Stahlkanüle wird in die Nähe des Nerven gelegt. Feine elektrische Impulse führen bei richtiger Lage zu rhythmischen Muskelkontraktionen im Versorgungsgebiet des gesuchten Nerven. Anschließend wird das Lokalanästhetikum injiziert.

Die Wahl des Lokalanäthestikums richtet sich nach der gewünschten Dauer der Nervenblockade. Die Wirkung kann über den Zusatz von **Adrenalin** verlängert werden, da dieses zur Vasokonstriktion *(Engstellung)* der umliegenden Gefäße führt und damit den Abtransport und Abbau des Lokalanästhetikums von der Injektionstelle verzögert.

! Merke

An Akren (Ohren, Nase, Finger, Zehen) darf auf keinen Fall Adrenalin eingesetzt werden, da hier die Vasokonstriktion der Endarterien zu Nekrosen führt.

Komplikationen

- Inkomplette Analgesie, so dass evtl. eine Allgemeinnarkose notwendig wird. Der Patient ist entsprechend vorbereitet (aufgeklärt, nüchtern, prämediziert usw.)
- Intraneurale Injektion: Eine Injektion von Lokalanästhetikum direkt in den Nerven führt zu einer akuten Drucksteigerung mit Durchblutungsstörung und häufig irreversiblem Funktionsverlust

- Intravasale Injektion von Lokalanästhetikum verursacht eine systemisch toxische Wirkung (☞ 2.3.5)
- Infektion der Punktionsstelle, hervorgerufen durch unsteriles Arbeiten.

3.3.2 Spinalanästhesie

▪ **Direkte Punktion des Subarachnoidalraumes**
▪ **Injektion des Lokalanästhetikums in den Liquor cerebrospinalis.**

Die Spinalanästhesie (SPA) ist eine **rückenmarksnahe Regionalanästhesie**. Dabei wird der **Subarachnoidalraum** *(subdurale Raum)* direkt punktiert und das Lokalanästhetikum in den Liquor cerebrospinalis gespritzt. Dadurch kommt es zu einer Blockade der Wurzeln der Spinalnerven, die der Einstichstelle benachbart sind.

Indikationen

Die Wahl der SPA ist von folgenden Faktoren abhängig:
- Kooperativer Patient
- Zustand und Vorerkrankungen des Patienten
- Dauer und Art der Operation.

▪ **OP an unteren Extremitäten**
▪ **OP des Urogenitaltraktes und Unterbauches.**

Besonders häufig wird die SPA bei Eingriffen unterhalb des Bauchnabels (Th 10) eingesetzt, für Operationen der unteren Extremitäten, des Urogenitaltraktes, gynäkologische und allgemeinchirurgische Operationen im Bereich des Unterbauches. Der Eingriff sollte nicht weniger als 10 Minuten, und nicht länger als 3–4 Stunden dauern. Lange Operationen können für den Patienten durch eine unbequeme Lagerung, weil er friert oder aufgrund der psychischen Belastung sehr quälend werden.

Kontraindikationen

- Infektionen im Bereich der Einstichstelle, Sepsis und Bakteriämie mit der Gefahr einer Meningitis
- Blutgerinnungsstörungen; Bei Patienten mit angeborener oder erworbener Blutungsneigung sowie bei Therapie mit Marcumar® oder Heparin darf keine SPA durchgeführt werden, da dies zu Blutungen im Bereich der Punktionstelle mit Gefahr der Nervenschädigung führen kann. Ausnahme sind Patienten mit »low dose«-Heparintherapie (z.B. 3 x 5000 IE am Tag s.c.)
- Hypovolämie (Volumenmangel) und Schock wegen Sympathikolyse (☞ Komplikationen); liegt bereits eine Hypovolämie vor, kann der Blutdruckabfall dramatisch verlaufen
- Allergie gegen Lokalanästhetika
- Schwere Herzerkrankungen.

Praxis der Spinalanästhesie

- Patient liegt oder sitzt
- Sterile Bedingungen
- Örtliche Betäubung
- Punktionsort: Zwischen 2.–3. LWK oder 3.–4. LWK
- Wirkung nach 10–15 Min.
- Wirkeintritt mit Wärmegefühl in den Beinen.

Der **Punktionsort** für die SPA liegt zwischen dem 3. und 4. LWK (Lendenwirbelkörper) oder dem 2. und 3. LWK, da hier im Durasack bei Erwachsenen nur noch die Fasern der Cauda equina (»Pferdeschweif«) verlaufen und damit das Rückenmark nicht verletzt werden kann.

Spinalnadeln (z.B. Nadeln nach QUINKE-BABCOCK, WHITCARE oder SPROTTE®) sind besonders dünn (ca. 0,3–0,7 mm = 29–22 Gauge) und haben einen dicht sitzenden Mandrin, um die Perforation der Dura und so den Liquorverlust möglichst gering zu halten. Deshalb wird meistens eine Einführkanüle benötigt. Zusätzlich sind sie atraumatisch geschliffen, um die Gefahr der Nervenverletzung zu verringern. Lokalanästhetika (☞ 2.3.5).

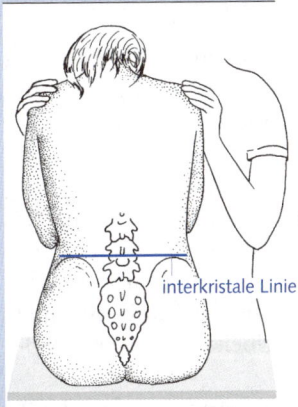

interkristale Linie

Abb. 3.3
Sitzende Position für die SPA oder PDA.
[A300-157]

Ausbreitung der SPA kann beeinflusst werden:

Lagerung des Patienten

Die Spinalanästhesie wird bei sitzendem oder liegendem Patienten gesetzt, wobei er den Rücken zum »Katzenbuckel« krümmt. Dadurch werden die Spalten zwischen den Dornfortsätzen aufgeklappt und der Zugang für die Spinalnadel erleichtert. Die Spinalpunktion erfolgt unter strengen sterilen Bedingungen. Nach örtlicher Betäubung der Einstichstelle, wird die Spinalnadel durch eine Einführungskanüle bis in den Subarachnoidalraum vorgeschoben. Hier wird der Mandrin der Spinalnadel entfernt, und als Zeichen der richtigen Lage fließt Liquor frei ab. Daraufhin wird das Lokalanästhetikum injiziert. Die Wirkung des Medikamentes tritt rasch ein. Zuerst kommt es zu einem Wärmegefühl der Beine durch die Blockade der sympathischen Nerven, danach zur sensiblen Anästhesie und schließlich zu einer motorischen Blockade.

Steuerung der SPA

❶ Die **Ausbreitung** des Lokalanästhetikums im Liquorraum ist von folgenden Faktoren abhängig:

- **Spezifisches Gewicht des LA:** Die unterschiedlichen Lokalanästhetika für eine SPA stehen als *iso-, hypo-,* oder *hyperbare* Lösung zur Verfügung. Im Vergleich zum Liquor weisen sie das gleiche (isobare), ein niedrigeres (hypobares) oder höheres (hyperbares) spezifisches Gewicht auf. Dementsprechend verhalten sie sich im Liquor; hyperbares LA sinkt im Liquor ab, hypobares steigt auf
- **Lagerung** des Patienten: unterstützende Maßnahme, z.B. Kopftief-Lagerung.
- Volumen des Lokalanästhetikums
- Punktionshöhe.

Die Zeit bis zur vollständigen Wirkung der SPA beträgt ca. 10–15 Min. Tritt danach keine Anästhesie ein, ist die SPA als erfolglos zu betrachten, ggf. zu wiederholen oder ein anderes Anästhesieverfahren zu wählen.

Komplikationen

- Blutdruckabfall
- Postspinaler Kopfschmerz
- Totale Spinalanästhesie.

❷ Es können folgende Komplikationen auftreten:

- Blutdruckabfall durch Sympathikolyse: Bei der SPA kommt es zu einer **Sympathikusblockade,** da auch die Fasern des Sympathikus blockiert werden. Es kommt zu einer Weitstellung der Gefäße mit Blutdruckabfall. Grundsätzlich wird diesem durch eine großzügige Volumengabe vor Einleitung der SPA vorgebeugt
- Postspinaler Kopfschmerz: Insbesondere nach Verwendung dickerer Spinalnadeln und bei jungen Patienten können nach einer SPA heftige Kopfschmerzen auftreten. Reichliches Trinken und 24 Stunden Flachlagerung sind die Therapie der Wahl
- Totale Spinalanästhesie: Bei dieser seltenen Komplikation kommt es zu Atem- und evtl. Kreislaufstillstand. Es muss sofort mit der Reanimation (☞ 8) begonnen werden.

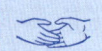

Pflege

Um eine optimale Lagerung für die Punktion zu gewährleisten, steht eine Pflegeperson immer vor dem Patienten. Zusätzlich vermittelt ihm dies Sicherheit. Aufgrund der Sympathikolyse wird der Patient auf Zeichen des Blutdruckabfalles hin beobachtet: Blässe, Kaltschweißigkeit, Klagen über Übelkeit oder Schwindel sind die ersten Anzeichen dafür.

Während des Eingriffes sorgt die Pflegeperson dafür, dass der Patient warm zugedeckt ist, da er bei der PDA und der SPA schnell auskühlt.

3.3.3 Periduralanästhesie

- Punktion des Periduralraumes
- Applikation des Lokalanästhetikums über Punktionsnadel oder Periduralkatheter.

❸ Bei der Periduralanästhesie (PDA) wird das Lokalanästhetikum in den **Periduralraum** gespritzt. Dies geschieht über eine **Punktionsnadel** oder durch einen dünnen **Periduralkatheter.** Der Periduralraum (auch Epiduralraum genannt) befindet sich zwischen der Dura mater des Rückenmarks und den Knochen und Bändern des Spinalkanals (Abb. 3.4). Wirkungsort für das Lokalanästhetikum sind ebenfalls die **Wurzeln der Spinalnerven,** die bestimmte **Segmente** versorgen.

Indikationen

❹ Die PDA wird bei verschiedenen Indikationen angewandt:

- Schmerzlinderung in der Geburtshilfe bei normaler vaginaler Entbindung oder bei geplanter Sectio caesarea

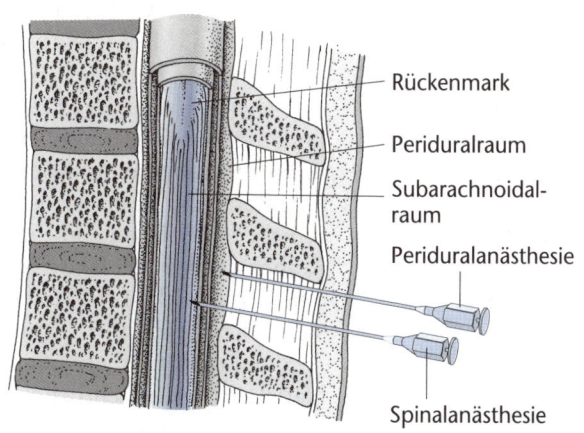

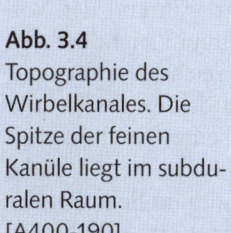

Abb. 3.4
Topographie des Wirbelkanales. Die Spitze der feinen Kanüle liegt im subduralen Raum.
[A400-190]

Rückenmark

Periduralraum

Subarachnoidalraum

Periduralanästhesie

Spinalanästhesie

- Postoperative Schmerztherapie mit Periduralkatheter, z.B. bei Operationen im Thoraxbereich oder ausgedehnten Abdominaloperationen
- Schmerztherapie bei Tumorpatienten (6.2).

Kontraindikationen ☞ SPA.

Praxis der Periduralanästhesie

- Punktion an jedem Wirbelsäulenabschnitt möglich
- Standardnadel ist die TUOHY-Nadel

⑤ Der **Punktionsort** kann in jedem Abschnitt der Wirbelsäule gewählt werden; zervikal, thorakal, lumbal oder sakral. Die speziellen **Periduralnadeln** sind dicker (1,1–1,5 mm = 19,5–17 Gauge) und haben eine andere Form als die Spinalnadeln. Die Standardnadel für die Periduralanästhesie ist die TUOHY-Nadel. Sie ist an der Spitze stumpf und abgerundet und hat eine seitliche Öffnung. Der Durchmesser beträgt entweder 1,2 mm (= 18 G) oder 1,5 mm (= 17 G) bei einer Länge von 9–10 cm.

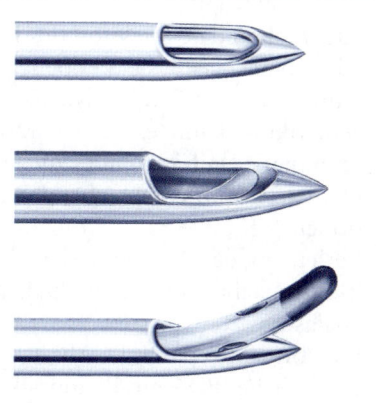

Abb. 3.5
Großaufnahme der Nadelspitzen von SPROTTE®-Kanülen. Oben mit inliegendem Mandrin, in der Mitte ohne Mandrin, es wird die Führungsschiene für den Katheter sichtbar. Unten mit durchgeschobenem Katheter.
[V152]

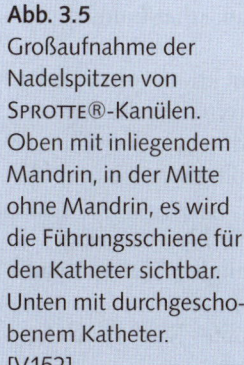

Grundsätzlich besteht die Möglichkeit, eine PDA entweder in der »single-shot«-Technik (nach einmaliger Bolusgabe wird die Kanüle wieder entfernt) durchzuführen oder für die kontinuierliche Periduralanästhesie einen Katheter zu legen. Dieser besteht aus röntgendichtem Kunststoff, ist 90–100 cm lang und lässt sich durch die Periduralnadel in den Periduralraum vorschieben.

Lagerung des Patienten und Vorgehen

- Lagerung wie bei SPA
- Auffinden des Periduralraumes über Widerstandsverlustmethode
- Testdosis von 3–5 ml Lokalanästhetikum.
- Wirkung nach ca. 20 Min.

Lagerung und Vorbereitung des Patienten entsprechen denen der Spinalanästhesie. Die Durchführung der PDA ist jedoch technisch schwieriger als bei einer SPA.

6 Die Kunst bei der PDA besteht darin, den Periduralraum zu finden. Meist wird dies über die **Widerstandsverlust-Methode** gemeistert: Auf eine mit Kochsalz gefüllte Spritze wird die Nadel aufgesetzt. Nach Punktion drückt der Arzt während des Vorschiebens der Kanüle in Richtung Periduralraum leicht auf den Kolben der Spritze. Ist der Periduralraum erreicht, kommt es zu einem plötzlichen Widerstandsverlust und das Kochsalz lässt sich leicht injizieren. Anschließend wird eine **Testdosis** von 3–5 ml Lokalanästhetikum injiziert, um sicherzugehen, dass die Nadel nicht versehentlich im Subarachnoidalraum liegt. Bei der SPA würde nach wenigen Minuten ein Wärme- und Taubheitsgefühl in den Beinen auftreten. Die Applikation der kompletten, für die PDA notwendigen Dosis (10–30 ml) hätte eine totale Spinalanästhesie (☞ oben) zur Folge. Bei negativem Testergebnis wird das restliche Lokalanästhetikum gespritzt.

Steuerung der PDA

Ausbreitung der PDA hauptsächlich über LA-Menge und Lagerung des Patienten.

Die Ausdehnung der Blockade wird hauptsächlich durch das Volumen des Lokalanästhetikums bestimmt. 10 ml Lokalanästhetikum breiten sich über etwa 6–8 Segmente aus. Die Lagerung des Patienten und das spezifische Gewicht des Medikaments spielen anders als bei der Spinalanästhesie eine untergeordnete Rolle.

Die Zeit bis zur vollständigen Wirkung der PDA beträgt 20–30 Min., da das Lokalanästhetikum erst durch die Dura zu den Nerven dringen muss.

Komplikationen

- Versehentliche Duraperforation mit Liquorverlust und der Folge von Kopfschmerzen
- Subarachnoidale Injektion des Lokalanästhetikums mit totaler Spinalanästhesie (☞ oben)
- Punktion einer Periduralvene. Bei Injektion von Lokalanästhetikum kann es zu schweren toxischen Reaktionen kommen. Selten kommt es zur Ausbildung eines epiduralen Hämatoms mit entsprechenden neurologischen Komplikationen
- Verletzung des Rückenmarks oder einer Nervenwurzel
- Blutdruckabfall durch Blockade präganglionärer Sympathikusfasern
- Infektion und epiduraler Abszess, erhöhtes Risiko nach kontinuierlicher PDA mit Periduralkatheter.

Anästhesie

? Übungsfragen

1 Wie lässt sich die Ausbreitung des Lokalanästhetikums bei einer Spinalanästhesie beeinflussen?

2 Welche Komplikationen können bei einer SPA auftreten?

3 Worin besteht der Unterschied zwischen Spinalanästhesie und Periduralanästhesie?

4 Nennen Sie bitte Indikationen und Kontraindikationen für eine PDA?

5 Was ist eine TUOHY-Nadel?

6 Was versteht man unter dem Begriff »Widerstandsverlust«?

4.1 Einleitung

4.1.1 Vorbereitung des Patienten

- Patienten begrüßen
- Ruhige entspannte Atmosphäre schaffen.

Am Beginn einer Narkoseeinleitung steht die Begrüßung des bereits prämedizierten Patienten durch das Anästhesiepersonal. Die Einleitung sollte möglichst in einer ruhigen, entspannten Atmosphäre erfolgen, ohne Störungen durch Operationsvorbereitungen, Hektik oder laute Gespräche unter dem Personal. Diese Voraussetzungen sind am ehesten in einem separaten, dem Operationssaal benachbarten Raum, dem **Einleitungsraum**, gegeben.

Patientenidentität überprüfen

Fragen nach:
- Identität
- Nahrungskarenz
- Zahnprothesen
- Allergien.

Zunächst einmal überprüft der Anästhesist die Identität des Patienten. Außerdem erfragt er, ob der Patient nüchtern ist, eventuelle Zahnprothesen abgelegt hat und ob eine Allergie vorliegt. Weitere Informationen kann er dem Prämedikationsprotokoll entnehmen.

Überwachung des Patienten

Anlegen von:
- EKG
- Blutdruck-manschette
- Pulsoximeter
- Peripher venöser Zugang.

Der Patient wird mit EKG-Elektroden, Blutdruckmanschette und Pulsoximeter sowie einem venösen Zugang versorgt. Wenn eine größere Operation geplant ist, bei der mit größeren Blutverlusten zu rechnen ist, werden nach der Einleitung noch weitere großlumige venöse Zugänge und ein zentralvenöser Katheter gelegt.

In der Regel erfolgt die Narkoseeinleitung intravenös (Ausnahme: Kinder). Hierzu werden Hypnotika und Sedativa, häufig in Kombination mit einem Opioid verwendet. Währenddessen erhält der Patient bereits Sauerstoff über eine Maske. Sobald er tief eingeschlafen ist und sich sicher mit der Maske beatmen lässt, erfolgt bei einer geplanten Intubationsnarkose die Muskelrelaxierung. Andernfalls wird die Narkose entweder mit einer Maske oder einer Larynxmaske weitergeführt. In der Phase der Maskenbeatmung kann ein GUEDEL-Tubus, welcher das Zurückfallen der Zunge verhindert, zum Freihalten der Atemwege gute Dienste leisten.

4.1.2 ▬ Intubation

Vorbereitung der Intubation

Zubehör für die
Intubation:
- Tubus mit überprüftem Cuff
- Laryngoskop mit Spatel
- Führungsstab
- Funktionstüchtiges Absauggerät.

Eine erfolgreiche Intubation erfordert eine optimale Vorbereitung. Das dafür notwendige Zubehör zeigt Abbildung 4.1.

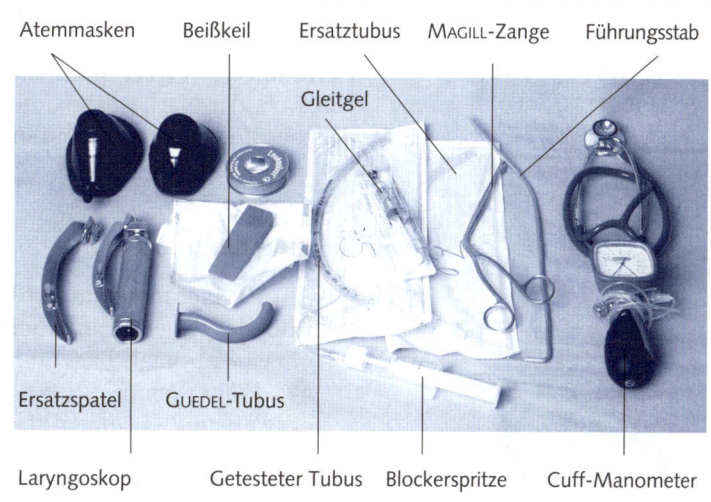

Atemmasken   Beißkeil   Ersatztubus   MAGILL-Zange   Führungsstab

Gleitgel

Ersatzspatel   GUEDEL-Tubus

Laryngoskop   Getesteter Tubus   Blockerspritze   Cuff-Manometer

Abb. 4.1
Intubationsset.
[K183]

Endotrachealtuben

Endotrachealtuben dienen zum Offenhalten der Atemwege, zur manuellen oder maschinellen Beatmung und zum Schutz vor Aspiration. Die Größe der Endotrachealtuben wird nach Geschlecht und Konstitution des Patienten ausgewählt. Als grobes Richtmaß gilt:
- Männer: Innendurchmesser 8,0–9 mm; Außendurchmesser 34–36 Ch (Charrière)
- Frauen: Innendurchmesser 7,0–7,5 mm; Außendurchmesser 30–32 Ch.

Bevor der Tubus eingeführt wird, muss der **Cuff** auf Dichtigkeit geprüft werden. Der Cuff ist ein aufblasbarer Ballon am unteren Ende des Tubus, der den Zwischenraum zwischen Tubus und Tracheawand abdichtet und damit vor Aspiration schützt.

Laryngoskop

Das Laryngoskop besteht aus Griff und Spatel und dient zum exakten Einführen des Tubus durch die Stimmritze. Der Rachenraum wird über eine Lichtquelle am Spatelschaft beleuchtet. Sie wird durch wiederaufladbare Batterien im Laryngoskopgriff mit Energie versorgt. Laryngoskopspatel gibt es in verschiedenen Größen. In der Regel werden für Frauen Spatel der Größe 3, für Männer Spatel der Größe 4 verwendet.

Führungsstab

Der mit Plastik umgebene Metallstab wird vor der Intubation durch den Tubus geschoben und verleiht ihm so beim Einführen Stabilität.

Absaugung, Gasanschlüsse und Monitoring

Zusätzlich muss für die Intubation **immer** eine funktionstüchtige und laufende Absaugung bereitstehen. Nur so kann Erbrochenes gezielt und schnell abgesaugt werden, und das Ausmaß einer Aspiration verringert werden. Die Überprüfung von Gasanschlüssen, der Narkoseapparate und des notwendigen Monitorings (☞ 2.2) muss vor dem Eintreffen des Patienten stattgefunden haben.

Durchführung der Intubation

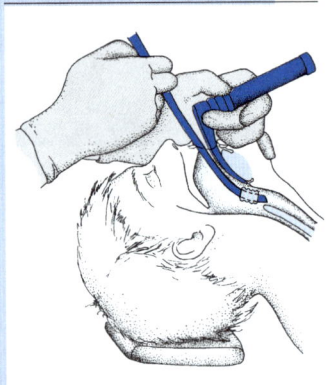

Abb. 4.2
Intubation. Patient ist in Schnüffelposition gelagert.
[A400-157]

Keine Manipulation während des Exzitationsstadiums.

❶ Ablauf einer Intubation ist Folgender:
- Kopf des Patienten in **Schnüffelposition** (Abb. 4.2) bringen, um eine optimale Lagerung für die Intubation zu schaffen
- **❷ Präoxygenieren:** Über die vorgehaltene Maske atmet der Patient 2–3 Min. 100 % Sauerstoff, damit das Blut für die Intubation ausreichend mit Sauerstoff aufgesättigt ist. Während der Intubation findet durch den Atemstillstand keine Belüftung der Lungen statt, weil der Patient aufgrund der Relaxierung nicht selbst atmet und auch nicht beatmet werden kann
- **Medikation:** Nacheinander Gabe von Sedativa, Muskelrelaxans und Opioid
- **Intubation:** Sobald der Patient tief genug schläft und relaxiert ist. Dabei wird der Tubus vom Arzt durch die Stimmritze in die Trachea geschoben und von der assistierenden (Pflege-)Person geblockt
- **Lagekontrolle:** Der Arzt überprüft die korrekte Tubuslage durch Abhören beider Lungenflügel. Seitengleiche Belüftung sichert die korrekte Lage
- **Fixierung des Tubus:** Anschließend wird der Tubus mit vorgeschnittenen Pflastern in seiner Lage fixiert.

Der Patient wird während der Medikamentengabe ständig aufmerksam beobachtet. Im Exzitationsstadium sollen möglichst keine Manipulationen vorgenommen werden, da z.B. ein Laryngospasmus (☞ 7.2) ausgelöst werden kann.

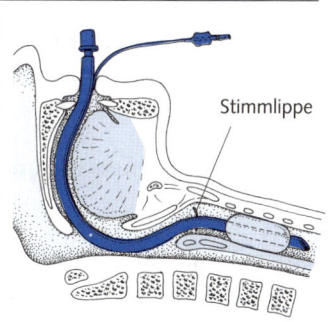

Stimmlippe

Abb. 4.3
Korrekte Lage des Tubus.
[A400-190]

Vorteile der Intubation

❸ Die Intubation hat verschiedene Vorteile:
■ Gesicherte Atemwege
– in Bauch- oder Seitenlage und bei anatomischen Besonderheiten
– Schutz vor Aspiration (☞ 7.1)
– Möglichkeit der kontrollierten maschinellen Beatmung
■ Freier Zugang bei Operationen an Kopf und Hals
■ Der Anästhesist hat beide Hände frei
■ Narkosegase können abgesaugt werden.

Nachteile und Gefahren der Intubation

■ Mögliche Fehlintubation (Ösophagus, einseitige Intubation) mit der Folge einer Hypoxie
■ Zahnschäden sowie Verletzungen von Lippen, Mund- und Rachenschleimhaut
■ Schluckbeschwerden und Heiserkeit
■ Physiologische Schutzmechanismen der oberen Atemwege werden ausgeschaltet, z.B. Anfeuchtung, Anwärmung und Filterung der Atemluft.

Pflege

Beim Fixieren des Tubus mit Pflaster darf das Pflaster nicht auf das Lippenrot geklebt sein, da es beim Entfernen zu schmerzhaften Läsionen kommt.

4.1.3 ▬ Larynxmaske

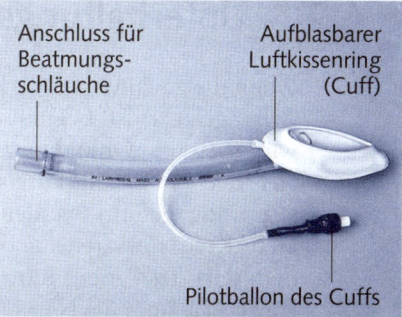

Anschluss für Beatmungsschläuche

Aufblasbarer Luftkissenring (Cuff)

Pilotballon des Cuffs

Abb. 4.4
Larynxmaske.
[K183]

■ Einsatz nur bei nüchternen Patienten
■ Kein 100 %iger Aspirationsschutz.

Alternativ zur Intubation und Maskennarkose ist es möglich, eine Larynxmaske *(Kehlkopfmaske)* einzusetzen. Sie bietet ebenfalls eine gute Möglichkeit, einen Patienten sicher zu beatmen. Die Larynxmaske erinnert an ein kleines, aufblasbares Gummiboot mit Stiel. Sie wird im entlüfteten Zustand bis vor den Kehlkopfeingang des Patienten geschoben und dann geblockt (aufgeblasen). Der Patient sollte ebenfalls nüchtern sein, da die Larynxmaske nur bis zu einem Druck von ca. 25 cm H_2O dicht ist. Bei maschineller Beatmung kann Luft in den Magen gelangen, wodurch das Aspirationsrisiko steigt (☞ 7).

4.1.4   Weitere Maßnahmen und Lagerung

4 Abhängig vom geplanten Ausmaß der OP sind ggf. weitere Maßnahmen zur Überwachung des Patienten notwendig:

- **Blasenkatheter** zur Harnableitung und zum Bilanzieren des Wasserhaushaltes
- **Arterielle Kanülierung** zur blutigen Blutdruckmessung und Entnahme einer BGA
- Überwachung der Temperatur
- Weitere **venöse und zentralvenöse Zugänge** zum Ausgleich großer Volumenverluste und zur ZVD-Messung
- Kleine Kinder werden **warm zugedeckt,** um Wärmeverluste zu vermeiden.

Lagerung

5   Nach Abschluss dieser Vorbereitungen wird der Patient entsprechend der geplanten Operation gelagert. Für die Durchführung und Überwachung der Lagerung sind Anästhesist und Chirurg *gemeinsam* verantwortlich. Durch eine nachlässige Lagerung kann der Patient bleibenden Schaden nehmen. Zu den häufigsten Komplikationen gehören z.B. Druck auf den **N. ulnaris** im Bereich der Ellenbeuge und Zug am **Plexus brachialis** durch Überstrecken des Armes im Schultergelenk. Ellenbogen und Unterarm müssen daher immer abgepolstert werden, und der Arm darf nicht über einen Winkel von mehr als 90° ausgelagert werden.

4.2   Unterhaltungsphase

Wenn die gewünschte Narkosetiefe erreicht ist, und der Patient sicher gelagert ist, beginnt die Operation. Vor dem Hautschnitt wird meist ein Opioid injiziert, um eine ausreichende Analgesie zu erreichen. Die Narkose sollte so flach wie möglich und so tief wie nötig geführt werden. Maßgebend sind Reaktionen des Herz-Kreislaufsystems und die Operationsbedingungen. Außerdem darf der Patient intraoperativ nicht wach werden. Möglicherweise muss die Narkosetiefe mehrmals veränderten Operationsbedingungen angepasst werden. Dies kann durch unterschiedliche Maßnahmen geschehen:

- Veränderung der Inhalationsanästhetikadosis bei Inhalationsanästhesie
- Zusätzliche Opioid-Bolusgabe
- Gabe von nicht-depolarisierenden Muskelrelaxantien
- Dosisveränderung von kontinuierlich zugeführten Injektionsanästhetika.

Gefahr von Nervenschäden, deshalb:
- Ellenbogen und Unterarm abpolstern
- Arm nicht über 90° auslagern.

Anpassung der Narkose an wechselnde Operationsbedingungen.

4.3 Ausleitung

Phase mit verschiedenen Gefahren:

6 Ebenso wie die Einleitung ist die Ausleitung eine **risikoreiche** Phase, bei der der Patient durch verschiedene Komplikationen gefährdet ist:

- Fehlende oder eingeschränkte Schutzreflexe mit der Gefahr der Aspiration
- Exzitationsstadium mit Husten, Würgen, Broncho- und Laryngospasmus etc.
- Kältezittern mit dadurch massiv erhöhtem Sauerstoffverbrauch
- Unzureichende Spontanatmung durch Überhang von Opiaten und/oder Muskelrelaxantien
- Hypertonus, Tachykardie, Rhythmusstörungen.

Normalerweise wird der Patient am Ende der Operation extubiert. Ausgenommen sind herzchirurgische und neurochirurgische Eingriffe sowie sehr große und langdauernde abdominale Operationen.

Voraussetzungen für die Extubation

- Ausleitung in ruhiger Atmosphäre
- Vor Extubation Nasen-Rachenraum absaugen
- Auf suffiziente Spontanatmung und Schutzreflexe achten.

7 Bevor der Patient extubiert werden kann, müssen folgende Kriterien beachtet werden:

- **Ausreichende** *(suffiziente)* **Spontanatmung:** Atemminutenvolumen ca. 4–5 l/Min. (ca. 10 x 400–500 ml); CO_2 im Normbereich
- Bei **Opiatüberhang** kommt es zu langen Atempausen, der Patient »vergisst« das Luftholen. Therapie: assistierte Beatmung und evtl. antagonisieren mit Naloxon
- Bei **Muskelrelaxanzüberhang** kleine, hochfrequente Atemzüge; der Patient ist unruhig, tachykard und hyperton, hat Angst. Therapie: Cholinesterasehemmer mit Atropin
- Ausreichende Schutzreflexe: Husten, Schlucken.

! Merke

Vor der Extubation wird der Nasen-Rachenraum des Patienten gründlich abgesaugt, um zu verhindern, dass Schleim oder Blut die Atemwege verlegen oder einen Laryngospasmus auslösen. Das Absaugen darf keinesfalls während der Exzitation erfolgen!

Notwendige Verbände werden am noch schlafenden Patienten angelegt. Die Narkoseausleitung sollte, genauso wie die Einleitung, in einer ruhigen Atmosphäre stattfinden können, da laute Geräusche in dieser Zeit als sehr quälend empfunden werden können. Nach Abschluss der Ausleitung wird der Patient in den Aufwachraum verlegt.

4.4 Dokumentation

Für die Dokumentation der Prämedikationsvisite, des Verlaufs der Narkose und der Überwachung im Aufwachraum (☞ 6.1) stehen spezielle Vordrucke zur Verfügung. Während der Narkose werden die Vitalparameter meistens alle fünf Minuten erhoben und dokumentiert. Im Aufwachraum sind Überwachung und Dokumentation abhängig vom Zustand des Patienten. Weiterhin werden sämtliche Medikamente und Maßnahmen am Patienten erfasst sowie ungewöhnliche Ereignisse oder Komplikationen dokumentiert. Für den Patienten bedeutet dieses Vorgehen mehr Sicherheit, da der Anästhesist ihn permanent überwacht. Falls es zu gerichtlichen Auseinandersetzungen kommt, ist das Narkoseprotokoll auch ein juristisches Dokument.

? Übungsfragen

1. Worauf muss während der Einleitungsphase besonders geachtet werden?

2. Was bedeutet der Begriff »Präoxygenieren«?

3. Nennen Sie Vor- und Nachteile der endotrachealen Intubation!

4. Wie wird der Patient auf die Operation vorbereitet?

5. Welches sind typische Lagerungsschäden und wie kommen sie zustande?

6. Welche Komplikationen können bei der Ausleitung auftreten?

7. Wann darf ein Patient extubiert werden? Differenzieren Sie Opiat- und Muskelrelaxantienüberhang!

5 Volumen- und Blutsubstitution

5.1 Wasser- und Elektrolytverlust

Zu den wesentlichen Aufgaben des Anästhesiepersonals gehört es, Defizite im **Wasser- und Elektrolythaushalt** des Patienten sowie **Blutverluste** zu erkennen und zu behandeln. Hierbei kann es sich um einen präoperativ erworbenen Volumenmangel handeln, aber auch um intraoperative Wasser- und Blutverluste.

5.1.1 Ursachen eines Volumenmangels

Präoperativer Volumenmangel

Unterscheidung zwischen präoperativem und intraoperativem Volumenmangel.

Häufige Ursachen für präoperativ erworbenen Volumenmangel sind:

- Längere präoperative Flüssigkeitskarenz (erhöhtes Risiko bei alten Menschen)
- Erkrankungen, die mit Fieber und starkem Schwitzen einhergehen
- Flüssigkeitsverluste durch starkes Erbrechen, Ileus, Peritonitis, Drainagen, Fisteln, Durchfälle
- Polyurie bei Niereninsuffizienz, Diabetes mellitus, Diabetes insipidus und Diuretikagabe.

Intraoperativer Volumenmangel

❶ Intraoperativ kommt es durch folgende Verluste zum Volumenmangel:

- **Blutverluste**
- **Perspiratio insensibilis** *(unsichtbare Hautatmung)*: Verdunstung von Flüssigkeit über Haut und Lunge: ca. 0,5 ml/kg KG/Std.
- **Verdunstung** von Wasser bei eröffnetem Peritoneum und evtl. ausgelagerten Baucheingeweiden über eine dieser großen warmen und feuchten Oberflächen
- Urinausscheidung
- **Flüssigkeitsumverteilung** in den sog. »Dritten Raum«: Wundödem, Magen-Darmtrakt, Peritoneum.

5.1.2 Diagnose eines Volumenmangels

Folgende beobachtbare Veränderungen deuten auf einen Volumenmangel hin:

- Trockene Haut und Schleimhäute, Blässe
- Verminderte Venenfüllung
- Schlecht durchblutete, kühle Extremitäten
- Evtl. starkes Schwitzen, Ödeme, Aszites.

Messbare Parameter für einen Volumenmangel:

- Tachykardie, Hypotonie und niedriger ZVD
- Laborwerte (Hb, Hkt, Na$^+$, Ka$^+$).

5.2 Therapie mit Blutkomponenten

Der intraoperative Blutverlust kann von wenigen ml bis weit über 10 l betragen. Zur Einschätzung dieses Verlustes müssen folgende Parameter berücksichtigt werden:

- OP-Sauger-Inhalt
- Nicht abgesaugtes Blut in Tupfern und Tüchern
- Weichteil- und Sickerblutungen.

5.2.1 Indikationen

- Gabe muss sorgfältig abgewägt werden
- Hämoglobingrenzwert: 8–9 g/100 ml, bei Herzkranken 10–12 g/100 ml
- Blutvolumenverlust: ca. 25 %, bei Kindern 10–15 %.

Wegen der Kosten und Risiken, die die Transfusion von Blut und Blutbestandteilen mit sich bringt, wird deren Verordnung sorgfältig abgewogen. Dabei sind folgende Fragen zu beantworten: **Besteht akuter oder chronischer Blutverlust?** Patienten mit **chronischer Anämie** sind einen niedrigen Hb gewöhnt und primär nicht hypovolämisch. Falls sie aufgrund einer **akuten Blutung** Blutkonserven benötigen, sollte der Ausgangs-Hb angestrebt werden. Bei einer akuten Blutung kann ein Blutvolumenverlust von ca. 25% kompensiert (ausgeglichen) werden. Bei normalem intravasalen Volumen liegt der Grenzwert für den Hämoglobingehalt bei 8–9 g/100 ml.

Wie alt ist der Patient? Kinder können nur etwa einen Blutverlust von 10–15 % kompensieren. Bei älteren Menschen liegen häufig kardiale Begleiterkrankungen vor, die eine frühere Transfusion erfordern.

Ist der Patient herzkrank? Leidet der Patient unter Herzinsuffizienz oder KHK, so kann das Herz nur noch begrenzt das Herzzeitvolumen steigern, und die Organe mit Sauerstoff versorgen. Je nach Schweregrad der Herzerkrankung sollten dann Hb-Werte zwischen 10–12 g/100 ml angestrebt werden.

5.2.2 ▬ Blutpräparate

- Erythrozyten-konzentrat
- Gefiltertes Erythro-zytenkonzentrat
- Fresh Frozen Plasma
- Thrombozyten-konzentrat.

Für den Ersatz von Blutverlusten stehen folgende Blutpräparate zu Verfügung:

Erythrozytenkonzentrat enthält Erythrozyten mit Leukozyten und Thrombozyten, kann ca. 3–5 Wochen gelagert werden und wird bei akuten Blutungen und Blutungsanämie gegeben.

Gefiltertes Erythrozytenkonzentrat enthält nur noch einen minimalen Anteil an Leukozyten und Thrombozyten, dadurch geringere Immunisierung gegen HLA-Antigene. Wird z.B. bei geplanten Transplantationen, bei wiederholten Transfusionen, Kindern und Schwangeren gegeben.

Fresh Frozen Plasma (FFP) enthält hauptsächlich Gerinnungsfaktoren, ist bei –30 °C ein Jahr haltbar und wird bei Gerinnungsstörungen und Massentransfusionen gegeben.

Thrombozytenkonzentrat enthält Thrombozyten und wird bei zu geringer Thrombozytenzahl mit daraus entstehender Blutungsneigung gegeben.

Vorbereitung einer Transfusion

Vor jeder Transfusion Kreuzprobe und Bedside-Test.

❷ Vor jeder Bluttransfusion wird über die **Kreuzprobe** im Blutlabor die Verträglichkeit zwischen Blut des Patienten und Blutkonserve überprüft. Direkt vor der Gabe muss der Arzt nochmals die Blutgruppe des Patienten und der Konserve über den sog. **Bedside-Test** bestimmen.

5.2.3 ▬ Risiken von Transfusionen

Mögliche Unverträg-lichkeitsreaktionen:
- Schmerzen in Transfusionsvene
- Schüttelfrost
- Fieber
- Kopf- und Rücken-schmerzen
- Übelkeit
- Schwerer Schock.

Bei jeder Übertragung von Blut oder Blutbestandteilen kann es zu einer Unverträglichkeitsreaktion im Sinne einer allergischen Reaktion (☞ Dermatologie 5.1.1) mit brennenden Schmerzen in der Transfusionsvene, Schüttelfrost, Fieber, Kopf- und Rückenschmerzen, Schocksymptomatik und Übelkeit kommen. Im weiteren Verlauf ist ein ausgeprägtes Schockgeschehen mit diffusen Blutungen, Blutgerinnungsstörungen und Nierenversagen möglich.

Ursachen
- AB 0-Blutgruppenunverträglichkeit; 20 % der Patienten sterben an den Folgen
- Rhesus-Unverträglichkeit
- Konserven sind mit Bakterien verunreinigt
- Allergische Reaktionen.

Außer einer Unverträglichkeitsreaktion ist eine Infektion mit Hepatitiserregern und mit HIV möglich.

5.3 Infusionslösungen

Kristalloide Infusionslösungen

- Kristalloide Lösungen als Flüssigkeitsersatz
- Kolloidale Lösungen als Volumenersatz.

Kristalloide Infusionslösungen werden in erster Linie gegeben, um einen **Flüssigkeitsmangel zu beheben**. Sie können auch notfallmäßig als Volumenersatz verwendet werden. Hierbei ist allerdings ca. die 3–4 fache Menge des vermuteten Blutverlustes zu verabreichen, da die Flüssigkeit schnell in das Gewebe umverteilt und wieder ausgeschieden wird.

Häufig verwendete kristalloide Infusionslösungen sind:

- NaCl 0,9 %
- Ringerlösung
- Glukose 5 %.

Kolloidale Infusionslösungen

Kolloidale Infusionslösungen sind Lösungen, die als **Volumenersatzmittel** (Plasmaexpander) eingesetzt werden, weil sie in der Lage sind, Wasser aus dem Gewebe zu ziehen und zu binden. Damit wird das intravasale Volumen erhöht. Sie gleichen Blut- und Plasmadefizite aus und verbleiben einige Zeit im Kreislauf. Volumenersatzmittel können nicht alle Aufgaben des Blutes übernehmen, daher ist ihr Einsatz auch nur begrenzt möglich. Um einen ausreichenden Sauerstofftransport zu sichern, sind ab einem Hämatokrit von ca. 27 % Erythrozytenkonzentrate angezeigt. Bei allen Volumenersatzmitteln ist mit der Auslösung von Allergien zu rechnen (☞ 7.5).

Beispiele für kolloidale Lösungen sind:

- ❸ Hydroxyäthylstärke (Haes 6 %®)
- Gelatinepräparate
- Hochmolekulare Polysaccharide wie Dextran (Macrodex®, Rheomacrodex®).

? Übungsfragen

❶ Wodurch tritt intraoperativ ein Volumenmangel auf?

❷ Wozu dient der Bedside-Test?

❸ Nennen Sie kolloidale Infusionslösungen!

6 Postoperative Phase und Schmerztherapie

6.1 Aufwachraum

- Exakte Übergabe des Patienten wichtig
- Lückenlose, qualifizierte Überwachung von:
- – Atmung,
- – Bewusstsein
- – Herz-Kreislaufsystem
- – Blutung in Verbände und Drainagen
- Schmerztherapie
- Genaue Dokumentation von Überwachungsparametern und Besonderheiten.

① In den ersten Stunden nach einer Narkose ist das Leben des Patienten durch Nachwirkungen von Narkosemedikamenten und operativ bedingten Komplikationen gefährdet. Für eine qualifizierte und **lückenlose Überwachung** wird der Patient nach einer Narkose in den Aufwachraum verlegt. Dieser sollte folgende Bedingungen erfüllen:

- Direkte Nachbarschaft zum Operationsbereich, um dem Patienten lange Transportwege zu ersparen und um sowohl Anästhesisten als auch Chirurgen in Rufweite zu haben
- Qualifiziertes Pflegepersonal, möglichst mit der Fachweiterbildung für Anästhesie und Intensivmedizin
- Gute apparative Ausstattung, die sowohl ein Basismonitoring (☞ 2.2) als auch ein erweitertes Monitoring zulässt. Zudem müssen sämtliche Voraussetzungen für das Durchführen einer kardiopulmonalen Reanimation gegeben sein.

Bei der Aufnahme erhält das betreuende Personal eine **Übergabe** mit allen wichtigen Informationen über den Zustand des Patienten, den Operations- und Narkoseverlauf sowie über das geplante weitere Vorgehen. Während des Aufenthaltes im Aufwachraum werden engmaschig die folgenden Befunde erhoben und **dokumentiert:**

- Bewusstseinslage
- Atmung
- Herz-Kreislaufsystem
- Urinausscheidung
- Fördermengen in Drainagen
- Nachblutungen in Wundverbände.

② Der Patient kann aus dem Aufwachraum entlassen werden, wenn sein Zustand stabil ist. Das bedeutet: Er muss wach und ansprechbar sein, über funktionierende Schutzreflexe verfügen und darf von Seiten der Atmung und des Herz-Kreislaufsystems keine Probleme erwarten lassen.

Pflege

Bei der Überwachung des frischoperierten Patienten steht eine lückenlose genaue Überwachung im Vordergrund. Diese umfasst:

- Die der Operation angemessene Lagerung
- Beobachtung von Bewusstsein, Atmung und Herz-Kreislauffunktion
- Überwachung der Drainagen hinsichtlich Förderung und Menge
- Kontrolle der Verbände auf Durchblutung
- Angabe von Schmerzen des Patienten (☞ unten).

Bei Komplikationen und Änderungen der Bewusstseins- oder Kreislauflage ist rechtzeitig der Arzt zu informieren. Ist der Patient orientiert und ansprechbar, können ihm Mund- und z.B. Teilkörperpflege angeboten werden. Trinken darf er erst nach Anordnung des Arztes.

! Merke

Nach Naloxongabe Atmung besonders beobachten.

Wurde bei der Ausleitung Naloxon (☞ 2.3.3) verabreicht, so besteht wegen der unterschiedlichen Halbwertszeiten von Opiat und Antagonist die Gefahr des Atemstillstandes. Zunehmende Schläfrigkeit und enge Pupillen sind Zeichen für einen Opiatüberhang. Hier muss sofort der Arzt informiert werden.

Zu den Aufgaben der Pflegenden im Aufwachraum gehört auch die Überwachung der angeordneten postoperativen Schmerztherapie. Eine gute Analgesie kann dazu beitragen, das Befinden des Patienten deutlich zu bessern sowie Komplikationen seitens der Atmung und des Herz-Kreislaufsystems zu verhindern. Schmerzbedingte postoperative Blutdruckanstiege werden vermieden. Tiefes Durchatmen und Abhusten sowie eine frühzeitige Mobilisation stabilisieren den Patienten und senken die Komplikationsrate.

? Übungsfragen

1. Warum wird ein frischoperierter Patient in einen Aufwachraum verlegt?

2. Welche Kriterien muss der Patient bei der Verlegung aus dem Aufwachraum erfüllen?

6.2 Schmerztherapie

6.2.1 Aufgabengebiet der Schmerztherapie

Zu dem Aufgabengebiet der Anästhesie gehört auch die Schmerztherapie. Insbesondere Tumorpatienten leiden häufig unter quälenden Schmerzen. Aber auch Schmerzen, die nach Operationen, einem Unfall oder aufgrund einer chronischen Erkrankung auftreten, können für die Betroffenen sehr belastend sein. Wegen der oft langen Leidensgeschichte ist in der Schmerztherapie die psychische Führung und Betreuung des Patienten von besonderer Bedeutung. Diese ist nur durch viel Zeit und persönliches Engagement zu erreichen.

6.2.2 Wirkung von Schmerzen auf den Organismus

Freisetzung von:
- Adrenalin, Noradrenalin
- Glucokortikoiden
- Mineralkortikoiden
- ADH und STH.

❶ Schmerzen haben objektiv messbare Auswirkungen auf den Körper: Schmerzen und Angst bewirken eine Freisetzung sowohl von Adrenalin und Noradrenalin, als auch von Glukokortikoiden und Mineralkortikoiden. Aus dem Hypophysenhinterlappen werden ADH *(antidiuretisches Hormon)* und STH *(somatotropes Hormon)* ausgeschüttet.

Die Wirkungen dieser körpereigenen Substanzen sind:
- Tachykardie, Bluthochdruck, Gefäßverengung
- Bei vermehrter Herzarbeit Zunahme des myokardialen Sauerstoffverbrauchs
- Störungen der Atmung → ungenügendes Abhusten, flache Atmung
- Übelkeit, Erbrechen und evtl. sogar Ileus
- Harnverhalt.

6.2.3 Therapiemöglichkeiten von Schmerzen

Unterscheidung zwischen peripher und zentral wirkenden Analgetika.

Die Entstehung des Schmerzes erklärt sich aus der Freisetzung bestimmter **Mediatoren** und der Besetzung unterschiedlicher Rezeptoren, die sich u.a. in der Haut, am Periost oder auch im zentralen Nervensystem befinden. Deshalb werden verschiedene Schmerzarten unterschieden. Eine grobe Unterscheidung, nach der sich die Verordnung von Analgetika richtet, ist der periphere Schmerz vom zentralen Schmerz.

Peripher wirksame Analgetika

Beispiel:
- Paracetamol
- Metamizol.

Peripher wirksame Analgetika werden häufig unterschätzt. So sind sie z.B. bei Schmerzen entzündlicher Ursache oder bei Knochenmetastasen den Opioiden unter Umständen sogar überlegen. Beispiele: Paracetamol, Metamizol (Novalgin®).

Zentral wirksame Analgetika

Unter den zentral wirksamen Analgetika, den Opioiden, werden schwach wirksame und stark wirksame unterschieden:

- Schwach wirksam sind z.B. Codein, Tramadol (Tramal®), Tilidin-Naloxon (Valoron N®)
- Zu den stark wirkenden Opioiden, die **oral** eingenommen werden können, gehören z.B. Morphin, Buprenorphin (Temgesic sublingual®), Levomethadon (L-Polamidon®), Pethidin (Dolantin®).

❷ Außer der oralen und intravenösen Gabe können Opioide folgendermaßen verabreicht werden:

- **Peridural** über einen Periduralkatheter, z.B. Morphin
- **Subkutan** über Infusion mittels einer tragbaren Pumpe
- Rektal
- **Transdermal** (durch die Haut), z.B. Fentanyl®-Pflaster.

Wegen der weit verbreiteten Befürchtung, eine Langzeittherapie mit Opioiden könne eine Sucht auslösen, werden viele Patienten nur ungenügend behandelt. In Deutschland werden nur ca. 10 % der Tumorpatienten ausreichend mit Opioiden behandelt, dabei könnten 90 % eine deutlich bessere Lebensqualität haben. Das Risiko, im Rahmen einer Schmerztherapie mit Opioiden eine psychische Abhängigkeit zu entwickeln, liegt bei ca. 0,03 %.

Weitere Methoden der Schmerztherapie

- Nervenblockaden mit Lokalanästhetika (☞ 2.3.5)
- Neurolytische Blockaden (z.B. Zerstörung der Hinterwurzel des Rückenmarks durch Phenol)
- Neurochirurgische Verfahren (z.B. Zerstörung schmerzleitendender Fasern im Vorderseitenstrang des Rückenmarks).

 Pflege

Bei der Schmerztherapie ist die rechtzeitige und regelmäßige Verabreichung der Analgetika von besonderer Bedeutung. Es ist einfacher und bedarf oft einer geringeren Dosierung, den beginnenden Schmerz zu therapieren als den ausgeprägten. Patienten mit chronischen Schmerzen werden darüber informiert, dass sie sich bei beginnenden Schmerzen rechtzeitig melden.

? Übungsfragen

❶ Welche Auswirkungen haben Schmerzen auf den Körper?

❷ Welche Möglichkeiten der Schmerzmittelapplikation kennen Sie?

Schwach-wirksam: Codein, Tramadol, Tilidin-Naloxon
Stark-wirksam: Morphin, Buprenorphin, Pethidin, Levomethadon.

Opioide können unterschiedlich verabreicht werden:

7 Komplikationen und Zwischenfälle

Komplikationen
sind vermeidbar.

Narkosezwischenfälle sind eher selten. Die Häufigkeit von anästhesiebedingten Todesfällen liegt bei 1–2 auf 10.000 Narkosen. Narkosezwischenfälle sind definitionsgemäß unabhängig von Alter und Gesundheitszustand des Patienten sowie den spezifischen Risiken des Eingriffs. Ursachen sind Fehler des Anästhesisten oder Probleme mit dem Narkosezubehör. Sie sind also vermeidbar! Nicht in jedem Fall vermeidbar sind Komplikationen, die primär durch die Erkrankung des Patienten bedingt sind.

7.1 Aspiration von Magensaft

7.1.1 Ursachen der Aspiration

Nahrungskarenz
von mind. 6–8 Std.
als Prophylaxe.

Verzögerte Magen-
entleerung bei:
- Unfällen, Traumata
- Stress, Angst,
  Schmerz
- Ileus, Ösophagus-
  divertikel
- Kardiaspasmus,
  Pylorospasmus.

❶ Aspiration bedeutet Eindringen von Mageninhalt, anderen Flüssigkeiten oder Fremdkörpern in die Atemwege. Bei einer Narkose besteht bei allen Patienten mit vollem Magen erhöhte Aspirationsgefahr. Geplante Eingriffe sollten daher nur nach einer **Nahrungskarenz** von mindestens 6–8 Stunden durchgeführt werden. Diese Zeitspanne ist jedoch keine Garantie für einen leeren Magen, denn bestimmte Störungen und Erkrankungen führen zu einer verlängerten Magenentleerungszeit. Dazu gehören Unfälle, psychische Faktoren wie Stress, Angst und Schmerz sowie mechanische Entleerungshindernisse wie Ileus, Ösophagusdivertikel, Kardiaspasmus und Pylorospasmus. Doch selbst beim tatsächlich nüchternen Patienten kann es durch gastrointestinale Blutungen oder eine erhöhte Nüchternsekretion von Magensaft zu einem gefüllten Magen kommen.

❗ Merke

Pulmonale Aspiration
meist in Einleitungs-
phase.

Die pulmonale Aspiration tritt meist in der Einleitungsphase auf und ist noch immer die häufigste anästhesiebedingte Todesursache in der Geburtshilfe!

Zwei Mechanismen können zur Aspiration führen:
- Erbrechen
- Regurgitation.

MENDELSON-
Syndrom:
Chemische Schädi-
gung von Bronchien
und Alveolen durch
sauren Magensaft.

❷ Beide können nur beim bewusstseinsgetrübten, narkotisierten Patienten zur Aspiration führen, da bei ihm die Schutzreflexe
ausgefallen sind. Das Eindringen von saurem Magensaft führt zu
einer chemischen Schädigung der Bronchien und Alveolen, zum
sog. MENDELSON-Syndrom. Die Aspiration von unverdauten Spei-
seteilen kann zu einer mechanischen Verlegung des Tracheo-
bronchialbaumes führen.

7.1.2 Symptome der Aspiration

Typische Symptome
nach Aspiration:

Symptome nach Aspiration von saurem Magensaft
- Bronchospasmus
- Rasselgeräusche
- Zyanose
- Hypoxämie.

Symptome nach Aspiration von festem Mageninhalt
- Tachykardie
- Zyanose
- Verminderte oder aufgehobene Atemgeräusche
- Paradoxe Atmung
- Tachypnoe (bei Spontanatmung).

Komplikationen nach Aspiration
- Pneumonie
- Lungenabszess
- Atelektasen
- Surfactantschädigung
- ARDS (Adult Respiratory Distress Syndrom, Schocklunge).

7.1.3 Aspirationsprophylaxe

Mortalität ca. 50 %,
deshalb gezielte
Prophylaxe notwendig.

Die Mortalität *(Sterberate)* nach Aspiration liegt bei etwa 50 %.
Deshalb müssen unbedingt **vorbeugende Maßnahmen** ergriffen
werden!
- Beim bewusstseinsklaren, sonst gesunden Patienten, aktive
  Magenentleerung durch provoziertes Erbrechen
- Magensonde legen, insbesondere bei Patienten mit Ileus, Pe-
  ritonitis, gastrointestinalen Blutungen und Pylorospasmus
- *Antazida,* d.h. Medikamente, die den pH-Wert des Magen-
  saftes auf > 2,5 anheben und somit vor dem saurem Magen-
  saft schützen (nicht vor einer Aspiration)
- Auswahl eines geeigneten Narkoseverfahrens; wenn möglich Lokalanästhesie wählen
- Bei gefährdeten Patienten keine Maskennarkose und Maskenbeatmung anwenden.

- Oberkörper hoch lagern
- Gabe von rasch wirkendem Anästhetikum
- SELLICK-Handgriff.

Ileuseinleitung

Die sog. Ileuseinleitung verringert die Aspirationsgefahr. Die Einleitung erfolgt immer intravenös mit rasch wirkenden Substanzen wie Methohexital oder Thiopental. Intubation in Oberkörperhochlage und ggf. SELLICK-Handgriff durch einen Helfer: Der Ösophagus wird durch leichten Druck auf den Ringknorpel verschlossen bis die Intubation beendet ist.

7.1.4 Therapie nach Aspiration

- Kopftief- und Seitenlage des Patienten, Sekret und Schleim im Rachen absaugen
- Endotracheale Intubation und Erbrochenes aus den Luftwegen absaugen
- Kontollierte Beatmung mit 100 % O_2, PEEP +5 mmHg
- Keine Bronchiallavage!
- Bei Bronchospasmus Aminophyllin und β-Sympathomimetika
- Evtl. Kortison und Antibiotika.

7.2 Laryngospasmus und Bronchospasmus

7.2.1 Laryngospasmus

Reflektorischer Kehlkopfverschluss durch irritierende Stimuli in Ein- und Ausleitungsphase.

❸ Der Laryngospasmus ist ein reflektorischer Verschluss des Kehlkopfes infolge einer Reizung der Atemwege. Er kann in jedem Narkosestadium auftreten, ist aber während der Ein- und Ausleitung durch bestimmte Stimuli am häufigsten. Kinder sind besonders gefährdet.

Irritierende Stimuli
- Sekret, Blut und Erbrochenes in den oberen Atemwegen
- Intubation bei nicht ausreichender Narkosetiefe
- Sonstige Reize bei ungenügender Narkosetiefe wie GUEDEL-Tubus, Schmerzen, Lagerungsmaßnahmen
- Extubation während des Exzitationsstadiums (☞ 3.1.1).

Symptome
- Stridor, krächzende oder juchzende Atmung
- Paradoxe Atembewegungen und fehlende Atemgeräusche bei komplettem Verschluss.

Als Prophylaxe: **! Merke**
Extubation in tiefer
Narkose oder am
wachen Patienten.

Der Laryngospasmus kann meist vermieden werden, wenn Manipulationen an den Atemwegen während des flachen Narkosestadiums unterbleiben. Die Extubation erfolgt entweder in tiefer Narkose oder am wachen Patienten.

Therapie

- Auslösenden Stimulus rasch beseitigen, z.B. Absaugen
- Narkose durch ein i.v.-Anästhetikum vertiefen
- Zufuhr von 100 % Sauerstoff über dichtsitzende Beatmungsmaske
- Führen diese Maßnahmen nicht zum Erfolg, so wird mit Succinylcholin (☞ 2.3.4) relaxiert und anschließend weiter mit 100 % Sauerstoff beatmet.

7.2.2   Bronchospasmus

Akute Verengung
der Bronchien.

Hierbei kommt es zu einer akuten Verengung der Bronchien. Meist sind Patienten mit vorbestehenden obstruktiven Lungenerkrankungen betroffen. Es kommt zu einer Behinderung des exspiratorischen Luftstroms mit hörbarem Giemen.

Ursachen

- Asthma, chronische Bronchitis, Raucher
- Allergische Reaktionen, Medikamente, z.B. Barbiturate, β-Blocker
- Alle Ursachen, die auch zum Laryngospasmus führen können.

Ähnliche
Symptomatik bei:
- Tubusfehllagen
- Cuffhernien
- Verlegtem
  Tubuslumen.

Bronchospasmen können jederzeit während einer Narkose auftreten. Allerdings können Tubusfehllage, Cuffhernien und verlegtes Tubuslumen einen Bronchospasmus vortäuschen. Deshalb werden bei entsprechendem Verdacht zuerst Tubus und Tubuslage überprüft!

Therapie

- Narkose vertiefen, Sauerstoffanteil erhöhen
- Kortisongabe (z.B. Urbason® 1 g i.v.)
- Theophyllin 4–6 mg/kg langsam i.v., evtl. über Perfusor
- Extubation möglichst in tiefer Narkose, um Reizschwelle zu erhöhen.

7.3 ▬ Maligne Hyperthermie ▬▬▬▬▬▬

- Sehr seltene Komplikation: 1 : 50.000
- Kalziumfreisetzung in der Skelettmuskulatur → Kontraktion der Muskelzellen → enorme Stoffwechselsteigerung
- Auslöser sind bestimmte Triggersubstanzen.

Die maligne Hyperthermie ist eine sehr seltene Komplikation in der Anästhesie (1 : 50.000 bei Erwachsenen), die jedoch **lebensbedrohlich** ist. Es kommt zu einer ausgeprägten intrazellulären Kalziumfreisetzung in der Skelettmuskulatur. Dies bewirkt eine Kontraktion der Muskelzellen und eine massive Steigerung des Zellstoffwechsels. Ausgelöst wird dieser Zustand durch verschiedene sog. Triggersubstanzen. Vermutlich ist die Empfindlichkeit auf diese Substanzen erblich bedingt. Dafür spricht auch eine Häufung bei Patienten mit Muskelerkrankungen, MARFAN-Syndrom, Schielen u. Ä.

Triggersubstanzen

- Volatile Inhalationsanästhetika (☞ 2.3.1)
- Depolarisierende Muskelrelaxantien, insbesondere Succinylcholin
- Lokalanästhetika vom Amidtyp (Lidocain, Mepivacain, Bupivacain)
- Außerdem Ketamin, Atropin, Scopolamin, Phenothiazine.

Symptome

❹ Typische Symptome der malignen Hypertonie sind:
- Tachykardie, Herzrhythmusstörungen
- Tachypnoe
- Kieferklemme beim Einleiten der Narkose, Muskelstarre
- Blutdruckschwankungen
- Bläulich-livide Hautverfärbung
- Hyperthermie (Temperaturanstieg bis über 41 °C).

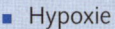

- Hypoxie
- CO_2-Produktion
- Hyperkaliämie
- Muskelzellenuntergang
- Gefahr des Nierenversagens.

Durch den enormen Sauerstoffverbrauch kommt es zu einer Hypoxie *(Sauerstoffmangel)* sowie einem massiven Anstieg der CO_2-Produktion. Durch die Muskelerregung und gestörte Membranfunktionen verlieren die Zellen Kalium und es kommt zu einer Hyperkaliämie. Muskelzellen gehen zugrunde, Myoglobin wird damit freigesetzt, wodurch sich der Urin dunkelrot verfärbt. Da das Myoglobin die Nierentubuli verstopfen kann, besteht die Gefahr eines **akuten Nierenversagens.**

Therapie

❺ Die Therapie der malignen Hyperthermie beinhaltet verschiedene Schritte:
- Anästhesie abbrechen und Narkosesystem auswechseln
- Beatmen mit 100 % Sauerstoff im halboffenen System (☞ 2.1.2)
- Atemminutenvolumen wegen der hohen CO_2-Produktion auf das 3–4fache erhöhen

■ Bikarbonat zum Ausgleich der Azidose
■ Bei Herzrhythmusstörungen Procain
■ Patient kühlen, evtl. mit Eispackungen oder extrakorporaler Zirkulation

Spezifische Therapie: Dantrolen.

■ Dantrolen als Mittel der Wahl zur spezifischen Therapie bei maligner Hyperthermie. Dantrolen hemmt die Freisetzung von Kalzium-Ionen und durchbricht damit den Erregungs-Kontraktionsmechanismus. Dosierung: 2,5–3 mg/ kg KG i.v, ggf. höher bis zum Erfolg.

7.4 Allergische Reaktionen

■ Histaminfreisetzung durch verschiedene Medikamente und Volumenersatzmittel
■ Allergische Symptome durch Histaminwirkung.

Praktisch alle in der Anästhesie verwendeten Medikamente führen zur Histaminfreisetzung. Häufige und bedrohliche Reaktionen treten insbesondere auf bei:
■ Kolloidalen Volumenersatzmitteln wie Dextrane, Haes®, Gelatine
■ Antibiotika und Röntgenkontrastmitteln
■ Prämedikationssubstanzen wie Atropin, Benzodiazepine, Opioide
■ Lokalanästhetika
■ Implantation von Knochenzement
■ Transfusion von Blut und Blutbestandteilen, wenn eine Unverträglichkeit zwischen Blutgruppe des Patienten und der des Blutpräparates besteht.

 Symptome
■ Rötung, Quaddeln, Rhinitis, Konjunktivitis
■ Bronchospasmus
■ Ödem der oberen Luftwege mit Heiserkeit und Erstickungsgefahr
■ Blutdruckabfall, Tachykardie, Herzrhythmusstörungen
■ Übelkeit, Erbrechen und Magen-Darm-Spasmen
■ Herzstillstand, Atemstillstand.

Therapie

Wegen Schockgefahr sofort Therapie einleiten:
■ Ursache beseitigen
■ Gabe von
– Antihistaminika
– Kortikosteroiden
– ggf. Adrenalin
– Volumen.

■ Ursachen beseitigen, z.B. Transfusion, Röntgen-Kontrastmittel sofort abstellen
■ Antihistaminika wie Fenistil® und Tagamet®
■ Kortikosteroide, z.B. 1 g Methylprednison
■ Adrenalin 0,05–0,1 mg i.v., evtl. wiederholen
■ Wichtigste Maßnahme bei schweren Krankheitsbildern ist Volumenersatz in Kombination mit Adrenalin.

7.5 — Transfusionszwischenfall

- Meist durch verwechselte Blutkonserven
- Symptome beim narkotisierten Patienten abgeschwächt.

❻ Die häufigste Ursache schwerer Transfusionszwischenfälle ist die **AB 0-Unverträglichkeit** bei Verwechslung von Blutkonserven. Die auftretenden Symptome können bei anästhesierten Patienten abgeschwächt sein.

Symptome
- Angst, Übelkeit
- Schmerzen in Rücken, Lenden, Kopf und Thorax
- Schüttelfrost
- Luftnot, Zyanose, Bronchospasmus
- Hauterscheinungen mit Rötung und Quaddeln
- Schock (Blutdruckabfall, Tachykardie)
- Hämoglobinurie und Nierenversagen
- Evtl. Temperaturanstieg und Gerinnungsstörungen.

Therapie

- Konserve sofort abstellen
- Gabe von Kortikosteroiden
- Schocktherapie.

- Transfusion schon beim geringsten Verdacht abbrechen
- Hochdosierte Kortikosteroide, z.B. Urbason® 1 g i.v.
- **Schocktherapie:** Volumen, Arterenol, invasives Monitoring
- Prophylaxe des Nierenversagens mit Mannit, Lasix®, Dopamin
- Evtl. Therapie von Gerinnungsstörungen mit Heparin und FFP.

7.6 — Fehlpunktion beim Legen von intravasalen Zugängen

7.6.1 — Versehentliche intraarterielle Injektion

Vorsicht bei Kanülen in der A.radialis zur arteriellen Blutdruckmessung.

Durch die intraarterielle Injektion einer ganzen Reihe von Medikamenten in der Anästhesie kann es zur dauerhaften Schädigung bis hin zum Verlust der betroffenen Extremität kommen. Es kommt dabei zu einem **Spasmus** *(Krampf)* der Arterie, wodurch das zu versorgende Gebiet nicht mehr durchblutet wird. Besonders gefährdet sind Patienten, denen im Verlauf der Narkosevorbereitung eine Verweilkanüle zur kontinuierlichen, blutigen Blutdruckmessung in eine der Aa. radiales gelegt wurde. Durch unzureichende Kennzeichnung dieses Zuganges kann es zu einer Verwechslung mit einem venösen Zugang kommen!

Symptome

- Blässe und brennender Schmerz distal (entfernt) der Injektionsstelle
- Kalte Haut, Akrozyanose (weiße Fingerspitzen wegen unterbrochener Durchblutung)
- Periphere Pulse sind nicht tastbar.

Soforttherapie

- Kanüle unbedingt belassen, nicht vor Schreck herausziehen
- Nachinjektion von 10–20 ml NaCl 0,9 % zur Verdünnung
- Dann 10 ml Lidocain 1% i.a. gegen Vasospasmus und Schmerzen
- Steroide, z.B. 50 mg Urbason i.a.
- Heparin 2500–5000 IE in 5 ml NaCl i.a.
- Extremität hochlegen und mit Watte schützen
- Ggf. Sympathikusblockade und Analgesie durch Blockade des Plexus axillaris
- Ggf. Vollheparinisierung
- Ggf. Lysetherapie oder Operation.

7.6.2 Pneumothorax

- **Pneumothorax häufig bei ZVK-Anlage in V. subclavia**
- **Störungen des Gasaustausches und Herz- Kreislaufes durch kollabierte Lunge.**

Im Rahmen einer Narkose ist es häufig notwendig, den Patienten mit einem zentralen Venenkatheter (ZVK) zu versorgen. Bei der Anlage des ZVK, z.B. in die V. subclavia, kann es durch Fehlpunktion zu einem Pneumothorax kommen. Die Thoraxwand wird dabei geöffnet und durch die Punktionskanüle dringt Luft in den Pleuraspalt. Der normale Unterdruck im Pleuraspalt wird dadurch aufgehoben, und die Lunge zieht sich aufgrund ihrer Eigenelastizität zusammen und kollabiert. Es kommt zu Störungen des Gasaustausches und Herz-Kreislauf-Problemen. Bei der Punktion der V. subclavia ist das Risiko besonders hoch, etwas geringer bei der Punktion der V. jugularis interna oder der V. anonyma (V. brachiocephalica).

Unterscheidung zwischen allgemeinen Symptomen und Symptomen beim beatmeten Patienten.

❼ Symptome
Allgemein

- Tachykardie, Unruhe
- Brustschmerz, Husten, Luftnot, Tachypnoe, Zyanose
- Auskultation: leises oder aufgehobenes Atemgeräusch, Giemen
- Asymmetrische Atembewegungen.

Beim beatmeten Patienten

- Anstieg des Beatmungsdruckes
- Anstieg des ZVD
- Abfall der SaO_2 (☞ 2.2.2), Hypoxie, Zyanose
- Evtl. bildet sich ein Hautemphysem.

Komplikationen

Spannungspneumo-
thorax durch Ventil-
mechanismus.

Durch einen Ventilmechanismus kann es zu einem **Spannungs-pneumothorax** kommen. Es dringt dabei immer mehr Luft in den Pleuraspalt ein, die aber nicht entweichen kann. Die Mediastinalorgane werden dadurch zur Seite gedrängt und es kann sich rasch ein akut lebensbedrohender Zustand entwickeln.

Diagnose und Therapie

Therapie:
Thoraxdrainage.

Die Diagnose erfolgt über das Thorax-Röntgen. Bei ausgeprägten Symptomen und Beatmung des Patienten muss eine Thoraxdrainage gelegt werden. Bei kleinem Pneumothorax ohne Symptome reicht Bettruhe des Patienten.

7.6.3 Punktion der A. carotis

Hämatom mit Druck
auf Trachea und
N. recurrens mit
Gefahr von:
- Stimmbandlähmung
- Zervikale
  Nervenschäden
- HORNER-Syndrom.

Bei der Katheterisierung der V. jugularis interna kann es zu einer versehentlichen Punktion der A. carotis kommen. Durch die Blutung kommt es zu einem Hämatom, welches sogar die Trachea komprimieren kann. Zudem können Stimmbandlähmung, zervikale Nervenschäden und ein HORNER-Syndrom (☞ Augenheilkunde 13.1.2) die Folge sein. Deshalb durch sofortigen Druckverband eine stärkere Blutung vermeiden. In seltenen Fällen ist eine operative Entlastung notwendig.

? Übungsfragen

1 Wie lang sollte die Nahrungskarenz vor geplanten Eingriffen sein?

2 Wodurch entsteht ein MENDELSON-Syndrom?

3 Wie kommt es zum Laryngospasmus? Wer ist durch einen Laryngospasmus am meisten gefährdet?

4 Nennen sie die typischen Symptome der malignen Hyperthermie?

5 Wie sieht die Therapie bei maligner Hyperthermie aus?

6 Welches ist die häufigste Ursache eines Transfusionszwischenfalles und welche Symptome zeigt der Patient?

7 Welches Symptome weisen auf einen Pneumothorax hin?

Notfall ☞ hausinternen Notruf alarmieren.

In vielen Krankenhäusern gibt es ein **Notfall-** oder **Reanimationsteam**. In der Regel besteht dieses Team aus einem erfahrenen Anästhesisten und einer Pflegeperson. Sie können in Notfallsituationen, z.B. in der Cafeteria oder wenn kurzfristig kein Stationsarzt verfügbar ist, angefordert werden.

! Merke

Die hausinterne Telefonnummer des Reanimationsdienstes (Notfallnummer) sollte allen Mitarbeitern des Krankenhauses bekannt sein. Sie ist Notfällen vorbehalten.

Innerhalb weniger Minuten ist das Team mit einem Notfallwagen vor Ort. Neben allen wichtigen Medikamenten und Hilfsmitteln ist ein Notfallwagen auch mit Überwachungs- und Therapiegeräten ausgestattet.

Wenn es zu einem Notfall kommt, bei dem die Vitalfunktionen (Herzaktion, Kreislauf und Atmung) des Patienten lebensbedrohlich eingeschränkt sind, ist eine Reanimation erforderlich.

Ursachen

Die häufigsten Gründe für eine kardiopulmonale Reanimation (*Wiederbelebung*) im Krankenhaus sind:

- Schwerwiegende Herzrhythmusstörungen, z.B. nach Herzinfarkt, Medikamentengabe u.a.
- Pumpversagen des Herzens bei Insuffizienz
- Hypovolämie als Folge von inneren und äußeren Blutungen
- Atemwegsverlegung bei Bewusstlosen durch die Zunge, Aspiration oder Verletzungen
- Allergische Reaktionen
- Lungenembolie, ausgelöst durch Thrombosen.

Besondere Risiken in der Anästhesie bestehen:

- Während der Narkoseein- und -ausleitung (☞ 4)
- Bei Muskelrelaxation mit Succinylcholin (☞ 2.3.4)
- Bei Ateminsuffizienz, z.B. Bronchospasmus während der Beatmung.

Maßnahmen

Die Reanimationsmaßnahmen erfolgen nach der ABCD- Regel:
A = Atemwege freimachen – Ausräumen oder Absaugen, Kopf überstrecken, ggf. Intubation
B = Beatmung – Mund zu Nase oder Mund zu Mund, Maskenbeatmung, Beatmung über Tubus
C = Cirkulation – Herzdruckmassage 100x/Min. (Abb. 8.1), Volumenersatz
D = Defibrilation (Elektrotherapie) und Drugs (Medikamente) – Atropin, Adrenalin, evtl. Natrium-Bicarbonat, Amiodaron

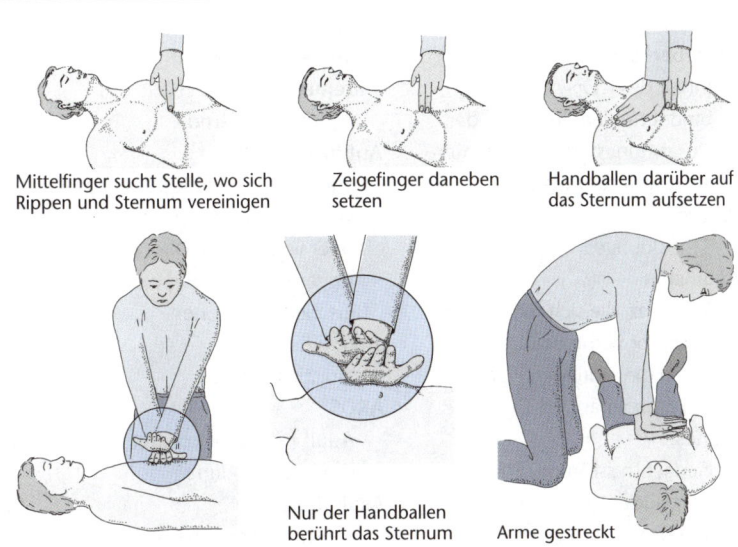

Mittelfinger sucht Stelle, wo sich Rippen und Sternum vereinigen

Zeigefinger daneben setzen

Handballen darüber auf das Sternum aufsetzen

Nur der Handballen berührt das Sternum

Arme gestreckt

Abb. 8.1
Aufsuchen des Druck-
punktes und
Herzmassage.
[A400-190]

Besteht beim Herz-Kreislaufstillstand die Möglichkeit, sofort ein EKG abzuleiten, und wird dabei ein Kammerflimmern festgestellt, so erfolgt umgehend die Defibrillation. Zeigt das EKG daraufhin einen Sinusrhythmus, werden weitere Maßnahmen nicht mehr nötig sein.

Abbruch der Reanimation

Mindestens 30 Min. reanimieren.

Wenn nach 30 Minuten intensiver Reanimationsbemühungen keine ausreichenden Kreislauffunktionen zu erkennen sind (Pupillen sind weit und lichtstarr, fehlende Spontanatmung, fehlender Blutdruck), oder länger als 15 Minuten im EKG Zeichen des Herztodes (Asystolie) bestehen, kann die Reanimation abgebrochen werden.
Bei Unterkühlungen und Schlafmittelvergiftungen sinkt durch die Hypothermie der Sauerstoffverbrauch. Infolgedessen kann auch nach längerer Wiederbelebungszeit (bis zu 2 Stunden) eine Reanimation erfolgreich sein.

Glossar

Abrasio
Ausschabung der Gebärmutter
Absorberkalk
Inhalt des CO_2-Absorbers;
bindet Kohlendioxid aus der
Ausatmungsluft des Patienten
**Adult respiratory distress
syndrom**
Schocklunge
Agonisten
Substanz, die sich mit einem
Rezeptor verbindet, und da-
durch die zellulären Eigen-
schaften verändert
Amnesie
Gedächtnisstörung, Erinne-
rungslücke
Analgesie
Aufhebung der Schmerzemp-
findung
Analgetikum
Medikament zur Schmerzaus-
schaltung
Anamnese
Vorgeschichte des Patienten
Anämie
Blutarmut
Antagonisten
Gegenmittel; Substanz, die am
selben Rezeptor wie der Ago-
nist angreift, und diesen da-
durch wirkungslos macht
Anästhesie
Unempfindlichkeit gegen
Schmerz-, Temperatur- und
Berührungsreize

Anticholinergika
Substanzen, die die Wirkung
von Acetylcholin unterdrücken
antiemetisch
brechreizlindernd
Antihistaminika
Substanzen, die die Wirkung
von Histamin abschwächen
oder verhindern. Dadurch geringere Ausprägung von aller-
gischen Reaktionen
anxiolytisch
angstlösend
ARDS
Adult respiratory distress syn-
drom, Schocklunge
Aspiration
Eindringen von festen oder
flüssigen Stoffen in die Atem-
wege, besonders gefährdet
sind Patienten mit fehlenden
Schutzreflexen
Asystolie
Herzstillstand, fehlende Kon-
traktion des Herzens
Atemdepression
verminderter Atemantrieb, z.B.
durch Medikamente wie
Opiate
Auskultation
Abhören, insbesondere von
Lunge, Herz aber auch
Abdomen etc. mit einem
Stethoskop
Azidose
Übersäuerung

Bedside-Test
»Test am Krankenbett«, Bestimmung der Blutgruppe des Emp-
fängers (und der Blutkonserve)
kurz vor der Transfusion
Benzodiazepine
Medikamente mit beruhigen-
der, angstlösender, amnesti-
scher und bei Krampfanfällen
muskelrelaxierender Wirkung;
gehören zur Gruppe der Psy-
chopharmaka
BGA
Blutgasanalyse
Bronchiallavage
Spülung des Bronchialsystems
Bronchospasmus
Verkrampfung der Bronchial-
muskulatur

Chirurgisches Toleranzstadium
drittes Narkosestadium nach
GUEDEL
CO_2-Absorber
mit Kalk gefülltes transparentes Gefäß, welches im Narkosesystem das ausgeatmete Kohlendioxid bindet
Cuff
aufblasbare Gummiman-
schette, die den Tubus zur Luftröhre hin abdichtet
Cuff-Manometer
Gerät, mit dem der Druck im
Cuff gemessen wird

Cuffhernie
Gummimanschette verlegt die Tubusöffnung

Depolarisation
Abnahme der elektrischen Spannung, die an der Zellmembran von Muskel- und Nervenzellen besteht

Defibrillation
Elektroschocktherapie bei kardialer Arrhythmie mit dem Ziel, wieder einen regulären Sinusrhythmus zu erhalten

Dissoziative Anästhesie
Patient erscheint wach (Augen auf), nimmt jedoch nichts wahr

Drainagen
Wundschläuche

Endorphine
körpereigene schmerzblockierende Substanzen

Endotrachealtubus
Plastikschlauch, der in die Luftröhre eingeführt wird, um sicher beatmen zu können

Epiduralraum
☞ Periduralraum

Excitationsstadium
zweites Narkosestadium nach GUEDEL mit vermehrter Erregbarkeit

Exsikkose
Austrocknung

Extubation
Entfernung des Beatmungsschlauches aus der Luftröhre

Faszikulation
Zuckungen einzelner Einheiten der Skelettmuskulatur ohne Bewegungseffekt

fresh frozen plasma (FFP)
gefrorenes Frischplasma, das vor allem Gerinnungsfaktoren enthält

GUEDEL Narkose-Schema
Einteilung der Narkosetiefe in vier Stadien

GUEDEL-Tubus
gekrümmter Rachentubus zum kurzfristigen Freihalten der Atemwege

Heat and Moisture Exchanger (HME-Filter)
Wärme- und Flüssigkeitstauscher, der zwischen Tubus und Beatmungsschlauch angebracht wird. Feuchtigkeit und Wärme werden der Exspirationsluft entzogen und mit der Inspiration wieder zugeführt

Herzinsuffizienz
Herzmuskelschwäche

Hyperthermie
Überwärmung des Körpers aufgrund mangelnder Wärmeabgabe

Hypothermie
Unterkühlung, Absinken der Körperkerntemperatur ($\leq 35°C$)

Hypovolämie
Mangel an zirkulierendem Blutvolumen

Hypoxie
Sauerstoffmangel

Ileus
Darmverschluss

Indikation
Grund zur Anwendung einer bestimmten Therapie

Inhalationsanästhetika
Narkosemedikamente, die mit der Einatmungsluft zugeführt werden

Insuffizienz
nicht ausreichende Leistungsfähigkeit

Interkostalblockaden
Leitungsanästhesie, bei der Zwischenrippennerven blockiert werden

Intubation
Einführen eines Beatmungsschlauches in die Luftröhre

Kammerflimmern
sehr schnelle ungeordnete Herzaktionen (≥ 300/Min.) mit den hämodynamischen Auswirkungen wie ein Herzstillstand

Kapnometrie
Messung des Kohlendioxidgehaltes in der Ausatmungsluft

Karenz
Enthaltsamkeit, Verzicht

Kaudalanästhesie
Regionalanästhesie, bei der die Kaudalnerven blockiert werden

Konsil
Beratung durch Ärzte anderer Fachgebiete

Kreuzprobe
Prüfung der Blutgruppenverträglichkeit von Empfänger- und Spenderblut. Muss vor jeder Transfusion erfolgen!

Künstliche Nase
Wärme- und Feuchtigkeitsfilter (☞ HME-Filter), der bei intubierten, nicht beatmeten Patienten auf den Tubus aufgesetzt wird, um die Einatmungsluft zu filtern sowie Wärme und Feuchtigkeit der Ausatemluft zurückzuhalten

Laryngoskop
Kehlkopfspiegel; Hilfsmittel beim Einführen eines Endotrachealtubus

Laryngospasmus
Stimmritzenkrampf

Larynxmaske
Kehlkopfmaske

Luftembolie
Luftbläschen, die in den Blutstrom gelangen, und im Kapillarbereich Gefäßverschlüsse verursachen

MAC
Minimale alveoläre Konzentration

MAGGILL-Zange
Hilfsmittel beim Einführen des Endotrachealtubus

Maligne Hyperthermie
seltene, lebensbedrohliche Narkosekomplikation, ausgelöst durch die Gabe von Anästhetika

MARFAN-Syndrom
erbliches Missbildungssyndrom (u.a. grazieler Hochwuchs, Herz- u. Augenfehlbildungen)

Mediastinalemphysem
Luftansammlung in den Weichteilen des oberen Brustbereiches und des Halses

Mediatoren
Vermittler

MENDELSON-Syndrom
akute schwere Lungenschädigung nach Aspiration von saurem Magensaft

Mortalität
Sterberate

Muskelrelaxantien
Medikamente, die zu einer Muskelerschlaffung führen

Narkose
(gr. = Erstarrung); allgemeine Betäubung des Organismus mit zentraler Schmerz- und Bewusstseinsausschaltung durch Medikamente

Narkotika
Betäubungsmittel; Medikamente mit denen eine Narkose erzeugt werden kann

Neuroleptika
Medikamente zur Behandlung psychiatrischer Erkrankungen

OBERST-Anästhesie
Leitungsanästhesie an Fingern und Zehen

Opiatüberhang
unerwünscht lange Wirkung eines Opiates

Perfusor
Spritzenpumpe

Periduralanästhesie
Lokalanästhesie, bei der Lokalanästhetika und/oder Opioide in den Periduralraum eingebracht werden

Periduralkatheter
dünner Kunststoffschlauch, der in den Periduralraum eingeführt wird, um darüber Lokalanästhetika zu verabreichen

Periduralraum
schmaler Raum zwischen der Dura mater des Rückenmarks und den Bändern und Knochen des Spinalkanals

Perspiratio insensibils
unsichtbare Hautatmung

Pneumothorax
Luft im Pleuraraum

Präcurarisierung
Vorweggabe einer geringen Menge eines nicht-depolarisierenden Muskelrelaxans (z.B.

Pancuronium) vor der Injektion von Succinylcholin, um dessen Nebenwirkungen zu vermindern

Prämedikation
medikamentöse Vorbereitung auf die Narkose

Prämedikationsvisite
Visite durch den Anästhesisten am Vortag der OP; dabei erfolgt ein Aufklärungsgespräch, eine körperliche Untersuchung sowie die Anordnung von evtl. weiteren Untersuchungen und der Prämedikation

Präoxygenieren
Gabe von 100% Sauerstoff über eine Maske direkt vor der Intubation

Pulsoximetrie
Bestimmung der Sauerstoffsättigung im Blut mit Hilfe eines Fingerklips

Reanimation
Wiederbelebung

Regionalanästhesie
Anästhesie, die auf eine Körperregion beschränkt ist

Regurgitation
Zurückströmen von Speisen in die Mundhöhle

Relaxometrie
Messung der neuromuskulären Blockade (Muskelerschlaffung)

Reservoirbeutel
Beutel im Narkosesystem, der Spontanatmung und manuelle Beatmung ermöglicht

Respirator
Beatmungsgerät

Rezeptoren
Empfänger, Empfangsorgan

Schnüffelposition
  Lagerung des Kopfes zur Intubation

Sectio caesarea
  Kaiserschnitt, Schnittentbindung

Sedativa
  Beruhigungsmittel

SELLICK-Handgriff
  Verschluss des Ösophagus durch leichten Druck auf den Ringknorpel zur Aspirationsprophylaxe

shivering
  engl. = Zittern, Kältezittern

Stridor
  pfeifendes Atemgeräusch bei Verengung der oberen Luftwege

subcutan
  unter der Haut

Surfactant
  Lipoproteinfilm, der die Alveolen auskleidet und die Oberflächenspannung reduziert; verhindert Atelektasen

Synapsen
  Umschaltstelle zwischen Nerven oder Nerven und Muskelzellen

Tachykardie
  schneller Herzschlag ($\geq$ 100/Min.)

Tachypnoe
  gesteigerte Atemfrequenz

TIVA
  totale intravenöse Anästhesie

transdermal
  durch die Haut

Triggersubstanzen
  auslösende Substanzen

Tubus
  Beatmungsschlauch

TUOHY-Nadel
  Spezialnadel zum Legen eines Periduralkatheters

volatil
  gasförmig

Volumeter
  Messgerät um Atemzug- und Atemminutenvolumen festzustellen

Zyanose
  Blaufärbung von Lippen und Haut bei Sauerstoffmangel

Medikamente in der Anästhesie

Alfentanil – Rapifen® 23
Atracurium – Tracrium® 26
Atropin 8, 27
Brevimytal® – Methohexital 19
Bupivacain –
    Bupivacain-Woelm® 29
Bupivacain – Carbostesin® 29
Bupivacain-Woelm® –
    Bupivacain 29
Carbostesin® – Bupivacain 29
Dantrolen 64
Dehydrobenzperidol® – DHB 34
Desfluran – Suprane® 17
Dextran – Macrodex® 54
Dextran – Rheomacrodex® 54
Dipidolor® – Piritramid 23
Disoprivan® – Propofol 20
Dolantin® – Pethidin 23
Duranest® – Etidocain 29
Enfluran – Ethrane® 17
Ethrane® – Enfluran 17
Etidocain – Duranest® 29
Etomidat – Etomidat-Lipuro® 20
Etomidat – Hypnomidate® 20
Etomidat-Lipuro® – Etomidat 20
Fentanyl – Fentanyl-Janssen® 23
Fentanyl-Janssen® – Fentanyl 23
Fluothane® – Halothan 17
Forene® – Isofluran 17

Gelatinepräparate 54
Haes 6%® –
    Hydroxyäthylstärke 54
Halothan – Fluothane® 17
Hydroxyäthylstärke –
    Haes 6%® 54
Hypnomidate® – Etomidat 20
Isofluran – Forene® 17
Ketamin – Ketanest® 20
Ketanest® – Ketamin 20
Klimofol® – Propofol 20
Kokain 28
Lidocain – Xylocain® 29
Lysthenon® – Succinylcholin 25
Macrodex® – Dextran 54
Meaverin® – Mepivacain 29
Mepivacain – Meaverin® 29
Mepivacain – Scandicain® 29
Mestinon® – Pyridostigmin 27
Methohexital – Brevimytal® 19
Morphin 23
Naloxon – Narcanti® 23
Narcanti® – Naloxon 23
Norcuron® – Vecuronium 26
Novocain® – Procain 28
Pancuronium 26
Pantocain® – Tetracain 28
Pantolax® – Succinylcholin 25
Pethidin – Dolantin® 23

Piritramid – Dipidolor® 23
Prilocain – Xylonest® 29
Procain – Novocain® 28
Propofol – Disoprivan® 20
Propofol – Klimofol® 20
Prostigmin® – Neostigmin 27
Pyridostigmin – Mestinon® 27
Rapifen® – Alfentanil 23
Rheomacrodex® – Dextran 54
Ringerlösung 54
Scandicain® – Mepivacain 29
Sevofluran – SEVOrane 17
SEVOrane® – Sevofluran 17
Succinyl »Asta«® –
    Succinylcholin 25
Succinylcholin – Lysthenon® 25
Succinylcholin – Pantolax® 25
Succinylcholin – Succinyl 25
Sufentanil – Sufenta® 23
Sufenta® – Sufentanil 23
Suprane® – Desfluran 17
Tetracain – Pantocain® 28
Thiopental – Trapanal® 19
Tracrium® – Atracurium 26
Trapanal® – Thiopental 19
Vecuronium – Norcuron® 26
Xylocain® – Lidocain 29
Xylonest® – Prilocain 29

Augenheilkunde

Die **Ophthalmologie** ist die Lehre von den Erkankungen des Auges sowie seiner Anhangsorgane wie den Augenmuskeln, den Augenlidern und dem Tränenorgan. Viele ophthalmologische Erkankungen sind Ausdruck einer zugrunde liegenden Allgemeinerkrankung wie z.B. Netzhautveränderungen beim Diabetes mellitus (☞ 11.3.2) oder gelegentlich sogar Frühsymptom einer anderen Erkankung wie die Retrobulbärneuritis bei der Multiplen Sklerose (☞ 12.1). Deshalb müssen bei der Betreuung der Patienten mit Augenerkrankungen immer auch Erkrankungen aus anderen Fachgebieten in Erwägung gezogen werden.

Wegen zahlreicher – vorwiegend aus dem Griechischen stammender – ophthalmologischer Fachbegriffe findet sich am Ende dieses Kapitels ein Glossar, in dem die meisten dieser Begriffe nachzuschlagen sind.

Dr. med. Timo Haufschild   Basel, im Juli 2001

1   Anatomie und Physiologie des Auges

1.1	Augenhöhle	79
1.2	Augapfel	79
1.3	Anhangsorgane des Augapfels	86

2   Untersuchungsmethoden

2.1	Instrumentarium	89
2.2	Prüfung der Sehschärfe, der Brechungszustände und des Gesichtsfeldes	90
2.3	Augeninnendruckmesung	92
2.4	Beurteilung der Pupillen und Lider	93

3   Erkrankungen der Lider

3.1	Fehlstellungen und Anomalien der Lider	95
3.2	Entzündungen der Lider	98
3.3	Weitere Erkrankungen der Lider	99

4   Erkrankungen der Tränenorgane

4.1	Entzündungen und Tumoren der Tränendrüse	102
4.2	Abflussbehinderungen der Tränenwege	103
4.3	Entzündungen des Tränensacks	104

5   Erkrankungen der Bindehaut

5.1	Bindehautentzündung	106
5.2	Flügelfell und Hyposphagma	111

6   Erkrankungen der Hornhaut

6.1	Erregerbedingte Hornhautentzündung	113
6.2	Keratitis superficialis punctata	116
6.3	Medikamentenbedingte Keratitis	117
6.4	Keratitis é lagophtalmo	117
6.5	Keratitis neuroparalytica	118
6.6	FUCHS-Endotheldystrophie	119

7   Erkrankungen der Linse

7.1	Grauer Star	120
7.2	Lageveränderungen der Linse	123

8   Erkrankungen der Gefäßhaut

8.1	Uveitis, Iritis und Iridozyklitis	124
8.2	Chorioretinitis	126
8.3	Tumoren der Gefäßhaut	127

9   Glaukom (Grüner Star)

9.1	Chronisches Glaukom (Offenwinkelglaukom)	129
9.2	Akutes Glaukom	131
9.3	Angeborenes Glaukom	132
9.4	Sekundäres Glaukom	133

10   Erkrankungen des Glaskörpers

10.1	Glaskörpertrübungen	135
10.2	Glaskörperblutung	135
10.3	Entzündungen des Glaskörpers	136

11   Erkrankungen der Netzhaut

11.1	Zentralarterienverschluss	138
11.2	Zentralvenenverschluss	139
11.3	Netzhautveränderungen bei Allgemeinerkrankungen	140
11.4	Makula-Degenerationen	143
11.5	Netzhautablösung	144

12   Erkrankungen des Sehnerven

12.1	Entzündungen des Sehnerven	147
12.2	Stauungspapille	148
12.3	Gesichtsfeldausfälle	149
12.4	Durchblutungsstörungen des Sehnerven	150

13   Erkrankungen der Augenhöhle

13.1	Exophthalmus und Enophthalmus	152
13.2	Endokrine Orbitopathie	153
13.3	Verletzungen der Augenhöhle	154

14   Sehfehler

14.1	Hyperopie	155
14.2	Myopie	156
14.3	Presbyopie	157
14.4	Astigmatismus	158
14.5	Strabismus	158

Augenheilkunde

15 Verletzungen des Auges

15.1 Verätzungen und Verbrennungen 160
15.2 Perforierende Verletzungen 162
15.3 Contusio 163

16 Umgang mit Sehbehinderten

164

1 Anatomie und Physiologie des Auges

1.1 Augenhöhle

Strukturen:
- Augapfel
- Fetthaltiges Bindegewebe
- Orbitaler Teil der Tränendrüse
- Sehnerv
- Augenmuskeln
- Nerven, Gefäße.

Die aus 7 Knochen bestehende Augenhöhle *(Orbita)* besitzt mehrere Öffnungen für den Durchtritt von Gefäßen und Nerven. Die Knochenlamellen des Orbitabodens sind wesentlich dünner als die vorderen Knochenstrukturen und deshalb besonders anfällig für Verletzungen (☞ 15.3). Die Nähe zu den umgebenden Nasennebenhöhlen und zur vorderen und mittleren Schädelgrube begünstigt das Übergreifen von Infektionen.

Die Orbita enthält folgende Strukturen: Augapfel, fetthaltiges Bindegewebe, orbitaler Teil der Tränendrüse, Sehnerv (☞ 1.2.1), Augenmuskeln (☞ 1.3.1), Nerven und Gefäße.

1.2 Augapfel

3 Hüllen: äußere, mittlere und innere Augenhaut
3 Räume: vordere und hintere Augenkammer, Glaskörperraum.

Der Augapfel *(Bulbus oculi)* ist ca. 7,5 g schwer und durchschnittlich 24 mm lang und von einer bindegewebigen Hülle (TENON-Kapsel) umgeben, die über bindegewebige Septen an der Knochenhaut *(Periost)* der Augenhöhle befestigt ist. Seine Bewegung erfolgt durch die sechs äußeren Augenmuskeln (☞ 1.3.1). Bei geöffneten Lidern sind nur die vorderen Abschnitte des Augapfels zu sehen: Hornhaut, Regenbogenhaut mit Pupille und Teile der Binde- und Lederhaut.

❶ Anatomisch kann der Augapfel in **3 Hüllen** (äußere, mittlere, innere Augenhaut) und **3 Räume** (vordere und hintere Augenkammer, Glaskörperraum) eingeteilt werden.

1.2.1 Hüllen des Augapfels

Äußere Augenhaut

Die äußere Augenhaut besteht aus
- Bindehaut (Conjunctiva)
- Hornhaut (Kornea)
- Lederhaut *(Sklera)*.

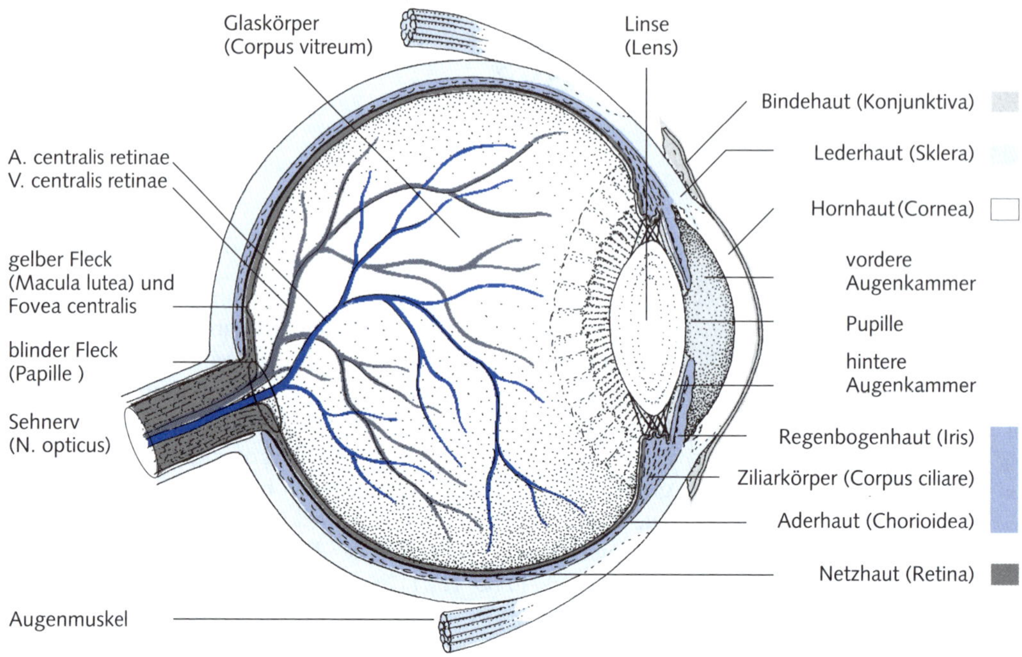

Glaskörper (Corpus vitreum)

Linse (Lens)

Bindehaut (Konjunktiva)

Lederhaut (Sklera)

Hornhaut (Cornea)

A. centralis retinae
V. centralis retinae

vordere Augenkammer

Pupille

gelber Fleck (Macula lutea) und Fovea centralis

hintere Augenkammer

blinder Fleck (Papille)

Regenbogenhaut (Iris)

Sehnerv (N. opticus)

Ziliarkörper (Corpus ciliare)

Aderhaut (Chorioidea)

Netzhaut (Retina)

Augenmuskel

Abb. 1.1
Anatomie des Auges.
[L190]

Conjunctiva bulbi
und Conjunctiva
palpebrae.
Formen der Injektion:
- Konjunktivale,
  oberflächliche
- Ziliare, tiefe
  Injektion.

- Widerstandsfähige
  äußere Hülle
- Ernährung über
  Kammerwasser und
  Tränenflüssigkeit.

Bindehaut

Die Bindehaut *(Conjunctiva)* wird unterteilt in die Conjunctiva bulbi, die den Augapfel überzieht, und die **Conjunctiva palpebrae**, welche die Hinterfläche des Augenlides überzieht. Eine vermehrte Blutfülle der Blutgefäße wird als **Injektion** bezeichnet. Dabei gibt es **2 Formen:**
- *Konjunktivale, oberflächliche Injektion:* deutliche Gefäßzeichnung durch gesteigerte Blutfülle in den oberflächlichen Gefäßen der Conjunctiva bulbi
- *Ziliare, tiefe Injektion:* roter Saum um Hornhaut herum durch vermehrte Blutfülle von feinen Gefäßen tief in der Konjunktiva.

Das gemeinsame Auftreten beider Formen wird als **gemischte Injektion** bezeichnet.

Hornhaut und Lederhaut

Die durchsichtige Hornhaut *(Kornea)* bildet mit der undurchsichtigen **Lederhaut** *(Sklera)* die widerstandsfähige äußere Hülle des Augapfels. Sowohl Hornhaut als auch Lederhaut zeichnen sich durch hohe Zug- und Dehnungsfestigkeit aus. Beide zeigen einen nur geringen Stoffwechsel. Die Blutversorgung der Sklera ist gering, die Hornhaut ist gefäßlos. Ihre Ernährung erfolgt vor allem durch das Kammerwasser (von innen) und durch die Tränenflüssigkeit (von außen).

Schichten der Hornhaut

Die Hornhaut ist der äußere Bestandteil des optischen Systems Auge und besteht von außen nach innen aus **5 Schichten:**

- Unverhorntes Plattenepithel
- BOWMAN-Membran
- Stroma
- DESCEMENT-Membran
- Endothel.

Das mehrschichtige unverhorntе **Plattenepithel** steht als äußere Schicht mit der Umwelt in Beziehung. Es wird alle 5–7 Tage erneuert, größere Defekte können innerhalb von 12–36 Stunden geschlossen werden.

- Gewährleistung der Lichtdurchlässigkeit der Hornhaut
- Stromaödem bei eingeschränkter Funktion.

Das einschichtige **Endothel** ist entscheidend für den Stoffaustausch und die Transparenz (Durchsichtigkeit) der Hornhaut verantwortlich. Über aktive Transportprozesse wird der Wassergehalt im **Stroma** (interstitielles Bindegewebe) reguliert und somit die Lichtdurchlässigkeit der Hornhaut gewährleistet. Bei einer Minderfunktion bzw. Verletzung des Endothels kann Wasser in das Stroma eindringen und es kommt zum weißgrauen Hornhautödem (*Stromaödem*).

Der grau-weiße **Greisenbogen** (*Arcus senilis*) ist eine harmlose Lipoidablagerung im Alter.

Mittlere Augenhaut

Die mittlere Augenhaut (*Uvea*) besteht aus

- Regenbogenhaut (*Iris*)
- Strahlenkörper (Ziliarkörper, *Corpus ciliare*)
- Aderhaut (Choroidea).

Regenbogenhaut

Umschließt die Pupille und reguliert den Lichteinfall.

Die Regenbogenhaut, die **Iris**, umschließt in ihrer Mitte das kreisrunde Sehloch: die **Pupille.** Durch Vergrößerung oder Verkleinerung der Pupille wird – ähnlich wie bei der Blende im Fotoapparat – der Lichteinfall reguliert.

Tab. 1.2 Regulierung der Pupillenweite

Pupillenregulation über Lichteinfall.

- Miosis = enge Pupillen
- Mydriasis = weite Pupillen.

Lichteinfall	Pupillenzustand	Beteiligter Muskel
stark	eng = Miosis	M. sphincter pupillae; ringförmig
schwach	weit = Mydriasis	M. dilatator pupillae; radiär

Augenheilkunde

Die **Augenfarbe** wird durch die Farbe der Regenbogenhaut bestimmt. Diese wiederum ist abhängig von der unterschiedlichen Lichtbrechung im Irisstroma.

Strahlenkörper (Ziliarkörper)

Ziliarkörper und Zonulafasern:
- Regulation der Brechkraft der Linse
Ziliarfortsätze:
- Produktion des Kammerwassers.

Der Ziliarkörper *(Corpus ciliare)* wird in einen vorderen zottigen *(Pars plicata)* und einen hinteren flachen Teil *(Pars plana)* unterteilt. Er besteht aus **Ziliarmuskel** *(M. ciliaris)*, **Ziliarfortsätzen** *(Processus ciliares)* und **Zonulafasern** *(Zonula Zinnii)*.
- Der Ziliarmuskel reguliert mit Hilfe der Zonulafasern, an denen die Linse schwebend aufgehängt ist, die Form und somit die Brechkraft der Linse (s.u.)
- Die Ziliarfortsätze produzieren das Augenkammerwasser (☞ 1.2.2).

Aderhaut

Ernährung der äußeren Schichten der Netzhaut.

Die Aderhaut *(Choroidea)* kleidet den Augapfel von innen aus und besteht aus mehreren Schichten von Blutgefäßen. Sie sorgt für die Ernährung der äußeren Schichten der Netzhaut. Die Blutversorgung erfolgt über die *A. ophthalmica* (Augenarterie), die aus der *A. carotis interna* (innere Halsschlagader) entstammt.

Innere Augenhaut

Netzhaut als bildaufnehmender Teil des Auges.

Die innere Augenhaut, die **Netzhaut** *(Retina)*, ist der lichtempfindliche, bildaufnehmende Teil des Auges. Die Netzhaut ist ein nach vorne geschobener Hirnteil und enthält Sinneszellen. Von glaskörperwärts nach lederhautwärts besteht sie aus der Nervenfaserschicht, Sinnesepithel und Pigmentepithelschicht.

Stäbchen und Zapfen

Stäbchen: Dämmerungssehen und räumliches Sehen
Zapfen: scharfes Sehen und Farbensehen.

Die Sinnesepithelschicht enthält als Sinneszellen Stäbchen und Zapfen:
- **Stäbchen** finden sich vorwiegend in der Peripherie der Netzhaut und ermöglichen das Sehen in der Dämmerung und das räumliche Sehen
- **Zapfen** liegen vorwiegend im Zentrum der Netzhaut *(Makula)* und dienen zum scharfen punktuellen Sehen und Farbensehen.

In den Sehzellen (1. Neuron) wird das Licht durch photochemische Reaktionen in einen Nervenreiz umgewandelt. Dieser wird über bipolare Schaltzellen (2. Neuron) und Optikus-Ganglienzellen (3. Neuron) zum Sehnerven *(N. opticus)* weitergeleitet.

Makula und Papille

Makula: Stelle des schärfsten Sehens
Papille: Stelle des absoluten Sehausfalls.

2 Die Netzhaut hat 2 funktionell besonders wichtige Stellen:
- Die in der Netzhautmitte gelegene **Makula** ist die Stelle des schärfsten Sehens (nur Zapfen), die auch als **gelber Fleck**

(Makula lutea) bezeichnet wird, da sie durch ein Pigment zum Schutz vor Blendung gelb gefärbt ist

- Die weiter nasenwärts gelegene **Papille** ist die Stelle des absoluten Sehausfalls, der sog. **blinde Fleck.** An dieser Stelle fehlen die Sinneszellen, da sich die Sehnervenfasern hier zum Sehnerven bündeln und so den nervalen Reiz zum Sehzentrum (Sehrinde) im Gehirn weiterleiten.

Sehnerv und Sehbahn

Sehnerv

Der Sehnerv *(N. opticus)* verlässt die Sklera durch die Siebplatte *(Lamina cribrosa)* und verbindet das Auge mit dem Sehzentrum im Gehirn. Bei einer Erhöhung des Augeninnendrucks (Grüner Star ☞ 9) ist dieser Bereich besonders gefährdet, da die Sklera ansonsten druckunnachgiebig ist.

Sehbahn

Nachdem die Sehnerven die Orbita verlassen haben, kreuzen die Fasern der nasalen Retinahälfte im Gehirn oberhalb der Hypophyse in der sog. **Sehnervkreuzung** *(Chiasma opticum)*. Die Fasern der temporalen (schläfenwärts gelegenen) Retinahälfte verlaufen weiter temporal. Der *Tractus opticus* führt die Nervenfasern weiter zum *Corpus geniculatum laterale* im Mittelhirn, wo eine Umschaltung stattfindet. Von hier ziehen die Nervenfasern weiter als GRATIOLET-Strahlung zum Sehzentrum des Hinterhauptlappens.

1.2.2 ▬ Räume des Augapfels

Vordere Augenkammer

❸ Die vordere Augenkammer wird nach vorne von Hornhautrückfläche und Kammerwinkel begrenzt; nach hinten von Iris und Linsenvorderfläche (im Bereich der Pupille). Der für den Abfluss des Kammerwassers wichtige **Kammerwinkel** wird von der Hornhautrückfläche und der Iris gebildet.

Kammerwasser

❹ Das von den Ziliarfortsätzen (☞ 1.2.1) gebildete Kammerwasser gelangt von der hinteren Augenkammer durch die Pupille in die vordere Augenkammer. Der Abfluss erfolgt durch das Trabekelwerk (»Abflusssieb«) im Kammerwinkel in den ringförmigen SCHLEMMschen Kanal, der in oberflächlichen Venen der Bindehaut mündet.

Im Normalfall herrscht ein Gleichgewicht zwischen Kammerwasserproduktion und Kammerwasserabfluss, und es resultiert ein relativ konstanter Augeninnendruck *(intraokularer Druck)*

Weg des
Kammerwassers:
Ziliarfortsätze
↓
hintere Augenkammer
↓
Pupille
↓
vordere Augenkammer
↓
Kammerwinkel
↓
Trabekelwerk
↓
SCHLEMMscher Kanal
↓
oberflächliche Venen
der Bindehaut.

Augenheilkunde

von 10–21 mmHg (Mittelwert 15 mmHg). Die circadiane Schwankung beträgt ca. 3–4 mmHg, mit einem Maximum am Morgen.

Hintere Augenkammer

Die hintere Augenkammer wird nach vorne von der Rückfläche der Iris und dem Ziliarkörper (☞ 1.2.1) begrenzt; nach hinten von der Linsenvorderfläche und der Glaskörpergrenzmembran.

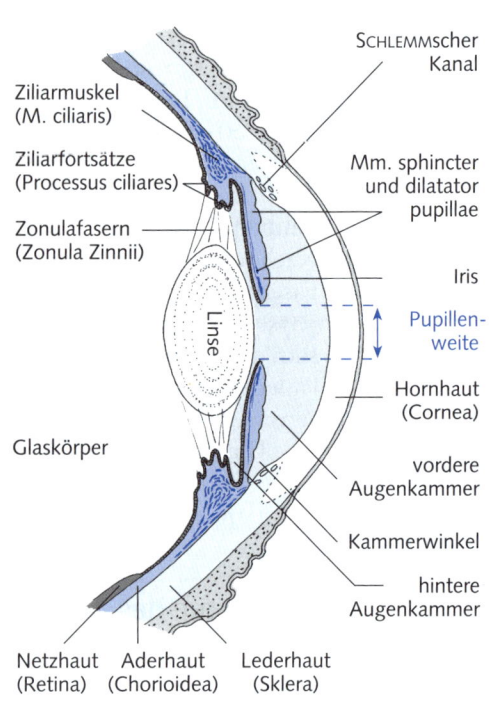

Abb. 1.3
Ziliarkörper mit Vorder-kammer.
[A400-190]

- Anpassung der Brechkraft an die Entfernung der wahrzunehmenden Gegenstände (Akkomodation)
- Nah- und Fernakkomodation des Auges.

Linse

In der hinteren Augenkammer wird die Linse *(Lens)* von den Zonulafasern des Ziliarkörpers gehalten. Die Linse besteht aus Kapsel, Rinde und Kern und ist frei von Gefäßen und Nerven. Sie ist, wie auch Haut, Nägel und Haare, ein epitheliales Organ. Das Wachstum der Linsenfasern hält das ganze Leben lang an.

❺ Durch **Akkomodation** (Tab. 1.5) der Linse wird die Brechkraft an die Entfernung der wahrzunehmenden Gegenstände angepasst. Im Alter nehmen jedoch Größe und Volumen der Linse zu und gleichzeitig die Verformbarkeit und somit Akkomodationsfähigkeit ab (»Sklerosierung«). Diese nachlassende Elastizität der Linse macht sich durch die Altersweitsichtigkeit bemerkbar (☞ 14.3), welche durch eine Lesebrille ausgeglichen werden kann.

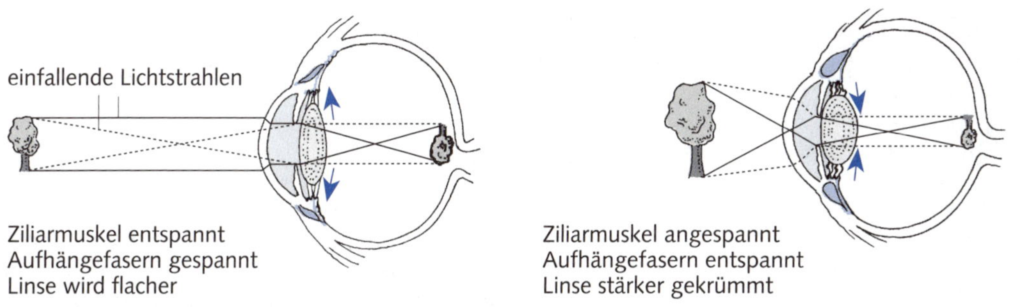

Fernakkommodation

einfallende Lichtstrahlen

Ziliarmuskel entspannt
Aufhängefasern gespannt
Linse wird flacher

Nahakkommodation

Ziliarmuskel angespannt
Aufhängefasern entspannt
Linse stärker gekrümmt

Abb. 1.4
Nah- und Fernakkomo-
dation des Auges.
[L190]

Tab. 1.5 Akkomodation

Blickweite	Ziliarmuskel	Zonulafasern	Linse	Brechkraft
fern	erschlafft	gespannt	elliptisch gestrafft	Abnahme
nah	kontrahiert	erschlafft	kugelig gekrümmt	Zunahme

Glaskörperraum

Der Glaskörper *(Corpus vitreum)* nimmt ca. 65 % des Augapfelinhaltes ein. Er hat eine gallertige Konsistenz und verflüssigt sich mit zunehmendem Alter. Die großen Glaskörpermoleküle sind in ein mikroskopisch feines Fasergerüst eingebettet. Der Glaskörper ist an der Papille und im Bereich der **Ora serrata** befestigt. Die Ora serrata ist die gezackte Grenzlinie zwischen dem mit Sinnes- und Nervenzellen ausgestatteten Teil der Netzhaut *(Pars optica)* und dem sog. blinden Teil der Netzhaut im Bereich der Iris und des Ziliarkörpers *(Pars caeca)*.

1.2.3 Blutversorgung

Die **arterielle Versorgung** des Auges erfolgt über die A. ophthalmica (Augenarterie), ein Ast der A. carotis interna (innere Halsschlagader). Ihr entspringen u.a. die Ziliararterien sowie die **A. centralis retinae** (Zentralarterie), die mit dem Sehnerv in den Augapfel eintritt. Der **venöse Abfluss** erfolgt über vier sog. Strudelvenen, die das venöse Blut zusammen mit dem Blut der **V. centralis retinae** (Zentralvene) über die V. ophthalmica (Augenvene) in den Sinus cavernosus (Geflecht venöser Hirnblutleiter) abführen.

Augenheilkunde

1.3 Anhangsorgane des Augapfels

- Augenmuskel
- Augenlider
- Augenbrauen
- Tränenorgan.

Zu den Anhangsorganen des Augapfels gehören Augenmuskeln, Augenlider und Augenbrauen sowie das Tränenorgan.

1.3.1 Augenmuskeln

4 gerade, 2 schräge Augenmuskeln.

Sechs Augenmuskeln ermöglichen den Auf-, Ab- und Seitenblick sowie die Drehung des Augapfels. Hierzu gehören **vier gerade** Muskeln *(M. rectus lateralis, medialis, superior und inferior)* und **zwei schräge** Muskeln *(M. obliquus superior und inferior).*

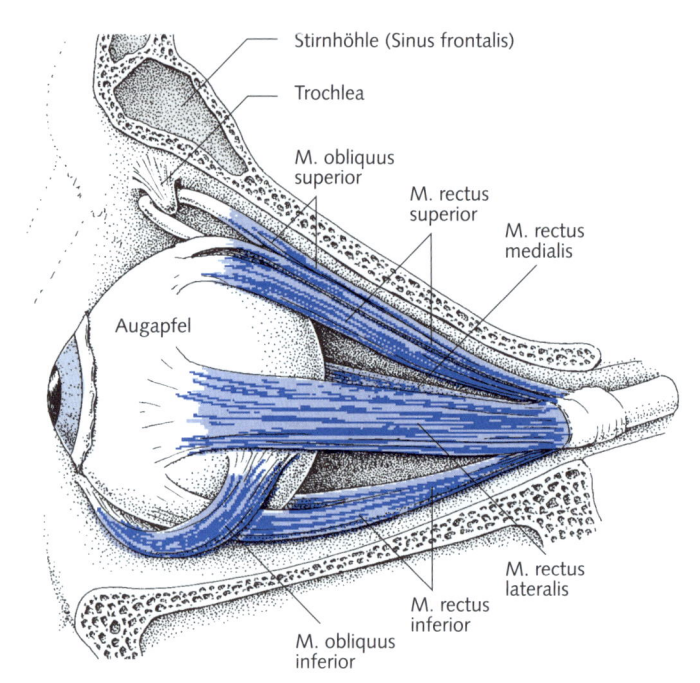

Stirnhöhle (Sinus frontalis)

Trochlea

M. obliquus superior

M. rectus superior

M. rectus medialis

Augapfel

M. rectus lateralis

M. rectus inferior

M. obliquus inferior

Abb. 1.6
Äußere Augen-muskeln.
[A400-190]

Muskelursprung
Der Ursprung von fünf der sechs äußeren Augenmuskeln liegt am **Anulus tendineus** (aus straffem Bindegewebe bestehender Ring vor dem Canalis opticus in der Spitze der Orbita) bzw. an den um den Canalis opticus gelegenen Knochenstrukturen. Der M. obli-quus inferior hat seinen Ursprung nasal am medialen Rand der Orbita. Der M. obliquus superior zieht zunächst zum Orbitadach und wird dann durch die Trochleaschlaufe umgelenkt.

1.3.2 Augenbrauen und Augenlider

Die Augenbrauen schützen das Auge vor allem vor Schweiß.

- Erneuerung des Tränen-
  films durch den Lid-
  schlag
- Reizung der Hornhaut
  führt zum Hornhaut-
  reflex mit Lidschluss.

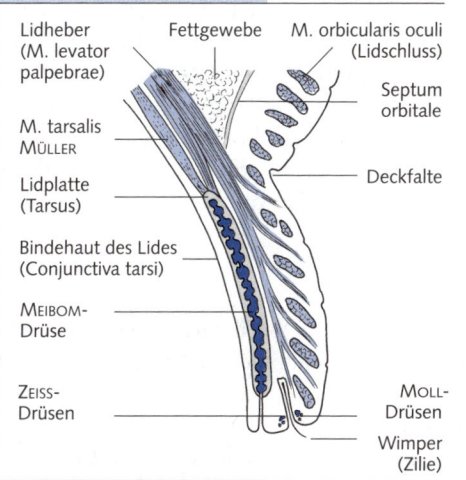

Abb. 1.7
Querschnitt durch das
Oberlid. [L157]

Drüsenmündungen:
- Vor den Wimpern:
  MOLL-Drüsen
- Hinter den Wim-
  pern: ZEISS-Drüsen
- Auf dem Lidrand:
  MEIBOM-Drüsen.

Augenlider

Die Augenlider schützen das Auge vor äußeren Einflüssen. Durch den **Lidschlag** alle 5–10 Sekunden wird der Tränenfilm auf der Hornhaut erneuert. Der **Hornhautreflex** löst bei mechanischer, chemischer oder thermischer Reizung der Hornhaut den reflektorischen Lidschluss aus.

Von außen (vorn) nach innen hat das Augenlid folgenden **Aufbau:**
- Lidhaut
- Fettarmes Unterhautgewebe
- Quer verlaufende Fasern des M. orbicularis oculi, der den Lidschluss ermöglicht
- Lidplatte bzw. *Tarsus* als Gerüst des Lides: Ist mit dem Orbitarand mit dem *Septum orbitale* (Abb. 1.7) verbunden
- MEIBOM-Drüse in der Lidplatte (Sekret ist wesentlicher Bestandteil des Tränenfilms)
- Bindehaut des Lides *(Conjunctiva tarsi)*.

Wimpern

Der Lidrand bildet die Grenze zum konjunktivalen Teil des Augenlides. Hier ragen die Wimpern *(Zilien)* hervor, die das Auge vor Schweiß und Fremdkörpern schützen. Vor den Wimpern liegen die MOLL-Drüsen, hinter den Wimpern die ZEISS-Drüsen. Auf dem Lidrand münden die Ausführungsgänge der MEIBOM-Drüsen. Eine Entzündung dieser Drüsen führt zum Gerstenkorn (☞ 3.2.1) oder zum Hagelkorn (☞ 3.2.2).

Muskulatur der Lider

Durch Zug des M. levator palpebrae (Lidhebermuskel) wird das Lid geöffnet. Sein Ausfall verursacht eine **Ptosis** (☞ 3.1.3). Die glatten Fasern des M. tarsalis inferior und des M. tarsalis superior (MÜLLERscher Lidheber) bestimmen die Ruhelage des Lides. Bei großer Müdigkeit führt ein Tonusverlust zum unaufhaltsamen Schließen des Auges.

Innervation und
Funktion der
Lidmuskeln:

Tab. 1.8 Muskulatur der Lider, ihre Innervation und Funktion

Muskel	Nerv	Funktion
M. orbicularis oculi	N. facialis	Lidschluss und Lidschlag
M. levator palpebrae	N. oculomotorius	Lidheber
M. tarsalis superior und inferior	Sympathicus	Offenhalten der Lidspalte

1.3.3 Tränenorgan

Weg der
Tränenflüssigkeit:
Tränendrüse
↓
Tränenpünktchen
↓
kleine
Tränenkanälchen
↓
Tränensack
↓
Tränennasengang
↓
Mündung in
Nasenhöhle.

Aufgaben der
Tränenflüssigkeit:

Zum Tränenorgan gehören die Tränendrüse und die Tränenwege.
❻ Die Tränendrüse *(Glandula lacrimalis)* liegt temporal (schläfenwärts) oberhalb des Augapfels. Ihre Ausführungsgänge münden in die obere Umschlagsfalte *(Fornix conjunctivae)* zwischen Bindehaut des Augenlides und Bindehaut des Augapfels *(Conjunctiva bulbi)*. Die Tränen benetzen das Auge und gelangen durch Lidschlag zum nasenwärts gelegenen Augenwinkel. Dort werden sie von den Tränenpünktchen *(Puncta lacrimalia)* über die kleinen Tränenkanälchen *(Canaliculi lacrimales)* in den Tränensack *(Saccus lacrimalis)* abgesaugt. Von dort gelangen sie in den Tränennasengang *(Ductus nasolacrimalis)*, der unterhalb der unteren Nasenmuschel in die Nasenhöhle mündet. Deshalb läuft beim Weinen die Nase.

Die **Tränenflüssigkeit** besteht aus mehreren Substanzen und hat vielfältige Funktionen:

- Schafft eine optisch günstige Oberfläche durch glatte Abgrenzung zur Luft und Ausgleich kleiner Unebenheiten der Hornhaut
- Ernährt die Hornhaut
- Schwemmt kleine Fremdkörper von der Hornaut fort
- Wirkt bakteriostatisch bzw. bakterizid durch ihren Lysozymgehalt.

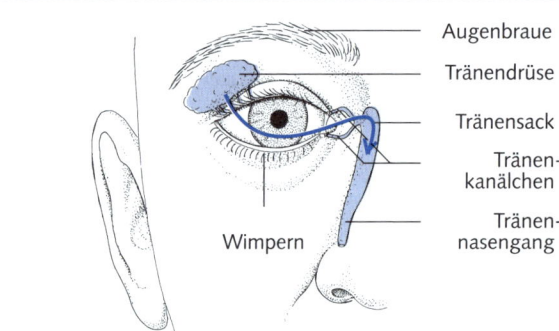

Augenbraue

Tränendrüse

Tränensack

Tränen-
kanälchen

Tränen-
nasengang

Wimpern

Abb. 1.9
Tränenwege
[A400-190]

❓ Übungsfragen

❶ Aus welchen Hüllen bzw. Räumen besteht der Augapfel?

❷ Welches sind die funktionell wichtigsten Stellen der Netzhaut?

❸ Durch welche Strukturen ist die vordere Augenkammer, durch welche der Kammerwinkel begrenzt?

❹ Erläutern Sie bitte Kammerwasserproduktion und -abfluss!

❺ Was ist unter der Akkomodation zu verstehen?

❻ Wie verlaufen die Tränenwege?

2 Untersuchungsmethoden

2.1 Instrumentarium

- Augenspiegel
- Gonioskop
- Spaltlampe
- Tonometer
- Brillenkasten,
  Phoropter
- Prisma.

- Beurteilung von
  Netzhaut, Netzhaut-
  gefäßsystem,
  Aderhaut, Sehnerv

Typische Instrumente für die augenärztliche Untersuchung sind Augenspiegel, Gonioskop, Spaltlampe, Tonometer, Brillenkasten, Phoropter und Prisma.

Augenspiegel

1 Der Augenspiegel, das **Ophthalmoskop,** dient zur Diagnostik des Augenhintergrundes *(Fundus oculi)*. So können **Netzhaut** und **Netzhautgefäßsystem, Aderhaut** und **Sehnerv** beurteilt werden. Nach Erweiterung der Pupille mit einem *Mydriatikum* (pupillenerweiternde Substanz, z.B. Atropin), wird der Patient im abgedunkelten Untersuchungszimmer untersucht. Für die Ophthalmoskopie, auch Augenhintergrundspiegelung oder Fundusuntersuchung genannt, stehen zwei Methoden zur Verfügung:

- Indirekte und direkte
  Ophthalmoskopie.

Indirekte Ophthalmoskopie

Mit Hilfe eines umgekehrten Bildes wird der Überblick über den Augenhintergrund und eine Beurteilung seiner Peripherie ermöglicht.

Direkte Opthalmoskopie

Über ein aufrechtes Bild wird die Untersuchung von Sehnerv und Makula (gelber Fleck) im Detail ermöglicht.

! Merke

Die Pupille darf nur nach ärztlicher Anweisung erweitert werden, nachdem geklärt wurde, dass keine flache Vorderkammer vorliegt. Sonst besteht Gefahr eines Winkelblockglaukomanfalls (☞ 9.2).

Kontaktglas

Beurteilung des
Kammerwinkels.

Mit dem **Gonioskop** (Kontaktglas) wird der **Kammerwinkel** untersucht. Dazu wird das Kontaktglas direkt auf die anästhesierte Hornhaut des Patienten aufgesetzt.

Spaltlampe

2 Das **Spaltlampenmikroskop** ermöglicht die mikroskopische Beurteilung der vorderen Augenabschnitte **Hornhaut, Vorderkammer, Iris** und **Linse.** Die Untersuchung erfolgt meist mit 10–16 facher Vergrößerung.

Brillenkasten

Der **Probiergläserkasten** enthält alle, zur Brillenanpassung benötigten, sphärischen, zylindrischen und prismatischen Gläser (☞ 14) in Kunststofffassungen sowie ein Probiergestell. Heute wird der Probiergläserkasten oft durch die Probierglasscheibe im Phoropter ersetzt.

Phoropter

Der Phoropter ist ein modernes Gerät zur Prüfung des Sehvermögens. Die in einer Probierglasscheibe enthaltenen Probiergläser sind hier für jedes Auge getrennt und gegen Verkratzungen und Verschmutzungen geschützt aufbewahrt. Die Brillenglasbestimmungen für Ferne und Nähe können so bei individueller Kopf- und Körperhaltung des Patienten bequem und genau mit geringem Zeitaufwand durchgeführt werden.

Prisma

Prismengläser dienen dem Ausgleich fehlerhafter Augenstellungen und werden u.a. bei der Behandlung von verschiedenen Formen des Schielens (☞ 14.5) und bei Amblyopiebehandlung (Schwachsichtigkeit mit verminderter zentraler Sehschärfe) angewandt.

2.2 Prüfung der Sehschärfe, der Brechungszustände und des Gesichtsfeldes

2.2.1 Sehleistung und Sehschärfe

Die **Sehleistung** oder der sog. **Rohvisus** ist ein Maß für das maximale optische Auflösungsvermögen des Auges in der Fovea centralis (zentraler Teil des gelben Fleckes) bei Prüfung **ohne Brillengläser**: sine correctione = s.c.

Die **Sehschärfe** ist ein Maß für das maximale optische Auflösungsvermögen des Auges in der Fovea centralis bei bestmöglicher Korrektur **mit Brillengläsern**: cum correctione = c.c.

Die Sehschärfe hat den Wert 1,0 (bzw. 100 %), wenn das optische Auflösungsvermögen 1 Bogenminute beträgt. Bei guten

Lichtverhältnissen kann das Auge zwei Punkte gerade noch auseinander halten, wenn die davon ausgehenden Strahlen zueinander einen Winkel von einer Minute (1'=1/60 Grad) bilden. Nicht selten werden auch höhere Werte (z.B. 1,2 bzw. 120 %) ermittelt; für viele Bereiche des täglichen Lebens genügt jedoch eine Sehschärfe zwischen 0,5–0,6 bzw. 50–60 %.

2.2.2 Brechungszustände und Sehschärfe

Brechkraft

Emmetropie: Normzustand der Brechkraft des Auges.

❸ Die Maßeinheit für die Brechkraft eines optischen Systems ist die **Dioptrie** (dpt). Sie ist als Kehrwert der Brennweite in Metern definiert. Es gilt: 1 dpt = 1/1 m, 2 dpt = 1/2 m = 50 cm. Die **Gesamtbrechkraft** des Auges setzt sich aus der Brechkraft der Hornhaut und der Brechkraft der Linse zusammen. Sie beträgt ca. 60–75 dpt. Die Differenz von 15 dpt ist mit der natürlichen Akkomodationsfähigkeit der Linse im Auge zu erklären. Dieser **Normzustand** der Brechkraft des Auges wird als **Emmetropie** bezeichnet.

Fernseh- und Nahsehschärfe

Prüfung der Sehschärfe:
- **Mit Sehtesttafeln**
- **Bei schwacher Sehschärfe mit Fingerzählen, Handbewegungen oder Lichtlokalisation.**

Die **Fernsehschärfe** (Fern*visus*) wird aus einer Entfernung von 5 m mit Hilfe standardisierter Sehtesttafeln geprüft. Dabei wird die kleinste noch lesbare Buchstaben-, Zahlen-, bzw. Zeichenreihe ermittelt. Das Ergebnis wird in Brüchen bzw. Dezimalzahlen oder Prozent (s.o.) angegeben. Oberhalb des Bruchstrichs steht die Prüfentfernung (z.B. 5 m), und unterhalb des Bruchstrichs die Entfernung, aus der ein Normalsichtiger das Sehzeichen noch lesen kann (z.B. 50 m). Diese ist bei den Sehzeichen vermerkt. Der daraus resultierende Bruch (z.B. 5 m/50 m) ergibt die Sehschärfe (z.B. 0,1 = 10 %).
Die **Nahsehschärfe** (Nah*visus*) wird entsprechend von Sehtesttafeln in einer Entfernung von 30 cm geprüft. Bei sehr schwacher Sehschärfe versucht der Patient, Finger aus 1 m Entfernung zu zählen, Handbewegungen dicht vor dem Auge zu erkennen oder Lichtschein aus unterschiedlichen Richtungen wahrzunehmen (Lichtlokalisation).

2.2.3 Gesichtsfeldprüfung

❹ Das **Gesichtsfeld** ist der Bereich, in dem bei geradeaus gerichtetem Blick in der Peripherie noch Objekte wahrgenommen werden können. Gesichtsfeldausfälle werden als **Skotome** bezeichnet.

Augenheilkunde

Konfrontationsversuch (Parallelversuch)

■ Konfrontations-
versuch: grober
Überblick

■ Perimetrie: objekti-
ve Einschätzung.

Ein sehr **grober Überblick** über das Gesichtsfeld ist anhand des Konfrontations- bzw. Parallelversuches möglich. Untersucher und Patient stehen oder sitzen sich im Abstand von einer Armlänge gegenüber. Beide schließen das jeweils gegenüberliegende Auge (z.B. Patient rechtes Auge und Untersucher linkes Auge) und fixieren sich mit dem geöffneten Auge. Der Untersucher bewegt einen Finger aus vier Richtungen kommend (schläfenwärts von oben und unten, nasal von oben und unten) in der zwischen ihnen liegenden Mittelebene zum Auge hin. Das Gesichtsfeld des Patienten wird auf diese Weise grob mit dem des Untersuchers verglichen.

Perimetrie

Die Perimetrie ermöglicht eine **objektive Einschätzung** des Gesichtsfeldes. Der Patient schaut dabei in eine Halbkugel, in der Lichtpunkte projiziert werden. Es werden zwei Methoden unterschieden:

Schwellenwertbestimmung

Die Bestimmung der Empfindlichkeitsschwellen für weißes und farbiges Licht ermöglicht den Nachweis sehr kleiner Gesichtsfeldausfälle und hat große Bedeutung in der Diagnostik des Grünen Stars (☞ 9).

Bestimmung von Linien gleicher Empfindlichkeit

Verschiedene Reizmarken werden von außerhalb des Gesichtsfeldes nach innen geführt. Die Stellen, an denen die Reizmarke gerade gesehen wurde, werden notiert und miteinander verbunden. Verschiedene Reizmarken ergeben so Linien gleicher Empfindlichkeit, sog. Isopteren.

2.3 Augeninnendruckmessung

Normwerte

■ Normwert:
10–21 mmHg

■ Methoden:
Palpation und
Tonometrie.

Der mittlere Augeninnendruck (intraokularer Druck) liegt bei 15 mmHg (normaler Druck von 10–21 mmHg). Höhere Werte können auf einen Grünen Star (☞ 9) hinweisen.

2.3.1 Palpation

Zur Orientierung für den Augeninnendruck wird der Bulbus palpiert (betastet). Bei geschlossenen Augen blickt der Patient nach unten und der Untersucher palpiert den Bulbus mit zwei Fingern. Größere Druckdifferenzen oder steinharte Bulbi wie beim akuten Glaukom (☞ 9.2) können so festgestellt werden.

2.3.2 ▬ Tonometrie

Applanations-
tonometrie

Impressions-
tonometrie.

⑤ Der Augeninnendruck kann anhand von **zwei Verfahren** mit dem Tonometer genau gemessen werden.

Applanationstonometrie nach GOLDMANN

Das Applanationstonometer wird im Sitzen oder im Liegen des Patienten angewandt. Er ist auch an der Spaltlampe befestigt. Vor der Messung wird die Hornhaut des Patienten anästhesiert. Das Messkörperchen des Applanationstonometers wird mit der Hornhaut so weit in Kontakt gebracht, dass eine bestimmte Fläche der Hornhaut gleichmäßig abgeplattet *(applaniert)* ist. Die dazu notwendige Kraft wird gemessen und der so ermittelte Augeninnendruck direkt abgelesen. Vorteil dieser Methode ist, dass die Messung von der individuell verschiedenen Dehnungsfähigkeit der Hornhaut und Lederhaut weitgehend unabhängig ist.

Impressionstonometrie nach SCHIÖTZ

Der kleine Senkstift des Impressionstonometers wird auf die anästhesierte Hornhaut aufgesetzt und dellt diese ein. Je geringer der Augeninnendruck ist, desto tiefer drückt der Senkstift die Hornhaut ein. Anhand einer Eichtabelle wird über den gemessenen Wert der Augeninnendruck ermittelt. Die Impressionstonometrie wird heute nur noch selten angewandt, da die Resultate von der individuell verschiedenen Dehnungsfähigkeit der Augenhüllen beeinflusst werden. Beispielsweise sind bei Kurzsichtigkeit (☞ 14.2) Hornhaut und Lederhaut stärker dehnbar als beim Gesunden.

2.4 ▬ Beurteilung der Pupillen und Lider

Normal: rund,
mittelweit, isokor
(gleiche Weite).

- **Direkte Lichtreak-**
  tion: Verengung
  der beleuchteten
  Pupille
- **Indirekte Lichtreak-**
  tion: Verengung
  der Pupille des
  nicht-beleuchteten
  Auges bei beleuch-
  tetem anderen Auge
- **Naheinstellungs-**
  reaktion.

2.4.1 ▬ Beurteilung der Pupillen

⑥ Die Pupillen werden nach ihrer Größe, Form, Reaktion und Seitengleichheit beurteilt. Normalerweise ist die Pupille **rund,** bei mittlerer Beleuchtung **mittelweit** (ca. 3 mm) und beide Pupillen zeigen eine **gleiche Weite** auf, eine sog. **Isokorie.** Reagieren die Pupillen unterschiedlich, liegt eine **Anisokorie** (Seitenungleichheit) vor.

⑦ Bei der Pupillenreaktion wird die **direkte Lichtreaktion,** bei der sich die Pupille bei Lichteinfall prompt verengt, von der **indirekten Lichtreaktion,** bei der sich die Pupille bei Lichteinfall ins *andere* Auge verengt, unterschieden.

Augenheilkunde

Naheinstellungsreaktion

Wechselt der Blick aus der Ferne zu einem Objekt in der Nähe kommt es zur

- **Konvergenz der Bulbi:** beide Augäpfel bewegen sich gleichzeitig nach innen
- **Miosis:** Verengung der Pupillen
- **Akkomodation:** Anpassung der Linsenkrümmung (Tab. 1.5).

Dadurch ergibt sich ein scharfes Bild des nahen Objektes auf der Netzhaut.

Die Naheinstellungsreaktion wird geprüft, indem der Untersucher einen Finger oder Gegenstand bis ca. 20 cm vor die Augen des Patienten führt. So können Konvergenz und Miosis beobachtet werden.

2.4.2 Beurteilung der Lidbindehaut

Ektropionieren

Zur Beurteilung der Lidbindehaut und zur Entfernung von Fremdkörpern werden Ober- bzw. Unterlid **ektropioniert**: Dabei wird das Oberlid z.B. um einen Glasstab nach oben gewendet bzw. das Unterlid mit dem Finger nach unten gezogen.

? Übungsfragen

1. Welche Bestandteile des Auges lassen sich mit dem Augenspiegel beurteilen?

2. Welche Bestandteile des Auges lassen sich mit der Spaltlampe beurteilen?

3. Was ist die Dioptrie?

4. Was ist das Gesichtsfeld und wie erfolgt die Gesichtsfeldprüfung?

5. Wie kann der Augeninnendruck gemessen werden?

6. Wonach wird die Pupille beurteilt?

7. Wie unterscheiden sich direkte und indirekte Lichtreaktion?

3 Erkrankungen der Lider

3.1 Fehlstellungen und Anomalien der Lider

3.1.1 Ektropium

① Bei einem Ektropium ist das Oberlid **auswärts** gedreht oder das Unterlid hängt herab.

Ursachen und Formen

Formen:
- Seniles Ektropium
- Narbenektropium
- Paralytisches Ektropium.

- Erschlaffung des Bindegewebes beim senilen Ektropium (häufigste Form)
- Narbenektropium bei Narbenkontrakturen am Unterlid
- Lähmung des M. orbicularis oculi (ringförmiger Lidmuskel) bei Fazialisparese: paralytisches Ektropium und Lagophthalmus (☞ 3.1.4).

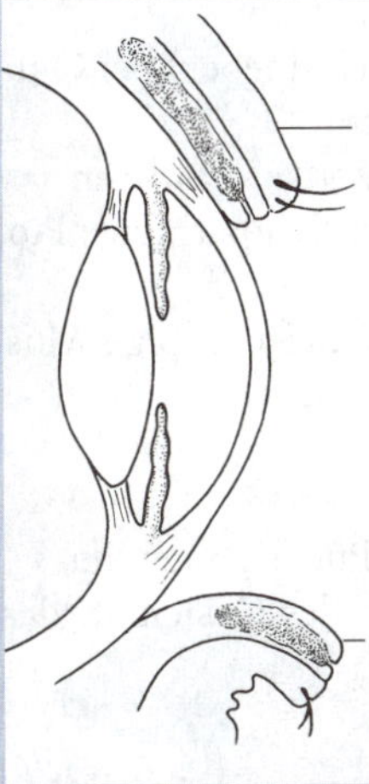

Klinik und Diagnostik

- Tränenträufeln *(Epiphora)* durch Auswärtsdrehung des Tränenpünktchens *(Eversio puncti lacrimalis)*
- Reizungen und Entzündungen der Konjunktiva
- Austrocknen der Binde- und Hornhaut, evtl. Keratitis é lagophthalmo (☞ 6.4).

Ein Ektropium kann bereits mit Blickdiagnostik beurteilt werden.

Therapie und Prognose

- Operativ: keilförmige Exzision aus dem tarsalen Bindegewebe mit nachfolgender Naht, beim Narbenektropium jedoch schwierig
- Gute Prognose, jedoch relativ häufig Zweit-OP erforderlich.

Oberlid

Unterlid auswärts gedreht

Abb. 3.1
Ektropium.
[L157]

3.1.2 Entropium

① Beim Entropium ist die Lidkante **einwärts** gedreht.

Ursachen und Formen

Formen:
- Seniles Entropium
- Narbenentropium.

- Erschlaffung des Bindegewebes und Spasmus des M. orbicularis oculi (oft Unterlid) beim **Entropium senile** *(spasticum)*

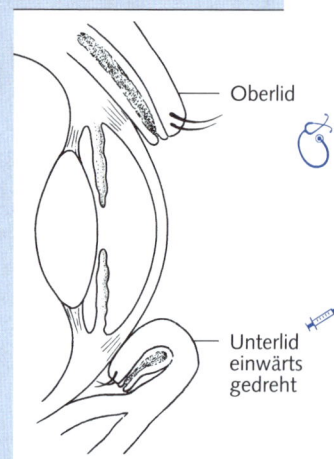

Oberlid

Unterlid einwärts gedreht

Abb. 3.2
Entropium.
[L157]

Formen:
- Angeborene Ptosis
- Senile Ptosis
- Paralytische Ptosis
- Myogene Ptosis.

■ Verletzungen, Verätzungen, Entzündungen oder Trachom, häufig am Oberlid: **Narbenentropium** *(Entropium cicatricium).*

Klinik und Diagnostik
- Schmerzhafte Hornhautreizung und Epitheldefekte durch Trichiasis (☞ 3.3.4)
- Hornhautulzerationen und -vaskularisationen sind möglich
- Blickdiagnostik.

Therapie und Prognose
Die Operation ist Therapie der Wahl. Beim Narbenentropium ist die Therapie schwierig.
Die Prognose ist gut, jedoch ist relativ häufig eine zweite Operation erforderlich.

3.1.3 Ptosis

 Das Herabhängen des Oberlids wird als **Ptosis** bezeichnet.

Ursachen und Formen
- Angeboren und meist beidseitig: **Ptosis congenita**
- **Senile Ptosis** durch Schwäche der Levatorsehne bzw. Atrophie des Levatoransatzes am Tarsus bedingt
- Paralytisch
  - Lähmung des M. levator palpebrae (Lidheber) bei Okulomotoriuslähmung: **Ptosis paralytica**
  - Lähmung des M. tarsalis bei HORNER-Syndrom (☞ 13.1.2) durch Ausfall von Bahnen des Sympathicus: **Ptosis sympathica**
- **Myogene Ptosis:** muskuläre Ursachen, meist infolge Muskelschwäche *(Myasthenie).*

Klinik
- Gefahr der Amblyopie (☞ Glossar) bei Ptosis congenita
- Im Erwachsenenalter Einschränkungen des Gesichtsfeldes und Sehstörungen des zentralen Sehens.

Therapie und Prognose
Operation bei ungleicher Lidspalte und frühzeitige Operation, falls die Pupille verdeckt ist, um die Ausbildung einer Schwachsichtigkeit als Folge des Ausschlusses eines Auges vom Sehen *(Deprivationsamblyopie bei Ptosis congenita)* oder eines Strabismus (☞ 14.5) vorzubeugen.

3.1.4 ▬ Lagophthalmus

Ein **Lagophthalmus** bezeichnet einen inkompletten Lidschluss. Lagophthalmus bedeutet »Hasenauge«, abgeleitet von dem Irrtum, Hasen würden mit offenen Augen schlafen.

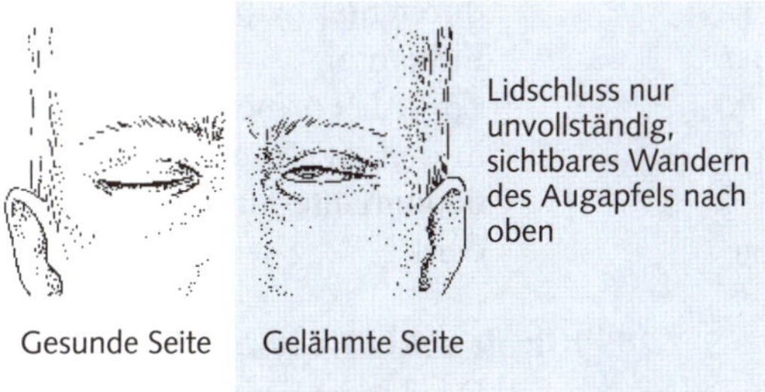

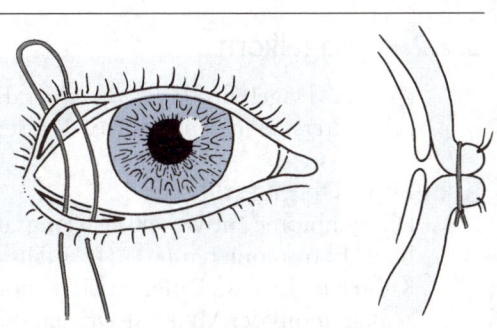

Lidschluss nur unvollständig, sichtbares Wandern des Augapfels nach oben

Gesunde Seite   Gelähmte Seite

Abb. 3.3
Periphere Fazialisparese links, fehlender Lidschluss.
[L190]

Ursachen

- Ausfall des M. orbicularis oculi (ringförmiger Lidmuskel) durch Lähmung des N. facialis
- Starker Exophthalmus (☞ 13.1.1)
- Narbenektropium
- Koma.

Klinik

Durch den unvollständigen Lidschluss reißt der Tränenfilm ab und die Hornhaut trocknet – insbesondere nachts und im unteren Bereich – aus. Dies kann zur Keratitis é lagophthalmo (☞ 6.4) mit Gefahr des Hornhautulkus führen.

Therapie und Prognose

- Konservativ
  - Antibiotische und pflegende Augensalben
  - Uhrglasverband zur Bildung einer feuchten Kammer, um das Austrocknen der Hornhaut zu verhindern
- Operativ
  - Teilweiser oder vollständiger temporärer Verschluss der Lider: **Blepharorrhaphie** bzw. **Tarsorrhaphie** (Abb. 3.4). Die Prognose ist abhängig von der Rückbildung bzw. Korrektur des Lagophthalmus.

Abb. 3.4
Temporäre Blepharorrhaphie.
[L157]

3.2 — Entzündungen der Lider

3.2.1 — Gerstenkorn

■ Hordeolum externum: akute Entzündung der ZEISS-Drüsen oder MOLL-Drüsen
■ Hordeolum internum: akute Entzündung der MEIBOM-Drüsen.

❸ Das Gerstenkorn *(Hordeolum)* ist eine akute eitrige, meist durch Staphylokokken verursachte, Entzündung im Bereich der Lidkante.

❹ Als Formen werden die seltene Form **Hordeolum externum** in den ZEISS- oder MOLL-Drüsen von der häufigen Form **Hordeolum internum** in den MEIBOM-Drüsen (Abb. 1.7) unterschieden.

Klinik und Diagnostik

Das Lid ist geschwollen, gerötet und sehr schmerzhaft, gelegentlich ist die Bindehaut beteiligt. Später lokalisierter schmerzhafter Abszess mit oftmals spontanem Durchbruch *(Perforation).*

Bei der Diagnose müssen allergische Lidschwellung und Orbitaphlegmone (☞ Prognose) abgegrenzt werden.

Therapie

- Wärme (Infrarotstrahlung) fördert eine schnellere Abkapselung oder den Durchbruch der Entzündung
- Lokale Antibiotika verhindern die Ausbreitung auf andere Lidranddrüsen
- Evtl. Stichinzision (von innen), falls das Hordeolum nicht spontan perforiert
- Bei Kindern Verband, um das Reiben der Augen zu verhindern.

Prognose und Komplikation

Bei häufigen Rezidiven, sog. **Hordeolosen**, besteht der Verdacht auf Diabetes mellitus. Mögliche Komplikation des Gerstenkorns ist die **Orbitaphlegmone**, bei der sich die Infektion in der gesamten Orbita ausbreitet. Durch Weiterleitung der Keime kann eine Sinus-cavernosus-Thrombose als lebensbedrohliche Komplikation entstehen.

3.2.2 — Hagelkorn

Chronische Entzündung der MEIBOM-Drüsen.

❸ Das Hagelkorn *(Chalazion)* ist die chronische Entzündung mit Sekretstau in den MEIBOM-Drüsen.

Klinik und Diagnostik

Die Symptome entwickeln sich langsamer als beim Gerstenkorn. Beim Ektropionieren (☞ 2.4.2) fällt ein kleiner, harter, gelber Knoten im Lid auf. Differentialdiagnostisch muss an ein Talgdrüsenkarzinom der MEIBOM-Drüsen oder ein Basaliom (☞ 3.3.2) gedacht werden.

Therapie und Prognose

Im Anfangsstadium wird das Hagelkorn mit antibiotischen Salben behandelt; ansonsten operativ entfernt. Es kommt selten zur spontanen Rückbildung. Ständige Rezidive können auf einen Diabetes mellitus hinweisen.

3.2.3 Blepharitis

Schuppende Entzündung des Lidrandes.

Die Blepharitis ist eine schuppende Entzündung des Lidrandes. Die Ursachen liegen in einer seborrhoischen Disposition der Haut, Infektionen mit Bakterien (z.B. Staphylokokken), Pilzen (z.B. Candida) oder Parasiten (z.B. Filzläuse). Begünstigt wird die Blepharitis durch Staub und Rauch.

Klinik und Diagnostik

2 Formen:
- Blepharitis squamosa
- Blepharitis ulcerosa.

- **Blepharitis squamosa:** Jucken und Brennen sowie Rötung und Schwellung der Lidränder, Hautschüppchen zwischen den Wimpern
- **Blepharitis ulcerosa** (geschwüriger Zerfall): gelbliche Krusten auf den Lidrändern und der angrenzenden Haut, Wimpern fallen aus oder wachsen in die falsche Richtung (*Trichiasis* ☞ 3.3.4).

Therapie und Prognose

Lidrandhygiene (z.B. mit Babyshampoo) bringt Besserung, antibiotische Behandlung zur Bekämpfung der Staphylokokken-Superinfektion für zwei Wochen

- *Blepharitis squamosa:* kurzfristig Anwendung von Breitspektrumantibiotika (z.B. Erythromycin-Augensalbe), begrenzte Anwendung von lokalen Kortikosteroiden
- *Blepharitis ulcerosa:* sofortige Therapie mit Breitspektrumantibiotika (z.B. Erythromycin-Augensalbe oder Gentamycin-Augensalbe).

Bei der Blepharitis ulcerosa kommt es ohne wirksame Therapie zum raschen Ausfallen der Wimpern (wachsen nie wieder nach) und es kann eine narbig abgerundete Lidkante entstehen.

3.3 Weitere Erkrankungen der Lider

3.3.1 Lidödem

Das Lidödem ist eine Schwellung der Lidhaut. Es kann durch lokale Infektionen, allergische Reaktionen, allgemeine Infektionskrankheiten, beim Myxödem (bei Hypothyreose) und bei Nierenerkrankungen auftreten.

Augenheilkunde

3.3.2 Basaliom

- Häufigster maligner Tumor des Augenlides
- Risikofaktor: Sonnenexposition.

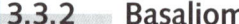

Das Basaliom (Basalzellkarzinom) tritt häufig bei älteren Menschen auf und ist der häufigste maligne Tumor des Augenlides. Starke Sonnenexposition erhöht das Risiko.

Klinik und Diagnostik

Derber schmerzloser Knoten, häufig in der Nähe des Lidrandes, mit zentraler Eindellung oder Ulzeration. Langsames zerstörendes Wachstum auch in die Tiefe. Einwachsen in die Nebenhöhlen und in das Schädelinnere möglich. Der Tumor setzt keine Metastasen.

Die Abklärung erfolgt histologisch nach einer Probeexzision.

Ggf. kryochirurgische Entfernung.

Therapie und Prognose

Wegen Gefährdung der Lidfunktion wird der Tumor möglichst früh vollständig operativ entfernt. Evtl. Kryochirurgie (Kälteverödung mit flüssigem Stickstoff), falls dadurch die Tränenpünktchen geschont werden können. Eine Bestrahlung ist schwierig.

3.3.3 Xanthelasma

- Flächenhafte Lipideinlagerung in der Lidhaut
- Pathologisch bedeutungslos.

5 Ein Xanthelasma tritt oft bei Diabetikern oder Patienten mit Fettstoffwechselstörungen *(Hyperlipidämie)* auf. Es sind gelbliche, flächenhafte Lipideinlagerungen in der Lidhaut am Oberlid oder im Augenwinkel. Gelegentlich sind sie aus kosmetischen Gründen störend.

Entfernung mit CO_2- Laser.

Therapie und Prognose

Das Xanthelasma ist pathologisch bedeutungslos. Eine operative Entfernung ist aus kosmetischen Gründen selten notwendig und kann dann mit dem CO_2-Laser erfolgen. Gute Prognose, jedoch häufige Rezidive, da oft nicht alle Lipidinseln entfernt werden können.

3.3.4 Trichiasis

Scheuern Wimpern durch falsche Stellung oder Wachstumsrichtung auf der Hornhaut, liegt eine **Trichiasis** vor. Meist ist sie durch ein Entropium (☞ 3.1.2), eine Blepharitis (☞ 3.2.3), ein Chalazion (☞ 3.2.2) oder ein Hordeolum (☞ 3.2.1) bedingt. Typische Symptome sind Fremdkörpergefühl, Tränenfluss und *Erosio corneae* (Epitheldefekt der Hornhaut).

Die Therapie besteht in der **Epilation** (Haarentfernung). Falls die Haarwurzel mitentfernt wird, ist die Prognose gut.

? Übungsfragen

1. Wie unterscheiden sich Ektropium und Entropium?

2. Wodurch ist eine Ptosis gekennzeichnet?

3. Wie unterscheiden sich Gerstenkorn und Hagelkorn?

4. Welche zwei Arten des Hordeolums gibt es?

5. Was ist ein Xanthelasma?

Augenheilkunde

4 Erkrankungen der Tränenorgane

4.1 Entzündungen und Tumoren der Tränendrüse

4.1.1 Akute Dakryoadenitis

① Eine akute Dakryoadenitis (Entzündung der Tränendrüse) tritt meist einseitig und oft in Verbindung mit **Allgemeininfekten** wie Scharlach, Masern, Mumps oder grippalen Infekten auf.

Klinik und Diagnostik
- Druckschmerz
- Schwellung und Rötung des oberen Lidrandes mit Ödem bis hin zur Chemosis (entzündliche Schwellung der Bindehaut)
- Vermehrte Tränensekretion
- Typisch: paragraphenförmige Verformung der Lidspalte
- Fieber.

Differentialdiagnose: Gerstenkorn (☞ 3.2.1) des Oberlides, Raumforderung in der Orbita.

Therapie und Prognose
- Die Therapie ist abhängig von der Grunderkrankung
- Anfangs milde Wärme
- Systemische Antibiotikatherapie.

Komplikationen sind Abszessbildung und Orbitaphlegmone (☞ 3.2.1).

4.1.2 Chronische Dakryoadenitis

① Die chronische Dakryoadenitis hat **autoimmunologische Ursachen** und tritt bei Infektions- oder Systemerkrankungen, z.B. Trachom, Tuberkulose, Syphilis, Leukämieformen oder rheumatischen Erkrankungen auf.

Klinik und Diagnostik
- Ein- oder beidseitig derb tastbare Tränendrüse
- Verschiebliche Schwellung, nicht druckschmerzhaft.

Tritt meist einseitig auf mit Druckschmerz.

Typisch: paragraphenförmige Verformung der Lidspalte.

Therapie abhängig von Grunderkrankung, anfangs milde Wärme, ggf. Antibiotika.

Autoimmunologische Ursachen.

Tritt ein- oder beidseitig auf ohne Druckschmerz.

Therapie und Prognose

Therapie abhängig von Grunderkrankung.

Die Therapie richtet sich nach der Grundkrankheit. Spätfolge kann eine *Hyposekretion* (verminderte Sekretion) der Tränendrüse sein.

4.1.3 Tumoren der Tränendrüse

Tumoren und **Pseudotumoren** der Tränendrüse kommen in Form von Schwellungen im temporalen oberen Orbitabereich vor und treten vor allem bei Erwachsenen auf.

Klinik und Diagnostik

Sie sind meist schmerzlose, durch das Oberlid tastbare Knoten. Es kommt zur Verdrängung des Augapfels typischerweise nach nasal unten mit Einschränkung der Lidbewegung und des Lidschlusses. Evt. sehen die Patienten Doppelbilder, und es tritt eine *Pseudoptose* (scheinbares Herabhängen des Lides) auf.
Die Diagnose wird über die Echographie, das CT und die Histologie gestellt.

Therapie und Prognose

Die Therapie ist vom Tumor abhängig, evtl. operative Entfernung des gesamten Tumors. Tränendrüsenmischtumoren sind schwer im Gesunden zu entfernen, da sie weit in die Orbita vordringen.

4.2 Abflussbehinderungen der Tränenwege

Abflussbehinderungen *(Stenosen)* der Tränenwege können angeboren oder erworben sein.

Klinik und Diagnostik

Formen:
- Angeborene Tränenwegstenose
- Erworbene Tränenwegstenose.

Angeborene Tränenwegstenose
❷ Verschluss der Schleimhautmembran (Hasner-Klappe) an der Einmündung des Tränennasenganges in die Nase. Dadurch kommt es zu einem Rückstau der Tränenflüssigkeit und zum Tränenträufeln mit eitrigem Sekret im inneren Lidwinkel.

Erworbene Tränenwegstenose
Narben nach Entzündungen, Verletzungen oder Verbrennungen am Auge können zur Tränenwegstenose führen, die dann meist einseitig auftritt.

Augenheilkunde

Therapie und Prognose

Angeborene Tränenwegstenose

Der Verschluss muss möglichst schnell behoben werden, da eine narbige *Obstruktion* (Verlegung) sonst sehr wahrscheinlich ist.

- Spontane Öffnung des Tränennasenganges in den ersten Lebenswochen abwarten
- Massage des Tränensackes → Druckerhöhung → Platzen der Membran
- Spülung der Tränenwege durch den Augenarzt
- Sondierung des Ganges durch das obere Tränenpünktchen mit einer BOWMAN-Sonde.

Erworbene Tränenwegstenose

Spülungsversuche sind meist erfolglos. Oft ist eine mikrochirurgische Operation mit Bildung eines neuen Abflussweges erforderlich: Dakryozystorhinostomie nach TOTI = Öffnung der hinteren Tränensackwand zum Nasenlumen hin.

4.3 Entzündungen des Tränensacks

Eine **Tränensackentzündung** *(Dakryozystitis)* ist oftmals Folge von Stenosen der ableitenden Tränenwege. Erreger sind meist Pneumo-, Strepto- oder Staphylokokken.

Klinik und Diagnostik

Akute Dakryozystitis

Oftmals vorhergehende chronische Entzündung. Begleitödem und Mitentzündung des umgebenden Gewebes *(Dakryophlegmone),* Rötung, heftiger Druckschmerz, Anschwellen der regionären Lymphknoten, konjunktivaler Reizzustand, subfebrile Temperaturen.

Chronische Dakryozystitis

Einseitiges Tränenträufeln. Gelegentlich therapieresistente sekundäre Konjunktivitis, Tränensack kann schmerzlos geschwollen sein. Entleerung von schleimig-eitrigem Sekret bei Druck auf den erweiterten Tränensack.

Therapie und Prognose

Akute Dakryozystitis

- Systemische hochdosierte Antibiotikagabe, lokale antibiotische Salben, lokale Wärme, Bettruhe
- Bei starker Schwellung Schnittöffnung *(Inzision)* des Tränensacks
- Keine Spülung der Tränenwege im akuten Stadium, um weitere Verletzungen zu vermeiden

■ Nach Abklingen der akuten Symptome Lokalisation eines eventuellen Verschlusses, Sanierung des Tränensackes mit der Operation nach Toti (☞ 4.2).

Die **chronische Dakryozystitis** wird mit der Operation nach Toti behoben.

Komplikationen

■ Tränensackphlegmone
■ Sinus-cavernosus-Thrombose (direkte Verbindung zum Sinus cavernosus über V. angularis)
■ Hornhautulkus bei oberflächlichen Epithelläsionen.

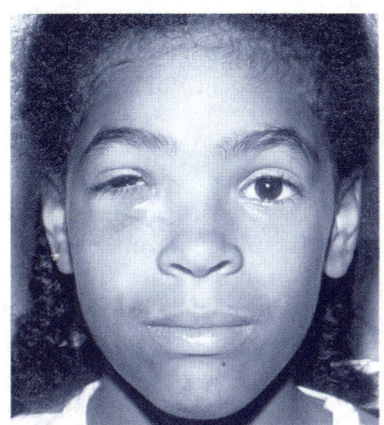

Abb. 4.1
Dakryozystitis.
[T132]

Augenheilkunde

? Übungsfragen

❶ Bei welchen Erkrankungen kommt es zur Entzündung der Tränendrüse und wie unterscheiden sich die akute und die chronische Form der Dakryoadenitis?

❷ Woran muss bei Tränenträufeln kurz nach der Geburt gedacht werden?

5 | Erkrankungen der Bindehaut

5.1 Bindehautentzündung

Ursachen:
- Nichtinfektiös
- Infektiös
- Allergisch.

① Die Entzündung der Bindehaut *(Konjunktivitis)* ist eine der häufigsten Erkrankungen des Auges. Die Ursachen können **nicht-infektiös** (z.B. durch Fremdkörper, Verätzungen, Verletzungen), **infektiös** (z.B. durch Bakterien oder Viren) oder **allergisch** (z.B. durch Pollen, Kosmetika, Medikamente) sein. Wichtig ist die genaue Abklärung der Ursache, um gezielt behandeln zu können.

Klinik und Diagnostik

- Rötung der Konjunktiven
- Jucken
- Typische Abwehrtrias
- Chemosis.

Das klinische Bild wird durch Art und Intensität des pathogenen (krankheitsverursachenden) Reizes bestimmt. Die häufigsten Symptome einer Konjunktivitis sind:

- **Konjunktivale Injektion:** »rotes Auge« durch vermehrte Füllung der Bindehautgefäße, besonders Lidwinkel und Lidbindehaut *(Konjunktiva tarsi)*. Eine Rötung in der Umgebung der Hornhaut spricht für einen Hornhautprozess
- **Jucken** (besonders bei allergischer Ursache), Brennen, Fremdkörpergefühl (»Sand im Auge«)
- **②** **Abwehrtrias:**
  - Lichtscheu, auch *Photophobie* genannt
  - Vermehrte Tränenbildung
  - Blepharospasmus (krampfhafter Verschluss der Lidspalte bei schweren Schmerzen)
- **Chemosis:** Schwellung der Bindehaut bis zum glasigen Ödem
- **Sekretion:** wässrig, schleimig oder – bei bakterieller Infektion – eitrig.

Die Diagnostik wird anhand einer ausführlichen Anamnese und dem Lokalbefund (ggf. Abstrich) gestellt.

5.1.1 Keratoconjunctivitis sicca

Durch Tränenmangel verursacht.

③ Die Keratoconjunctivitis sicca wird häufig durch Tränenmangel hervorgerufen, u.a. bei verminderter Tränenproduktion im Alter, Allgemeinerkrankungen aus dem rheumatischen Formenkreis (z.B. SJÖGREN-Syndrom) oder Medikamenteneinnahme (z.B. lokale Kortisonpräparate, Hormonpräparate).

Klinik

Quälendes Brennen und Trockenheitsgefühl.

Chronische und sehr therapieresistente Bindehautentzündung mit quälendem Brennen und Trockenheitsgefühl. Ist in schweren Fällen die Hornhaut mitbeteiligt, liegt eine **Keratokonjunktivitis** vor.

Therapie und Diagnostik

Künstliche Tränen, ggf. Verödung der Tränenpünktchen.

- Künstliche Tränen in Form von Augentropfen mit leicht viskösem Zusatz
- Verödung der Tränenpünktchen oder Verschluss mit Silikonstöpseln, um die Restmenge der Tränen für die Befeuchtung zu nutzen
- In jedem Falle muss eine Infektion ausgeschlossen werden.

Prognose

Oft langwieriger Verlauf.

Der Krankheitsverlauf ist oftmals langwierig und von anhaltenden Beschwerden gekennzeichnet.

5.1.2 Allergische Konjunktivitis

Formen:
- Akute allergische Konjunktivitis
- Chronische allergische Konjunktivitis
- Riesenpapillenkonjunktivitis.

❸ Man unterscheidet die **akute** allergische Konjunktivitis (Heuschnupfen-Konjunktivitis) und die **chronische** allergische Konjunktivitis *(Conjunctivitis vernalis)*. Die **Riesenpapillenkonjunktivitis,** die z.B. bei Kontaktlinsenträgern vorkommt, gleicht in jeder Beziehung der Conjunctivitis vernalis.

Akute allergische Konjunktivitis

Die Ursachen der akuten allergischen Konjunktivitis sind sehr vielfältig, z.B. Allergien auf Pollen, Bakterientoxine, Medikamente, Kosmetika oder Tierhaare.

Klinik

- Exsudativ, starke Tränensekretion
- Rötung und Schwellung der Bindehaut mit brennenden Schmerzen
- Oft begleitet von Schnupfen und Entzündung der Rachenschleimhaut.

Therapie

Die Therapie liegt in der Gabe von antiallergischen Augentropfen, evtl. mit Kortikosteroiden und systemischen Antihistaminika.

Chronische allergische Konjunktivitis

Bei der chronischen allergischen Konjunktivitis *(Conjunctivitis vernalis)* handelt es sich um eine **Immunreaktion** mit familiärer Häufung, wobei vorwiegend Jungen im Kindes- und Jugendalter betroffen sind. Sie tritt besonders vom Frühjahr bis zum Herbst auf.

Klinik

- Gewebeproliferationen (Gewebewucherungen) der Bindehaut am Oberlid mit »pflastersteinartigem« Aussehen
- Lichtscheu, Juckreiz und Fremdkörpergefühl
- Tränen und geringe Mengen schleimig-zähes Sekret.

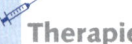

Therapie

Die Therapie besteht in der Gabe von Augentropfen mit Kortikosteroiden und Antihistaminika, Acetylcystein-Gel sowie dem Tragen von Lichtschutzgläsern. Die Dauerprophylaxe erfolgt mit Cromoglycinsäure als Mittel der Wahl. Nach Allergietest kann langfristig eine Desensibilisierung gegen die auslösenden Pollen-Antigene erfolgen (☞ Dermatologie 4.2.2).

! Merke

Kortisontropfen nur zeitlich begrenzt anwenden, da sonst schwerwiegende Nebenwirkungen wie Glaukom, Hornhautulzera und Linsentrübungen auftreten können. Günstiger ist eine gezielte und zeitlich begrenzte hochdosierte Anwendung mit anschließend ausschleichender Dosierung.

Prognose

Die Prognose der chronischen allergischen Konjunktivitis ist günstig. Sie verläuft in der Regel über mehrere Wochen oder Monate mit jährlichen Rezidiven. Schließlich kommt es zur Ausheilung.

5.1.3 ▪ Infektiöse Konjunktivitis

Bakterielle Konjunktivitis

❸ Erreger der bakteriellen Konjunktivitis sind z.B. Pneumo-, Strepto-, Staphylo- und Gonokokken, Diphtheriebakterien oder Pseudomonas aeruginosa.

Klinik

Oft brettharte Lidschwellung, flockig-eitrige Sekretion, morgens verklebte Lider und verkrustete Lidränder.

Formen:
- Bakterielle Konjunktivitis
- Chlamydien-Konjunktivitis
- Virale Konjunktivitis.

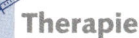

Therapie

- Vor Behandlung Bindehautabstrich mit Antibiogramm
- Sofortiger Behandlungsbeginn mit lokalem Breitspektrum-antibiotikum
- Nach Auswertung des Antibiogramms gezielte Therapie (tagsüber Tropfen, nachts Salben).

Bei Verdacht auf Gonokokken- oder Diphteriekonjunktivitis

- Patienten sofort isolieren
- Nichtinfiziertes Auge mit Uhrglasverband schützen
- Eiter mit lauwarmer physiologischer NaCl-Lösung wegspülen; weitere Behandlung in der Augenklinik
- CREDÉ-Prophylaxe bei Neugeborenen: Einträufeln von 1–2 Tropfen einer 1%igen Silbernitratlösung in den Bindehautsack, um bakterielle Entzündungen, insbesondere die *Gonoblennorhoe,* zu verhindern, die zur Gefährdung der Hornhaut des Neugeborenen führen kann.

! Merke

Bei bakterieller Konjunktivitis (Gonokokken!) kann das gestaute Sekret beim Öffnen der Lidspalte spritzen. Gonokokken können die Hornhaut auch ohne vorhandenen Defekt penetrieren, deshalb **Schutzbrille** aufsetzen!

Chlamydien-Konjunktivitis

❸ Die durch den Erreger *Chlamydia oculogenitale* hervorgerufenen bekanntesten Formen sind die Einschlusskörperchen-Konjunktivitis der Neugeborenen (Einschlusskörperchen-*Blennorrhoe)* und die Einschlusskörperchen-Konjunktivitis der Erwachsenen (Schwimmbadkonjunktivitis, *Paratrachom).* Das in Europa selten gewordene Trachom wird durch das *Chlamydia trachomatis* hervorgerufen.

Klinik, Therapie und Prognose

Unspezifische Symptome wie chronische Rötung und Schwellung, später Follikelbildung und Vernarbung. Die **Therapie** erfolgt entsprechend der bakteriellen Konjunktivitis (lokales Antibiotikum, evtl. systemisch). Die **Prognose** der Einschlusskörperchen-Konjunktivitis ist relativ günstig. Die Trachomerkrankung hat hingegen eine ernste Prognose.

Virale Konjunktivitis

❸ **Ursachen** einer viral bedingten Konjunktivitis können die Erreger von Masern, Röteln, Influenza, Keratoconjunctivitis epidemica und Herpes sein. Die **Therapie** erfolgt symptomatisch. Die **Prognose** ist in den meisten Fällen günstig.

Keratoconjunctivitis epidemica

Ursache der Keratoconjunctivitis epidemica ist ein gleichnamiger Adenovirus.

Klinik

- Beginn meist einseitig mit Lichtscheu, Schmerzen, Jucken und starkem Fremdkörpergefühl
- Rötung und Schwellung von Bindehaut und Lidern sowie wässrige Sekretion
- Lymphknotenschwellung vor dem Ohr und Kieferwinkel
- Allgemeines Krankheitsgefühl.

! Merke

4 Die Keratoconjunctivitis epidemica ist sehr ansteckend! Tröpfcheninfektion und direkte Kontakte, z.B. Augentropfen-Fläschchen, gemeinsame Benutzung von Handtüchern, Händeschütteln sollten vermieden werden.

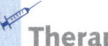

Therapie

- Heilsalben
- Orale Schmerztherapie
- Sorgfältige Hygiene mit Händedesinfektion und Desinfektion der Instumente
- Evtl. kortisonhaltige Augentropfen – diese sind jedoch umstritten.

Die Prognose ist gut. Meist kommt es zur Abheilung innerhalb von zwei Wochen.

5.1.4 Keratoconjunctivitis photoelectrica

Entzündliche Reaktion bei ungeschütztem Blick in die Sonne, UV-Geräten oder beim Schweißen.

3 Das Hornhautepithel absorbiert sehr stark ultraviolettes Licht. Schon nach kurzer Einwirkzeit zerfallen die oberflächlichen Epithelien, wodurch es zur entzündlichen Reaktion kommt, der Keratoconjunctivitis photoelectrica. Gefahr besteht bei ungeschütztem Blick in die Höhensonne oder UV-Geräte und im Hochgebirge bei Schnee (Schneeblindheit) oder beim Schweißen.

Klinik

Abwehrtrias, Rötung und Schwellung der Bindehaut und Lider sowie starke Schmerzen.

Die Symptome treten mit einer Latenzzeit von 6–12 Stunden auf:

- **Abwehrtrias** (☞ 5.1)
- Rötung und Schwellung von Bindehaut und Lidern
- Starke Schmerzen und Fremdkörpergefühl.

Therapie

- Lokalanästhetika, entzündungshemmende Augentropfen (z.B. Voltaren®)
- Vitamin-B-haltige Augensalbe, um die Regeneration des Epithels zu fördern
- Antibiotische Salbe zum Schutz gegen eine Sekundärinfektion
- Je nach Grad der Schädigung: Fahrverbot, Patienten auf die Dauer der Symptomatik von bis zu 24–48 Stunden hinweisen. Evtl. beidäugiger Verband und Bettruhe für 12–24 Stunden.
- Orale Schmerztherapie.

Prognose

Unter richtiger Therapie mit Salbe und Verband erfolgt eine relativ schnelle Besserung.

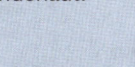

Pflege

⑤ Lokalanästhetika sollen nur zur Untersuchung eingesetzt werden. Auch wenn der Patient danach verlangt, da sie die Schmerzen lindern, gehören sie nicht in die Hände des Patienten, da bei längerer Anwendung die Gefahr eines Hornhautulkus besteht. Lokalanästhetika setzen die Hornhautsensibilität herab und stören den Stoffwechsel durch Ausschaltung der Nervenfunktion.

5.2 ▬ Flügelfell und Hyposphagma

5.2.1 ▬ Flügelfell

Wucherung der Bindehaut.

Das Flügelfell *(Pterygium)* ist eine dreieckige, oft von nasal in Richtung Kornea gerichtete Wucherung gefäßreicher Bindehaut. Es tritt oft bei älteren Personen im Zusammenhang mit langjähriger Einwirkung von Sonnenstrahlung, Staub und Wind auf.

Klinik und Diagnostik

Sehbeeinträchtigung und Astigmatismus bei Erreichen des Hornhautzentrums.

- Erreicht das Flügelfell das Hornhautzentrum, kommt es zu Sehbeeinträchtigungen und Astigmatismus
- Die Diagnose erfolgt durch Blickdiagnostik.

Augenheilkunde

Therapie und Prognose

Nur bei Beschwerden Therapie notwendig.

- Chirurgische Therapie nur bei Sehbeeinträchtigung, Astigmatismus (☞ 14.4) oder aus kosmetischen Gründen. Rezidive sind relativ häufig
- Bei Rezidiven mit aggressivem Wachstum ist die Therapie vor allem mit lokalen Zytostatika oder oberflächlicher β-Bestrahlung möglich.

5.2.2 Hyposphagma

Subkonjunktivale Blutung unterschiedlicher Ursache.

 Das Hyposphagma ist eine subkonjunktivale *(lat.: unter der Bindehaut gelegene)* Blutung unterschiedlicher Ursache:

- Spontan, z.B. bei Gerinnungsstörung, Antikoagulantien-Therapie
- Plötzliche venöse Stauungen im Kopfbereich beim Husten, Niesen, Bücken, Pressen
- Konjunktivitiden (☞ 5.1)
- Verletzungen oder Gefäßveränderungen.

Klinik und Diagnostik

- Flächenhafte, intensiv blutrote Verfärbung der Bindehaut ohne Entzündungszeichen
- Gezielte Abklärung der Ursache (evtl. Hypertonie) und Frage nach möglicher Verletzung.

Therapie und Prognose

Ein spontanes Hyposphagma ist harmlos und muss nicht therapiert werden. Die Resorption erfolgt meist innerhalb von 1–2 Wochen.

Übungsfragen

1. Welche Ursachen einer Konjunktivitis gibt es?
2. Was ist die Abwehrtrias bei Konjunktivitiden?
3. Welche häufigen Formen der Konjunktivitis kennen Sie?
4. Welche virale Konjunktivitis ist besonders gefährlich und warum?
5. Warum gehören Lokalanästhetika nicht in die Hände von Patienten?
6. Was ist ein Hyposphagma?

6.1 ▬ Erregerbedingte Hornhautentzündung

Formen:
- Bakterielle Keratitis
- Virale Keratitis
- Mykotische Keratitis
- Amöben-Keratitis.

Bei einer Entzündung der Hornhaut, einer **Keratitis**, besteht z.B. die Gefahr, dass die Hornhaut durch ein Ulkus geschädigt wird (*Ulcus corneae*).

6.1.1 ▬ Bakterielle Keratitis

❶ Zu den **Erregern** einer bakteriellen Keratitis gehören u.a. Staphylokokken *(Staph. aureus und epidermidis)*, Pneumokokken, Streptokokken und Pseudomonas aeruginosa. Die Bakterien gelangen beispielsweise durch Verletzungen, Infektionen aus benachbarten Strukturen (z.B. Bindehautsack oder infizierten Tränensack bei Tränenwegsverschluss) oder durch Keime auf Kontaktlinsen infolge mangelnder Pflege auf die Hornhaut.

Klinik

Es kommt zu unspezifischen Symptomen wie Schmerzen, Lichtscheu, Sehverschlechterung und Tränenfluss.

Diagnostik

- Genaue Anamnese, um die Ursache zu ermitteln
- Antibiogramm nach Abstrich vom Ulkus
- Spaltlampe: eitriges Sekret, Infiltrat, oft Hornhautulkus, »gemischte« Injektion (☞ 1.2.1)
- Untersuchung der Tränenwege.

Therapie

Die Therapie beginnt sofort **nach dem Abstrich** mit einem lokalen Breitspektrumantibiotikum (z.B. Gentamicin und Chloramphenicol). Sobald der Erreger bekannt ist erfolgt die Gabe des spezifischen Antibiotikums.

Prognose

Bei einem Ulkus besteht die Gefahr der Vernarbung der Hornhaut mit Hornhauteintrübung, evtl. verbunden mit Astigmatismus (☞ 14.4) oder einer weitergehenden Zerstörung der Hornhaut. Je früher das Ulkus behandelt wird und somit zum Stillstand kommt, desto günstiger ist die Prognose.

Wegen seiner möglichen Folgen gilt ein bakteriell verursachtes Hornhautulkus als Notfall!

6.1.2 Virale Keratitis

1 Zu den viralen Keratitiden gehören Infektionen mit Herpes-simplex-Viren, dem Herpes-zoster-Virus (Varicella-Zoster-Virus) und dem Keratoconjunctivitis-epidemica-Virus (☞ 5.1.3). Die viralen Hornhautentzündungen sind oftmals besonders gefährlich, da sie sehr infektiös sein können (z.B. Keratoconjunctivitis epidemica), oft wiederkehren und die Hornhautsensibilität herabsetzen (z.B. Herpes-simplex-Keratitis) können. Damit erhöht sich z.B. die Gefahr unbemerkter Verletzungen.

Herpes simplex

Eine durch Herpes-simplex-Viren bedingte Keratitis ist entweder eine Primärinfektion (selten) oder ein Rezidiv. Nach einer Primärinfektion »verweilen« die Viren im *Ganglion trigeminale*. Eine Reaktivierung ist z.B. durch Allgemeininfekte oder UV-Bestrahlung möglich. Es wird die **Keratitis dendritica** mit »bäumchenartigem« Defekt des Epithels von der **Keratitis disciformis** unterschieden, die durch die Entzündung des Endothels zu einer »scheibchenförmigen« Trübung des Hornhautstromas führt.

Herpes zoster

Eine Reaktivierung der Herpes-zoster-Viren nach Windpockeninfektion führt zum **Zoster opthalmicus**, auch Gesichtsrose genannt (Krankheitsentstehung ☞ Dermatologie 7.1.1).

 Klinik

Unspezifische Symptome wie Schmerzen, Fremdkörpergefühl und Rötung, Lichtscheu, Tränenträufeln und herabgesetztes Sehvermögen. Schwellung der *präaurikulären* (vor der Ohrenregion gelegenen) Lymphknoten.

Herpes-simplex-Keratitis: herabgesetzte Sensibilität der Hornhaut.

2 **Zoster opthalmicus:** Die Erkrankung beginnt plötzlich mit Schmerzen entlang den betroffenen Ästen des N. trigeminus, z.B. N. ophthalmicus. Typisch ist der **streng halbseitige** Ausschlag mit eitrigen Bläschen, später Pusteln und verkrusteten Ulzera der Haut im Bereich des betroffenen Nerven.

Herpes simplex
Infektion mit Herpes-simplex-Viren:
- Keratitis dendritica oder
- Keratitis disciformis.

Herpes zoster
Zoster ophthalmicus durch Reaktivierung von Herpes-Zoster-Viren.

Therapie

Herpes-simplex-Keratitis

- Bei oberflächlicher Keratitis *(Keratitis dendritica)* Gabe eines lokalen Virostatikums. Keine Kortison-Augentropfen, da sich die Viren so schneller ausbreiten und die Regeneration des Epithels verhindern
- Bei tiefer Keratitis Aciclovir (Zovirax®) und Kortison-Augentropfen
- Bei Zerstörung der Hornhaut Keratoplastik (Hornhauttransplantation).

Herpes-zoster-Keratitis

- Aciclovir (Zovirax®) lokal und systemisch
- Mydriatikum (pupillenerweiterndes Medikament), um die Pupille ruhig zu stellen
- Ggf. Steroide gegen die Folgen der Endothelentzündung
- Analgetika, Indomethazin, hohe Dosen Vitamin B.

! Merke

Kortisontropfen zeitlich begrenzt anwenden, da sonst schwerwiegende Nebenwirkungen wie Glaukom, Hornhautulzera und Linsentrübungen auftreten können. Günstiger ist eine gezielte und zeitlich begrenzte hochdosierte Anwendung mit anschließend ausschleichender Dosierung.

6.1.3 Mykotische Keratitis

Begünstigende Faktoren: Verletzungen, Immunsuppression, Antibiotikatherapie und Kortikosteroidtherapie.

❶ **Candida albicans** löst oftmals eine mykotische Keratitis aus. Aber auch Aspergillus, Fusarium solani und Cephalosporium können die Hornhaut besiedeln. Begünstigende Faktoren sind Verletzungen des Auges (z.B. durch Holz) sowie Immunsuppression, langdauernde Antibiotikatherapie und Kortikosteroidtherapie.

Klinik und Diagnostik

Meist klagen die Patienten nur über geringe Beschwerden. Oft wird die Keratitis von einer verminderten Hornhautsensibilität und eitrigem Sekret begleitet. Häufig entsteht ein Hypopyon (Eiteransammlung in der Vorderkammer), und im Stroma der Hornhaut findet sich ein weißes Infiltrat.

Ein Abstrich vom Ulkus sichert die Diagnose. Häufig bleibt eine mykotische Keratitis jedoch unerkannt und wird dann falsch behandelt.

Augenheilkunde

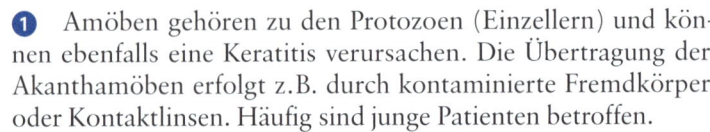

Therapie und Prognose

- Konservativ mit Antimykotika. Keine Antibiotika und Kortikosteroide, da sie die Pilzausbreitung fördern
- Chirurgisch: Keratoplastik bei Narben der Hornhaut
- Die Infektion schreitet unbehandelt nur langsam fort.

6.1.4 Amöben-Keratitis

Übertragung häufig durch kontaminierte Fremdkörper oder Kontaktlinsen.

❶ Amöben gehören zu den Protozoen (Einzellern) und können ebenfalls eine Keratitis verursachen. Die Übertragung der Akanthamöben erfolgt z.B. durch kontaminierte Fremdkörper oder Kontaktlinsen. Häufig sind junge Patienten betroffen.

Klinik und Diagnostik

Die Symtome sind unspezifisch: oft starke Schmerzen, Lichtscheu und Sehverschlechterung.
Wichtig für die Diagnose ist die Materialentnahme an der Hornhaut zur Kultur. Kontaktlinsen, Behälter und Reinigungslösungen sollten immer miteingeschickt werden.

Therapie

- Lokale Standardtherapie: desinfizierende, antiseptische und antibiotische Augentropfen
- Chirurgisch: Keratoplastik.

Prognose

Die Therapie ist oft schwierig. Zu den Komplikationen zählen Perforation, Vernarbung, Nekrose oder *Descemetozele* (Hornhautulzeration bis zur DESCEMET-Membran). Oft ist der Verlauf chronisch.

6.2 Keratitis superficialis punctata

Verursacht durch Tränenmangel oder gestörte Zusammensetzung des Tränenfilms.

Die Keratitis superficialis punctata, eine »punktförmige oberflächliche Keratitis«, ist durch eine gestörte Benetzung der Hornhaut gekennzeichnet. Ursache ist ein Tränenmangel oder eine gestörte Zusammensetzung des Tränenfilms infolge Erkrankungen des rheumatischen Formenkreises (z.B. SJÖGREN-Syndrom) oder die Einnahme von Ovulationshemmern u.a.

Klinik und Diagnostik

- Unspezifische Symptome
- Fluoreszeinanfärbung

- Unspezifische Symptome wie Fremdkörpergefühl, rote und trockene Augen
- Anamnese im Hinblick auf o.g. Erkrankungen und Einnahme von Ovulationshemmern
- Fluoreszeinanfärbung der Hornhaut: Fluoreszein haftet an den epithelfreien Stellen

■ SCHIRMER-Test:
Test zur Messung
der Tränen-
produktion.

❸ **SCHIRMER-Test** zur Messung der Tränenproduktion: Ein Streifen Lackmuspapier wird nasal hinter das Unterlid gelegt und nach 5 Min. wird die Länge der befeuchteten Strecke gemessen. Es werden die Basissekretion (nach vorheriger Tropfanästhesie) und die Reflexsekretion (ohne Lokalanästhetikum) unterschieden.

Therapie und Prognose

Nach Absetzen der ggf. ursächlichen Ovulationshemmer ist Heilung möglich. In der Regel ist jedoch eine ständige Therapie mit Tränenersatzmittel mehrmals täglich notwendig.

6.3 Medikamentenbedingte Keratitis

Verursacht durch
verschiedene
Medikamente, aber
auch durch zu langes
Tragen von Kontakt-
linsen oder mangel-
hafter Pflege.

Auch bestimmte Medikamente wie **Lokalanästhetika, Kortikosteroide**, **Antibiotika** oder **Virostatika** können zu einer Keratitis führen. Ebenso begünstigen zu langes Tragen oder mangelhafte Pflege von Kontaktlinsen eine Entzündung.

Klinik und Diagnostik

Die Diagnose wird über die Anamnese und die unspezifischen Symptome wie ein schmerzhafter Reizzustand und starke Rötung der Bindehaut gestellt.

Therapie und Prognose

- Lokal applizierte Medikamente absetzen
- Antibiotika zum Schutz vor Infektionen
- Epithelbildung-fördernde Augensalben
- Kortikosteroide nach Schluss der Epitheldecke.

Die **Prognose** ist abhängig vom Stadium der Hornhautschädigung. Bei einer Keratitis infolge Medikamenteneinnahme verschwinden in der Regel die Einlagerungen nach Absetzen der Medikamente. Bei Trägern weicher Kontaktlinsen sind schwere chronische Keratakonjunktivitiden möglich.

6.4 Keratitis é lagophthalmo

Expositionskerato-
pathie infolge
Austrocknung des
unteren Teils der
Hornhaut.

Bei der Keratitis é lagophthalmo ist ein kompletter Lidschluss schwierig oder nicht möglich, z.B. durch Parese (Lähmung) des N. facialis mit Versagen des M. orbicularis oculi (ringförmiger Lidmuskel), Protrusion (Vorwölbung) des Auges, mechanischer Einschränkung der Lidbewegungen, ausgeprägtem Ektropium (☞ 3.1.1) oder endokrinem Exophthalmus (☞ 13.1.1). Dadurch kommt es zur Austrocknung des unteren Teils der Hornhaut und es entwickelt sich eine sog. **Expositionskeratopathie.** Dadurch kann es zur Hornhautentzündung bis zum Hornhautulkus kommen.

Klinik

- Ektropium mit Epiphora (Auswärtsdrehung des Lides mit Tränenträufeln)
- Bei Infektionen mit Bakterien, Viren oder Pilzen entsprechende Symptome (☞ 6.1).

Therapie und Prognose

- Konservativ mit künstlichen Tränen, Uhrglasverband, Brille mit Seitenschutz
- Tarsorrhaphie oder Blepharorrhaphie (☞ Abb. 3.4)
- Bei Infektionen mit Bakterien, Viren oder Pilzen: ☞ 6.1

Die Prognose ist abhängig vom Stadium der Erkrankung.

Pflege

Bewusstlosen fehlt oft der Lidschluss, sie sind deshalb auch von einer Keratitis é lagophthalmo bedroht. Deshalb ist bei diesen Patienten auf den Schutz der Hornhaut zu achten: Regelmäßige Gabe (alle 2–4 Stunden) von Augensalbe oder -gel in den Tränensack, wenn der Lidschluss fehlt. Dabei ist transparentes Gel den Salben vorzuziehen, da so die Beurteilung der Pupillen gewährleistet bleibt.

6.5 Keratitis neuroparalytica

Bei **Ausfall des N. trigeminus** (V. Hirnnerv) durch Kompression oder Durchtrennung kommt es zu lokalen Störungen der Hornhaut (genauer Mechanismus unbekannt). Aus kleinen Epithelverletzungen oder auch ohne vorherige Schädigung der Hornhautoberfläche entwickeln sich Hornhautschäden, die sog. Keratitis neuroparalytica.

Klinik

Keratitis-Symptome wie Schmerzen, Lichtscheu, Sehminderung, Tränenfluss. Bei Lähmung des N. trigeminus ist die Sensibilität der Hornhaut herabgesetzt und oberflächliche Verletzungen der Hornhaut werden daher nicht bemerkt.

Therapie

Die Therapie gestaltet sich oft schwierig!

- Konservativ: lokale Antibiotika (Prophylaxe einer Sekundärinfektion), Augensalben (z.B. Bepanthen®-Augensalbe), Uhrglasverband, Brille mit Seitenschutz
- Chirurgisch bei Hornhautulkus: evtl. Tarsorrhaphie (Abb. 3.4).

Prognose

Eine sekundäre Infektion ist möglich (dann wie bakterielle Keratitis). Eine Hornhautinfiltration im Zentrum der Hornhaut kann zur Perforation der Hornhaut führen.

6.6 FUCHS-Endotheldystrophie

Die FUCHS-Endotheldystrophie ist eine nicht erbliche Hornhauterkrankung, bei der es zu Ausstülpungen der DESCEMET-Membran in das Endothel kommt, welches dadurch histologisch verdünnt wird *(Cornea guttata)*. Bei starker Zunahme dieser Veränderungen kommt es zur Funktionsstörung des Endothels und es kann ein Stromaödem entstehen.

? Übungsfragen

1. Welche Erreger können Hornhautentzündungen auslösen?

2. Welche typischen Symptome zeigt ein Zoster ophthalmicus?

3. Wie wird die Tränenproduktion geprüft?

Augenheilkunde

7 Erkrankungen der Linse

Da die Linse weder durchblutet noch innerviert (mit Nerven versorgt) ist, treten in ihr **keine Entzündungen** auf. Hingegen kommen Lageveränderungen (☞ 7.2) vor sowie besonders häufig der Graue Star.

7.1 Grauer Star

Grauer Star =
Katarakt =
Linsentrübung.

Bei der Erkrankung Grauer Star, *die Katarakt,* kommt es zur Linsentrübung. Das Wort »Star« hat seinen Ursprung im Wort »starren«. Das Wort »Katarakt« stammt aus dem Griechischen und bedeutet Wasserfall. Die Bezeichnung »die Katarakt« wurde gewählt, da die graue Farbe, die man in der Pupille eines Patienten mit Linsentrübung sah, dem Wasser eines Wasserfalls ähnelte. In früheren Zeiten reisten sog. Starstecher durchs Land und befreiten die Patienten von ihrem grauen Star, indem sie z.B. mit starkem Daumendruck die Linse luxierten und in den Glaskörper drückten.

7.1.1 Ursachen und Formen der Katarakt

Ursachen der
Katarakte:
- Senile Katarakte
- Katarakte im Zusammenhang mit anderen Erkrankungen
- Katarakte durch äußere Faktoren (Kontusion, Perforation, Nachstar).

Senile Katarakte
Die Pathogenese der **meist beidseitigen** Alterskatarakte ist noch nicht vollständig geklärt. Die häufigste Form der senilen Katarakte ist der **Rindenstar.**

Katarakte im Rahmen von Erkrankungen
❶ Katarakte können im Laufe von Augenerkrankungen, z.B. Uveitis anterior (☞ 8.1) auftreten, ebenso wie bei Stoffwechselerkrankungen (z.B. Diabetes mellitus), genetischen Defekten (z.B. Down-Syndrom) oder infolge intrauteriner Infektionen, z.B. Röteln (ca. 50 % der Erkrankungsfälle).

Katarakte durch äußere Faktoren
Auch Medikamente (z.B. Kortison) können zur Katarakt führen. Bei traumatischen Katarakten werden **Kontusionskatarakte** und **Perforationskatarakte** unterschieden. Weitere Ursachen einer Katarakt sind z.B. Siderosis (Eisen-Ablagerung im Gewebe), Chal-

kosis (schwere Komplikation kupferhaltiger intraokularer Fremd-körper). Nach extrakapsulärer Katarakt-Operation kann auch ein sog. **Nachstar** *(Cataracta secundaria)* auftreten.

7.1.2   Klinik und Diagnostik der Katarakt

Klinik

❷ Katarakt-Patienten haben folgende Symptome:
- Der Patient sieht unscharf und verschleiert; mit dem betroffenen Auge können Doppel- oder Dreifachbilder wahrgenommen werden
- Blendungsgefühl bis Lichtscheu durch die Lichtstreuung in der getrübten Linse. Die Patienten tragen deshalb oft eine Sonnenbrille oder einen Hut zum Schutz vor Blendung und sehen in der Dämmerung oft besser
- Beim Kernstar kann die stärkere Brechung dazu führen, dass der Patient wieder ohne Lesebrille lesen kann
- Beim Katarakt durch Röteln der Mutter in den ersten drei Monaten der Schwangerschaft treten im Rahmen des GREGG-Syndroms noch Innenohrschwerhörigkeit und Herzmissbildungen des Neugeborenen auf.

Diagnostik
- Graue Trübung im auffallenden Licht
- Spaltlampe (☞ 2.1) zur Beurteilung von Form und Lokalisation der Trübung
- Direkte Opthalmoskopie: Die Linsentrübung kann hier im rückfallenden Licht als Schatten in der rot aufleuchtenden Pupille gut beurteilt werden (sog. regredientes Licht).

Einteilung der Katarakt
Die Katarakt lässt sich nach **drei Kriterien** einteilen:
- Alter des Patienten: Es werden angeborene, kindliche, juvenile, präsenile und senile Katarakte unterschieden.
- Lokalisation der Trübung: Mit der Spaltlampe lässt sich die eigentliche Trübung auf der Linse genau lokalisieren und klassifizieren, z.B. **Kapselstar** (= Pyramidenstar, wenn Kapseltrübung in Vorderkammer hineinragt), **Kernstar** *(Cataracta nuclearis)* oder **Rindenstar** *(Cataracta corticalis)*.
- Stadium der Trübung: Die Erkrankung verläuft in Stadien (☞ Tab. 7.1) und kann danach eingeteilt werden.

Einteilung der Katarakte:
- Alter des Patienten
- Lokalisation der Trübung
- Stadium der Trübung.

Tab. 7.1 Kataraktstadien

Kataraktstadien	
Beginnende Katarakt (Cataracta incipiens)	Erste Anzeichen ohne nennenswerte Trübungen
Fortgeschrittene Katarakt (Cataracta provecta)	Kombination initialer (zuerst auftretender) Trübungen und Sehstörungen
Reife Katarakt (Cataracta matura)	Alle Schichten der Linse dicht getrübt
Überreife Katarakt (Cataracta hypermatura)	Verflüssigung oder Verkalkung der Linsenbestandteile; brauner sklerotischer Kern sackt in Linsenkapsel ab (MORGAGNI-Katarkt)

7.1.3 Therapie der Katarakt

Katarakt-Operation

Katarakt-Operation
- Extrakapsuläre oder intrakapsuläre Extraktion mit anschließender Hinterkammer- oder Vorder- kammerlinsen- implantation
- Bei Säuglingen: Sehhilfen.

❸ Für die chirurgische Entfernung der getrübten Linse gibt es mehrere Methoden. Die gebräuchlichsten sind:

- **Phakoemulsifikation** (gebräuchlichstes Verfahren): Die vordere Linsenkapsel wird eröffnet und das trübe Linsenmaterial entfernt. Die hintere Linsenkapsel bleibt zur Stabilisierung des Iris-Linsen-Diaphragmas stehen
- **Extrakapsuläre Extraktion:** Im Gegensatz zur Phakoemulsifikation wird der Linsenkern aus dem korneoskleralen Schnittbereich in toto oder in mehreren manuell erzeugten Fragmenten herausluxiert
- **Intrakapsuläre Extraktion:** Die gesamte Linse inklusive Kapselsack wird entfernt.

Zur anschließenden **Implantation einer Kunstlinse** stehen ebenfalls zwei Methoden zur Verfügung: die häufigere **Hinterkammerlinsenimplantation** und die **Vorderkammerlinsenimplantation.** In der Entwicklung sind sog. diffraktive Linsen. Sie gleichen den Nachteil der festen Brennweite herkömmlicher Linsen aus und ermöglichen es, durch zwei oder mehrere optische Zonen sowohl in der Nähe als auch in der Ferne scharf zu sehen.

Komplikationen der Katarakt-Operationen sind z.B. Bildung eines Nachstares *(Cataracta secundaria),* Verlagerung *(Luxation)* des Implantats, Irisvorfall *(Irisprolaps),* Glaskörpervorfall, Infektion und Verwachsungen *(Synechien* ☞ 8.1). Wenn der Patient nur noch ein Auge besitzt, muss die Kataraktoperation wegen der möglichen Komplikationen genau abgewägt werden.

Sehhilfen

Bei Säuglingen erfolgt der Ersatz der fehlenden Brechkraft vorerst durch Sehhilfen. Eine Starbrille von +12 bis +17 Dioptrien kann bei beidseitiger Linsenlosigkeit *(Aphakie)* verordnet werden.

Prognose

Kataraktoperationen sind in den meisten Fällen unproblematisch. Angeborene Katarakte müssen in den ersten 3 Lebensmonaten operiert werden, da sonst die Gefahr der irreversiblen Schwachsichtigkeit besteht.

7.2 Lageveränderungen der Linse

Lageveränderungen der Linse *(Linsenluxation)* können durch ein Trauma verursacht werden. Hierbei kann die Linse entweder nach hinten oder bei **Glaskörpervorfall** *(Glaskörperprolaps)* nach vorne verschoben werden. Hierbei wölbt sich die Iris nach vorne und kann den Kammerwinkel verlegen, wodurch ein akuter Glaukomanfall (☞ 9.2) möglich ist. Beim MARFAN-Syndrom, einer systemischen Erkankung des Bindegewebes, kann die Linse durch die Bindegewebsschwäche ihre Lage verändern.
Wenn die Linse bei der Verlagerung aus der optischen Achse ihre Funktion verliert, wird sie meist operativ entfernt.

? Übungsfragen

❶ Welche Erkrankung der Mutter in der Schwangerschaft kann beim Kind eine angeborene Linsentrübung zur Folge haben?

❷ Welche Symptome hat ein Patient mit Katarakt?

❸ Beschreiben Sie das Prinzip einer Katarakt-Operation!

Augenheilkunde

8 Erkrankungen der Gefäßhaut

8.1 Uveitis, Iritis und Iridozyklitis

8.1.1 Formen und Ursachen

Entzündungen der Gefäßhaut *(Uvea)* werden anatomisch unterschieden in:

- **Vordere Uveitis** *(Uveitis anterior):* **Iritis** (Entzündung der Iris) oder **Iridozyklitis** (Entzündung von Iris und Ziliarkörper ☞ 1.2)
- **Intermediäre Uveitis:** Pars planitis (Entzündung der Pars plana des Ziliarkörpers)
- **Hintere Uveitis** *(Uveitis posterior):* Chorioiditis (Entzündung der Aderhaut) und/oder Retinitis (Entzündung der Netzhaut)
- Bei der **diffusen Uveitis** sind alle Strukturen der Uvea entzündet.

In den meisten Fällen sind sowohl Iris als auch Ziliarkörper von der Entzündung betroffen.

Ursachen

Endogene und exogene Ursachen.

Zu den häufigeren **endogenen Ursachen** zählen hämatogene Keimverschleppung bei Systemerkrankungen (z.B. Toxoplasmose, Syphilis, Tuberkulose), Immunreaktionen (Antigen-Antikörper-Reaktionen), rheumatische Erkrankungen und Vaskulitiden sowie virale Infektionen (z.B. Herpes simplex, Zoster, AIDS, Grippe).
Exogene Ursachen wie Infektionen nach Entzündungen der Lederhaut bzw. Hornhaut oder perforierenden Verletzungen sind selten.

8.1.2 Klinik, Diagnostik und Therapie

Klinik und Diagnostik

- Lichtscheu
- Dumpfer Schmerz in der Tiefe des Auges (besonders bei der Akkomodation des Auges, z.B. beim Lesen)
- Tränenfluss

■ Patienten sehen Schleier, da das Kammerwasser durch Exsudation von Fibrin und Leukozyten getrübt ist.

Wichtig ist die genaue Abklärung, um eine akute Iridozyklitis, ein akutes Glaukom und eine Konjunktivitis voneinander abzugrenzen und die Therapie entsprechend zu gestalten.

Therapie

Exogene Form
Antibiotika, Glukokortikoide und Zytostatika.

Endogene Form
■ Lokale Kortikosteroide
■ Bei schweren Fällen systemische Gabe hochdosierter Kortikosteroide (zeitlich begrenzte Anwendung!). Bei Versagen immunsuppressive Therapie und nichtsteroidale Entzündungshemmer
■ Behandlung der Grundkrankheit
■ Mydriatikum (z.B. Atropin, Scopolamin), um Iris durch maximale Weitstellung der Pupille ruhig zu stellen und so Synechien zu vermeiden (☞ Komplikationen)
■ Bei chronischen Formen bessern auch trockene Wärme (z.B. Rotlicht) und Mittelgebirgsklima (Klimakur) den Verlauf.

Merke

❶ Mydriatika dürfen nur nach Ausschluss eines engen Kammerwinkels gegeben werden, da sonst ein akuter Glaukomanfall (☞ 9.2) ausgelöst werden kann.

8.1.3 Komplikationen

Komplikationen der exogenen Form
■ Glaskörperabszesse
■ Einschmelzen von Choroidea und Retina
■ Panophthalmie (eitrige Entzündung des gesamten Auges).

❷ Komplikationen der endogenen und exogenen Form
■ Synechien
  – Verwachsungen der Iris mit Hornhaut oder Linse aufgrund von Fibrinabsonderungen (vordere Synechie: zwischen Hornhaut und Iris; hintere Synechie: zwischen Linse und Iris)
  – Seclusio pupillae: Synechien liegen rund um die Pupille
  – Iris bombata: napfkuchenähnliche Vorwölbung der Iris infolge ringförmiger hinterer Synechien mit akutem Sekundärglaukom
■ Occlusio pupillae: membranöser Verschluss der Pupillenöffnung

Augenheilkunde

125

- Anstieg des Augeninnendruckes infolge Verlegung des Abflusssystems durch Fibrinabsonderungen (Glaukom)
- Irisatrophie
- Linsentrübung *(Cataracta complicata)*.

Chronische Iridozyklitis

Akute Iridozyklitiden gehen häufig in eine chronische Form über, die zur Linsentrübung führen kann. In diesen Fällen treten relativ häufig Rezidive auf. Die Symptome sind meist weniger deutlich ausgeprägt. Ursachen, Diagnostik und Therapie entsprechen der akuten Form.

8.2 Chorioretinitis

Gemeinsame Entzündung von Aderhaut und Netzhaut.

Eine Entzündung der Choroidea *(Chorioiditis)* tritt meist zusammen mit einer Entzündung der Retina *(Retinitis)* und umgekehrt auf, da beide Gewebe eng zusammenliegen. Man spricht dann von einer Chorioretinitis. Es wird die häufige Form **Chorioretinitis disseminata** (herdförmig) von der seltenen **diffusen Chorioretinitis** (flächenhaft) unterschieden.

Ursachen

❸ Verschiedene Erreger können eine Infektion der betroffenen Stukturen hervorrufen.

Formen:
- Chorioretinitis disseminata
- Diffuse Chorioretinitis.

Chorioretinitis disseminata

Toxoplasmen, Pilze (z.B. Candida albicans, gelegentlich Aspergillus). Meistens sind Patienten mit geschwächtem Abwehrsystem und reduziertem Allgemeinzustand (z.B. Drogenabhängige) sowie mit Histoplasmose, Sarkoidose, Tuberkulose oder rheumatischen Erkrankungen betroffen.

Diffuse Chorioretinitis

Röteln-Infektion des Embryos oder des Kindes, Zytomegalievirus oder Herpes simplex, Borreliose, Syphilis, AIDS (mit sekundären Infektionen), oft sind auch Patienten unter Immunsuppression betroffen.

 Klinik

Da die *Choroidea* (Aderhaut) keine sensiblen Nerven besitzt, treten Schmerzen nur auf, wenn der Ziliarkörper beteiligt ist oder der Augeninnendruck steigt.

Die diffuse Chorioretinitis bewirkt einen plötzlichen starken Sehverlust. Die Sehstörungen bei der Chorioretinitis disseminata sind hingegen von der Lokalisation der Schäden am Augenhintergrund abhängig.

Therapie

Chorioretinitis disseminata Symptomatisch, z.B. mit systemischer Gabe von Kortikosteroiden, um die Entzündung zu verringern und Narben möglichst klein zu halten. Zusätzlich Behandlung der Grunderkrankung.

Diffuse Chorioretinitis Bei Herpes-Infektion Aciclovir, bei Zytomegalie-Infektion Ganciclovir.

Prognose

Chorioretinitis disseminata Das entzündliche Ödem verschwindet meist nach 1–3 Wochen. Bleibt eine helle Narbe (Sklera schimmert durch) zurück, kommt es zum Gesichtsfeldausfall an dieser Stelle. Der Glaskörper hellt sich meist wieder auf. Rezidive sind häufig.

Diffuse Chorioretinitis

- **Röteln:** meist erhebliche Herabsetzung der Funktion (oftmals angeborene, genetisch bedingte Katarakt)
- **Zytomegalie, Herpes simplex:** Abklingen des Ödems nach einigen Wochen, flächenhafte Netz- und Aderhautatrophie
- **Syphilis:** häufige Optikusatrophie mit erheblicher Funktionseinschränkung.

8.3 Tumoren der Gefäßhaut

8.3.1 Gutartige Tumoren

Zu den gutartigen Tumoren der Gefäßhaut zählen

- **Iristumoren** in Form von Zysten, entzündlichen Granulomen oder braunen *Naevi* (☞ Dermatologie 9.2)
- **Tumoren der Chorioidea** als umschriebene Hyperplasie (verstärktes Wachstum) des Pigmentepithels, Osteome (von der Orbita ausgehend), Hämangiome, Naevi, Neurofibrome, Leiomyome (von der Muskulatur ausgehend).

8.3.2 Bösartige Tumoren

4 Der **häufigste bösartige intraokulare Tumor** (oft in der Aderhaut, seltener in der Iris) ist das **maligne Melanom** (☞ Dermatologie 9.3.1), welches meist nur an einem Auge auftritt. Meist primäre Entstehung. Häufig sind Blauäugige betroffen, der Altersgipfel liegt zwischen dem 40.–60. Lebensjahr.

Metastasen im Auge gehen vorwiegend vom Mammakarzinom oder Bronchialkarzinom aus.

Augenheilkunde

Klinik

Aderhauttumoren verursachen oft erst sehr spät Symptome (z.B. Sekundärglaukom oder eine Netzhautvorwölbung oder -ablösung), wenn der Tumor die Netzhautmitte erreicht hat.

Therapie

Im Frühstadium sektorförmige operative Entfernung von Regenbogenhaut *(Sektor-Iridotomie)* bzw. Regenbogenhaut und Strahlenkörper *(Irido-Zyklektomie)*. Mit Lasertherapie oder Radionuklid-Therapie kann das Auge evtl. gerettet werden.

Große Tumoren sind oftmals eine Indikation zur *Enukleation* (Entfernung) des Augapfels. Bei Skleradurchbruch operative Entfernung des gesamten Orbitainhalts einschließlich des Auges *(Exenteratio orbitae)*.

Prognose

Die Prognose der bösartigen Tumoren ist mäßig bis schlecht. Es kommt zur frühzeitigen Metastasierung in Lunge und Gehirn. Irismelanome sind selten, zeigen meist kein Wachstum, metastasieren nicht und werden – im Gegensatz zu den Melanomen des Ziliarkörpers und der Aderhaut – oft früh entdeckt.

? Übungsfragen

1. Was ist bei der Behandlung mit Parasympatholytika/Mydriatika zu beachten?

2. Was sind Synechien, Seclusio pupillae, Iris bombata und Occlusio pupillae?

3. Welche Ursachen einer Chorioretinitis gibt es?

4. Welches ist der häufigste bösartige Tumor im Auge im Erwachsenenalter?

Glaukom (Grüner Star)

① Typisch für das Glaukom, den Grünen Star, ist ein erhöhter Augeninnendruck *(intraokularer Druck)*, meist infolge einer Abflussbehinderung des Kammerwassers. Die daraus resultierende Druckschädigung des Sehnerven kann zu Gesichtsfeldausfällen bis zur Erblindung *(Glaucoma absolutum)* führen.

4 Formen des Glaukoms.

Es werden folgenden Formen des Glaukoms unterschieden:
- Chronisches Glaukom
- Akutes Glaukom
- Angeborenes Glaukom
- Sekundäres Glaukom.

! Merke

Aufgrund des erhöhten intraokularen Druckes reicht der arterielle Perfusionsdruck nicht mehr aus und es kommt zur Minderdurchblutung (Ischämie) des Sehnervenkopfes. Deshalb darf der Blutdruck bei Glaukompatienten nur vorsichtig gesenkt werden.

9.1 Chronisches Glaukom (Offenwinkelglaukom)

Weitwinkelglaukom bzw. Offenwinkelglaukom.

Das chronische Glaukom *(Glaucoma simplex)* mit weitem oder offenem Kammerwinkel *(Weitwinkelglaukom bzw. Offenwinkelglaukom)* ist die häufigste Form des grünen Stars und eine der häufigsten Ursachen für Erblindung in den westlichen Industrieländern.

Ursachen

Behinderung des Kammerwasserabflusses oder Überproduktion von Kammerwasser.

Beim chronischen Offenwinkelglaukom ist der Abfluss des Kammerwassers im Trabekelwerk behindert und/oder Kammerwasser wird überproduziert. Der erhöhte Augeninnendruck führt zur Ischämie und somit zur Schädigung des Sehnerven. Gleichzeitig werden Durchblutungsstörungen als weiterer schädigender Faktor diskutiert.

Klinik und Diagnostik

Oft fehlende Symptome, erst beim Eintreten irreversibler Schäden Gesichtsfeldausfälle.

❷ Das chronische Offenwinkelglaukom ist durch folgende Symptome gekennzeichnet:

■ Oft fehlen Symptome, erst beim Eintreten irreversibler Schäden treten hochgradige Gesichtsfeldausfälle oder gar Erblindung eines Auges auf

■ Durch den erhöhten Augeninnendruck kommt es zur **Exkavation** (Aushöhlung der Papille) und zum Abknicken der Optikusfasern an den Papillenrändern

■ Tagesschwankungen des Augeninnendruckes (☞ 2.4) liegen weit über der Norm.

Therapie

Medikamentöse Therapie

Ziele der medikamentösen Therapie:
■ **Kammerwasserproduktion senken**
■ **Kammerwasserabfluss fördern.**

❸ Ziel der medikamentösen Therapie ist die Senkung des Augeninnendruckes

■ Kammerwasserproduktion senken
– Sympatholytika (β-Blocker) senken die Kammerwasserproduktion, aber auch die Tränensekretion (evtl. Problem bei Kontaktlinsenträgern)
– Carboanhydrasehemmer wie Acetazolamid (Diamox®)
■ Kammerwasserabfluss fördern
– Latanoprost (Erhöhung des uveoskleralen Abflusses)
– Pilocarpin
– Sympathomimetika, (α-)Adrenergika.

! Merke

Da es bei Anwendung von Sympathomimetika als Nebenwirkung zur Erweiterung der Pupille kommt, dürfen sie nur bei weitem Kammerwinkel eingesetzt werden.

Operation

❸ Falls die medikamentöse Therapie den Augeninnendruck nicht dauerhaft senkt oder die Gesichtsfeldausfälle zunehmen, ist eine **Trabkulektomie** indiziert: Unter die Bindehaut wird ein Abflussweg für das Kammerwasser geschaffen.

Prognose

In der Regel ist die Prognose bei rechtzeitiger Therapie gut. Deshalb ist zur Prophylaxe spätestens ab dem 40. Lebensjahr (insbesondere bei familiärer Belastung) die **regelmäßige Kontrolle** des Augeninnendruckes anzuraten.

9.2 — Akutes Glaukom

Engwinkelglaukom oder Winkelblockglaukom.

Ursache für ein akutes Glaukom ist eine zu flach angelegte vordere Augenkammer, starke Weitsichtigkeit *(Hyperopie)* oder eine zu dicke Linse. Dadurch ist der Abfluss des Kammerwassers durch das Trabekelwerk im Winkel zwischen Hornhaut und Iris beim sog. **Engwinkelglaukom** (drohendes Glaukom, *Glaucoma congestivum)* **teilweise** oder beim **Winkelblockglaukom** *(Glaucoma acutum)* **komplett** verlegt. Auslösende Faktoren für ein Winkelblockglaukom sind z.B. psychischer Stress, Mydriatika, Narkose, Einnahme anticholinerger Substanzen.

 Klinik

❷ Beim akuten Glaukom treten folgende Symptome auf:

Engwinkelglaukom
- Augen- und Kopfschmerzen
- Wahrnehmung von Schleiern vor den Augen sowie von farbigen Ringen um Lichtquellen durch das Epithelödem der Hornhaut (veränderte Lichtbrechung).

Winkelblockglaukom
- Heftige Augen- und Kopfschmerzen
- Sehverschlechterung
- Wahrnehmung von farbigen Ringen um Lichtquellen (die Symptomatik kann vorübergehend abfallen und wiederkehren)
- Bei Übergang in den akuten Anfall kommt es zu einem massiven Sehverlust mit stärksten pulsierenden Augenschmerzen, die in den Trigeminusbereich ausstrahlen können
- Übelkeit und massives Erbrechen (kann akutes Abdomen vortäuschen).

Diagnostik
Engwinkelglaukom
- Stark schwankende Werte des Augeninnendrucks (normal bis erhöht)
- Flache Vorderkammer, vorgewölbte Iris
- Gerötete Augen durch Injektion
- Papillenexkavation, Gesichtsfelddefekte.

Winkelblockglaukom

- Extrem erhöhte Werte des Augeninnendrucks (bis über 60 mmHg)
- Steinharter Bulbus bei Palpation
- Pupille mittelweit, ohne Reaktion.

Differentialdiagnostisch muss eine Iritis ausgeschlossen werden (☞ 8.1).

Therapie

Engwinkelglaukom

- **Medikamentöse Therapie:** Miotika als Prophylaxe, um einen akuten Anfall und eine Sehnervenschädigung durch gelegentliche Druckspitzen zu verhindern
- **Operation:** Zwischen Hinterkammer und Trabekelwerk wird ein kleines Stück der Irisbasis (z.B. mit dem Laser) entfernt und ein Kurzschluss für den Kammerwasserabfluss geschaffen, sog. **periphere Iridektomie.**

Winkelblockglaukom

! Merke

Das Winkelblockglaukom ist ein Notfall! Sofortige Einweisung in eine Augenklinik.
- **Medikamentöse Therapie:**
  - Miotikum, z.B. Pilocarpin-Augentropfen
  - Acetazolamid (oral oder i.v.)
  - Glycerin per os oder Mannit i.v., um osmotische Diurese zu erzielen (osmotische Resorption von Wasser ins Blut)
  - Schmerztherapie
  - Hochprozentiger Alkohol kann Augeninnendruck ebenfalls senken (z.B. Weinbrand).
- **Operation:**
  Nach Senkung des Augeninnendruckes wird eine periphere Iridektomie angestrebt (☞ Engwinkelglaukom), um rezidivierende Blockierungen des Kammerwinkels zu verhindern.

Prognose

Bei sofortiger Therapie ist die Prognose gut.

9.3 Angeborenes Glaukom

Beim angeborenen Glaukom (*Hydrophthalmus, Buphthalmus* = Ochsenauge) liegt ein – häufig beidseits – vergrößerter Bulbus vor. Dieser ensteht während der Entwicklung des Auges, wenn das Trabekelwerk und der SCHLEMMsche Kanal mit unreifem embryonalen Gewebe (BARKAN-Membran) verlegt werden und so der Abfluss des Kammerwassers behindert ist.

Klinik und Therapie

❹ Die Kinder sind lichtscheu, zeigen Tränenträufeln und sind stark kurzsichtig (☞ 14.2.1).

Die Therapie besteht in der **Goniotomie** (Durchtrennung des unreifen embryonalen Gewebes), um den Abflussweg für das Kammerwasser zu schaffen. Ohne Operation besteht die Gefahr der Erblindung des betroffenen Auges.

9.4 ─── Sekundäres Glaukom

Immer Folge anderer Erkrankungen.

❺ Ein sekundäres Glaukom *(Glaucoma secundarium)* entsteht als Folge anderer Erkrankungen, z.B.:

- Verletzungen (Perforation, Prellung oder Verätzung) mit nachfolgender Vernarbung des Trabekelwerkes
- Entzündungen, die zu Ödemen führen oder bei denen Eiweiße das Trabekelwerk verstopfen
- Iridozyklitis (☞ 8.1) mit Verwachsungen des Kammerwinkels
- Gefäßneubildungen auf der Iris *(Rubeosis iridis)* und im Kammerwinkel z.B. bei Diabetes mellitus oder Zentralvenenverschluss (☞ 11.2). Die Ischämie der Netzhaut bewirkt die Bildung einer fibrovaskulären Membran, die den Kammerwinkel auskleiden kann. Außerdem kann nach Blutungen aus den pathologischen Gefäßneubildungen das Trabekelwerk verstopft werden
- Kortison (lokale oder systemische Gabe)
- Pigmentglaukom infolge Verstopfung des Kammerwinkels durch abgelöste Pigmentgranula der Iris
- Intraokulare Tumoren mit Behinderung des Kammerwinkels
- Linsenluxation (☞ 7.2).

! Merke

Kortisontropfen zeitlich begrenzt anwenden, da sonst – neben dem Sekundärglaukom – noch weitere schwerwiegende Nebenwirkungen wie Hornhautulzera und Linsentrübungen auftreten können. Günstiger ist eine gezielte und zeitlich begrenzte hochdosierte Anwendung mit anschließend ausschleichender Dosierung.

Klinik und Diagnostik

Symptome und diagnostische Maßnahmen entsprechen denen der primären Glaukomformen.

Augenheilkunde

Therapie und Prognose

- Behandlung der Grundkrankheit
- Medikamentöse Senkung des Augeninndruckes.

Da Medikamente bei der Behandlung der Sekundärglaukome oft versagen, erfolgt meist eine Operation (z.B. *Goniotrepanation* ☞ 9.1). Die Prognose ist schlechter als beim Offenwinkelglaukom, besonders schlecht beim Sekundärglaukom infolge von Gefäßneubildungen.

? Übungsfragen

1. Wodurch ist ein Glaukom gekennzeichnet und warum ist es so gefährlich?

2. Wie unterscheiden sich die Symptome des chronischen und akuten Glaukoms?

3. Welches ist das Ziel der Glaukomtherapie?

4. Durch welches klinische Bild ist das angeborene Glaukom gekennzeichnet?

5. Welche Ursachen für die Entstehung eines Sekundärglaukoms gibt es (Beispiele)?

Erkrankungen des Glaskörpers

10.1 Glaskörpertrübungen

Können auf eine Netzhautablösung hinweisen!

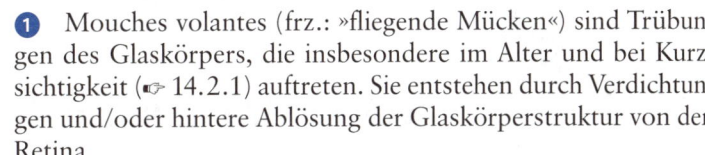 Mouches volantes (frz.: »fliegende Mücken«) sind Trübungen des Glaskörpers, die insbesondere im Alter und bei Kurzsichtigkeit (☞ 14.2.1) auftreten. Sie entstehen durch Verdichtungen und/oder hintere Ablösung der Glaskörperstruktur von der Retina.

Klinik und Diagnostik

Mouches volantes werden als verzögert mitschwimmende Trübungen bei Blickbewegungen insbesondere bei Sicht gegen einen hellen Hintergrund wahrgenommen. Neu entstandene Mouches volantes sind oft vor dem Netzhautzentrum lokalisiert und werden deshalb oft als besonders störend empfunden.

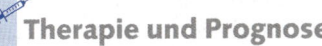

Therapie und Prognose

Eine Therapie ist nicht erforderlich, da Mouches volantes nach einiger Zeit absinken. Ein vermehrtes Auftreten von Mouches volantes kann jedoch auch ein **Hinweis auf eine Netzhautablösung** sein (☞ 11.5).

10.2 Glaskörperblutung

Bei stärkeren Blutungen Gefahr des Sehverlustes.

❷ Blutungen des Glaskörpers können vielfältige **Ursachen** haben:

- Pathologische Gefäße der Retina (z.B. bei *diabetischer Retinopathie),* der Papille oder Gefäßneubildungen in den Glaskörper *(Retinopathia proliferans)*
- Arterielle Hypertonie
- Gerinnungsstörungen oder Gabe von Antikoagulantien
- Netzhautablösungen bzw. -risse, z.B. bei akuter hinterer Glaskörperabhebung
- *Periphlebitis retinae* (Entzündung im Bereich der Netzhautvenen)
- Zentralvenenastverschlüsse (☞ 11.2)
- Intraokulare Verletzungen oder Tumoren.

Augenheilkunde

Klinik und Therapie

Der Patient bemerkt plötzlich auftretende schwarze Trübungen (»Rußregen«), die bei einer stärkeren Blutung bis zum plötzlichen Sehverlust führen können.

Frische Blutungen sinken nach unten ab. Die weitere **Therapie** ist abhängig von der Ursache.

Prognose

Meist langsame Resorption im Verlaufe von Monaten. Als Komplikation kann ein Sekundärglaukom auftreten (☞ 9.4).

10.3 Entzündungen des Glaskörpers

- Entzündung des Glaskörpers meist bakteriell bedingt
- Oft sind abwehrgeschwächte Patienten betroffen
- Breitbandantibiotika, ggf. Vitrektomie.

❸ Eine **Endophthalmitis,** die Entzündung des Glaskörpers, wird häufig durch Bakterien, seltener durch Pilze oder Parasiten hervorgerufen. Die Keime gelangen oft bei Verletzungen oder bei intraokularen Operationen in den Glaskörper, können aber auch von einer Uveitis (☞ 8.1) auf den Glaskörper übergreifen. Von einer **metastatischen Endophthalmitis** spricht man, wenn Keime – wie Bakterien, Pilze (Candida!) oder Parasiten – von der Blutbahn in den Glaskörper gelangen.

Oftmals sind abwehrgeschwächte Patienten, z.B. mit AIDS, unter Zytostatikatherapie oder Intensivtherapie von einer viralen oder metastatischen Endophthalmitis betroffen.

Klinik

- Akute Sehverschlechterung
- Tiefer und dumpfer, auf Analgetika kaum ansprechender, Schmerz
- Erheblich eingeschränktes Allgemeinbefinden.

Therapie

- Breitbandantibiotika (i. v. und/oder intraokular) und Kortikosteroide
- Oftmals ist eine sofortige **Vitrektomie** (mikrochirurgische Entfernung des Glaskörpers) unumgänglich, da dem betroffenen Auge eine Erblindung droht. Anschließend intraokulare Spülung mit Antibiotika.

Prognose

Die Prognose ist **erregerabhängig.** Infektionen durch Bakterien zeigen oft einen plötzlich einsetzenden schweren Verlauf mit Zerstörung der Bulbusstruktur. Infektionen mit Pilzen verlaufen hingegen schleichender. Das Bild ähnelt einer chronischen Uveitis (☞ 8.1).

! Merke

Oftmals handelt es sich bei der Endopthalmitis um eine Notfallsituation, bei der auch durch sofortige Vitrektomie nur in einem Teil der Fälle ein akzeptables Sehvermögen erhalten werden kann.

? Übungsfragen

① Wodurch sind Mouches volantes gekennzeichnet?

② Welche Ursachen für Glaskörperblutungen gibt es (Beispiele)?

③ Was ist eine Endophthalmitis (Ursachen, Verlauf, Prognose)?

Augenheilkunde

11 Erkrankungen der Netzhaut

11.1 Zentralarterienverschluss

Ischämischer Infarkt durch Embolien oder Gefäßspasmen.

Der Zentralarterienverschluss ist ein **ischämischer Infarkt** der Zentralarterie (*A. centralis retinae* ☞ 1.2.3) durch Embolien oder Gefäßspasmen. Zu den gefährdeten Patienten gehören Patienten mit Arteriosklerose, Hypertonie, kompletten oder inkompletten Verschlüssen der A. carotis interna oder entzündlichen Gefäßerkrankungen wie *Endarteriitis obliterans* und *Riesenzellarteriitis* (☞ 12.4).

Klinik und Diagnostik

❶ Folgende Symptome sind kennzeichnend:
- Schmerzlose, **schlagartige Erblindung** meist eines Auges (»Licht wird ausgeschaltet«)
- Bei Verschluss eines Astes: Gesichtsfeldausfälle, Sehverschlechterung, Patient kann evtl. nur noch geringe Lichtschimmer von temporal wahrnehmen.

Amaurosis fugax

Vorübergehende meist einseitige Erblindung.

Eine Amaurosis fugax ist eine nur wenige Sekunden bis Minuten anhaltende, meist einseitige und reversible Erblindung. Sie entsteht infolge einer vorübergehenden Ischämie, z.B. durch kleine Embolien aus Arterioskleroseplaques der Karotisgabel, die in die Netzhautarterien eingeschwemmt werden. Die **Diagnostik** erfolgt über die Carotis-Angiographie oder Dopplersonographie.

> **! Merke**
>
> Die oftmals rezidivierende Amaurosis fugax kann auf eine hochgradige Carotisstenose deuten und ein Vorzeichen für einen drohenden Zentralarterienverschluss oder Schlaganfall (*Apoplex*) sein.

Therapie

- Hämodilution (Blutverdünnung), Antikoagulantien (Gerinnungshemmung), Fibrinolyse (Auflösung von Fibringerinnseln), Thrombolyse (Auflösung von frischen Thromben), Vasodilatation (Gefäßerweiterung)
- Senkung des Augeninnendruckes durch Bulbusmassage: Hierdurch soll der Augeninnendruck vorübergehend gesenkt

werden. Der Druck auf die Arterie kann somit vermindert werden und der Blutfluss verbessert.

▪ Gabe von Kortikosteroiden.

Ein Zentralarterienverschluss kann ein Symptom einer zerebrovaskulären Erkrankung sein und erfordert eine intensive Suche nach Emboliequellen. In jedem Fall muss der Ausschluss einer Arteriitis temporalis (☞ 12.4) erfolgen.

! Merke

Ein Zentralarterienverschluss ist ein Notfall! Die Ganglienzellen (☞ 1.2) der Netzhaut überleben höchstens 60 Minuten, dann kommt es zur Atrophie des Sehnerven. Deshalb sollte die Therapie in jedem Fall sofort beginnen.

Prognose

▪ **Arterienastverschluss:** *Skotom* im entsprechenden Bereich, manchmal Erhaltung der zentralen Sehschärfe
▪ **Zentralarterieninfarkt:** meist irreversible Erblindung innerhalb weniger Minuten. Das ischämische Netzhautödem verschwindet innerhalb einiger Wochen, wenn die innere Netzhaut atrophiert und die Arterien wieder durchblutet sind. Nach 6–8 Wochen kommt es mit dem Untergang der Neuroretina zu einer aufsteigenden Optikusatrophie.

11.2 Zentralvenenverschluss

Hämorrhagischer Infarkt durch vielfältige Ursachen.

Die **Ursachen** eines Zentralvenenverschlusses sind sehr vielfältig, z.B. Hypertonie, Arteriosklerose, hämodynamische Insuffizienz, Vaskulitiden (entzündliche Veränderungen der Gefäßwände), Gerinnungsstörungen, Veränderung der Blutviskosität (z.B. bei Einnahme oraler Antikonzeptiva), Tuberkulose, Sichelzellanämie u.a. Der entstehende hämorrhagische Infarkt (Blutstauung) der Netzhaut wird durch einen erhöhten Augeninnendruck (Offenwinkelglaukom ☞ 9.1) begünstigt.
Ein Zentralvenenverschluss ist eine der häufigsten Erblindungsursachen des älteren Menschen.

Klinik

▪ Schleierartige Verdunkelung des Gesichtsfeldes innerhalb von Stunden bis Tagen
▪ Bei einer Astvenenthrombose ist jeweils nur der betroffene Bereich pathologisch verändert. Ist der Makulabereich betroffen, kommt es zur starken Abnahme der Sehschärfe.

Augenheilkunde

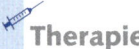

Therapie

- Hämodilution (Verdünnung des Blutes) als Standardtherapie
- Thrombolyse nur bis zum 6. Tag anwendbar
- Laserkoagulation, z.B. bei Gefäßproliferationen und Glaskörperblutungen. Damit können evtl. ein Sekundärglaukom und eine Netzhautablösung nach Gefäßneubildungen vermieden werden.

Prognose

Bei einer **Astvenenthrombose** können sektorförmige Ausfälle des Gesichtsfeldes zurückbleiben. Bei einer **Zentralvenenthrombose** ist die Prognose schlecht.

Spätkomplikationen sind Glaskörpereinblutungen, Sekundärglaukom durch Gefäßneubildungen an der Iris und im Kammerwinkel. Die Prognose des **Sehvermögens** wird durch das Makulaödem und die Gefäßneubildungen bestimmt.

11.3 Netzhautveränderungen bei Allgemeinerkrankungen

- Hypertonie
- Diabetes mellitus
- Toxoplamose.

❷ Bestimmte Allgemeinerkrankungen können zur Schädigung der Netzhaut führen.

11.3.1 Hypertonie

Hochgradige Hypertonie führt vorwiegend zur Gefäßengstellung, lang andauernde Hypertonie hingegen zur Sklerose der Netzhautarterien (bei älteren Menschen auch ohne Blutdrucksteigerung), die sog. **hypertensive Retinopathie.**

Eine Sonderform stellt die **Retinopathia angiospastika** dar, die bei extremer Hypertonie, insbesondere bei jüngeren Patienten mit renaler Hypertension bzw. Phäochromozytom (Tumor, der Adrenalin oder Noradrenalin produziert) auftritt.

Klinik und Diagnostik

Die Veränderungen der Netzhaut verlaufen in Stadien, es finden sich Blutungen und Mikroinfarkte in der Netzhaut. Im Endstadium kann es zu einer Schwellung der Papille mit nachfolgend deutlicher Sehverschlechterung kommen. Diese typischen Netzhautveränderungen werden anhand der Fundusuntersuchung (☞ 2.1) festgestellt. Ähnliche Veränderungen können auch bei einer Eklampsie in der Schwangerschaft (Komplikation einer schwangerschaftsinduzierten Hypertonie) auftreten.

Therapie und Prophylaxe

Die beste Prophylaxe besteht in einer guten **Einstellung des Blutdruckes!** Damit kann in den ersten beiden Stadien eine Erholung *(Remission)* der Veränderungen herbeigeführt werden, was später in der Regel nicht mehr möglich ist.

Prognose

Unter guter Kontrolle und Therapie ist die Prognose gut, z.T. bilden sich die Veränderungen zurück.

11.3.2   Diabetes mellitus

Formen:
- Proliferative Retinopathie
- Nicht-proliferative Retinopathie.

Die Häufigkeit der **diabetischen Retinopathie** hängt vor allem von der Krankheitsdauer des Diabetes mellitus ab. Eine Unterteilung findet in die **proliferative** (oft bei jugendlichen Typ-I-Diabetikern) und die **nicht-proliferative** Retinopathie statt. Es kommt zu

- Gefäßneubildungen auf der Retina *(Retinopathia diabetica)* mit Blutungen in Retina und Glaskörper
- Mikroangiopathie (Veränderungen von Arteriolen, Kapillaren und Venolen)
- Gefäßsklerose mit Kapillarverschlüssen und Ischämie
- Netzhautödem und anschließend Gewebszerstörung.

Klinik

Eine Verminderung der Sehkraft wird erst im Spätstadium bemerkt, beim Altersdiabetes (Typ II) kann ein Ödem am hinteren Augenpol, das sich auf den Makulabereich ausdehnt, einen plötzlichen Visusabfall hervorrufen.

Therapie und Prophylaxe

- Das Fortschreiten der Erkrankung kann mit Laserkoagulation verlangsamt werden. Dabei werden, über die ganze Netzhaut verteilt, kleine Herde koaguliert (außer Makula und Papillenumgebung)
- Vorliegende Hypertonie konsequent einstellen
- Bei Membranbildung auf der Netzhautoberfläche, Traktionsablatio (☞ 11.5) und wiederholten Glaskörperblutungen: **Vitrektomie** (Entfernung des Glaskörpers)
- Die wichtigste Prophylaxe ist eine gute diätetische und medikamentöse Einstellung des Blutzuckers. Bei jedem Diabetiker sollte vierteljährlich bis jährlich der Augenhintergrund untersucht werden.

Augenheilkunde

Prognose

Die diabetische Retinopathie ist **eine der häufigsten Erblindungsursachen** im Alter zwischen 20 und 65 Jahren. Hypertonie und Rauchen verschlechtern zusätzlich den Verlauf. Die proliferative diabetische Retinopathie schreitet in Phasen hormoneller Umstellung (Schwangerschaft, Pubertät) schneller voran.

Mögliche **Komplikationen** sind z.B.:

- Proliferationen in den Glaskörper und Glaskörpereinblutungen (☞ 10.2)
- Traktionsablatio (☞ 11.5)
- Gefäßneubildungen sind auch an der Iris *(Rubeosis iridis)* und im Kammerwinkel möglich, wodurch ein sekundäres Glaukom (☞ 9.4) entstehen kann.

11.3.3 Toxoplasmose

Die Erreger der Toxoplasmose *(Toxoplasma gondii)* rufen am Auge eine fokale Entzündung von Netzhaut und Aderhaut, oft im Makulabereich oder der Papille, hervor. Gefährdet ist v.a. der Embryo im 5.–7. Schwangerschaftsmonat. Die Erreger werden durch Katzen und deren Kot oder rohes Fleisch übertragen. Bei Erstinfektion der Mutter (ohne Antikörper-Schutz) gelangen die Erreger über die Plazenta zum Embryo.

Klinik und Diagnostik

- Entzündungsherde befinden sich in Netz- und Aderhaut, oft im Makulabereich oder neben der Papille
- Bei narbiger Abheilung der Entzündung im Makulabereich kommt es zur drastischen Sehverschlechterung
- Bei dem meist einseitigen Verlauf kann oft Begleitschielen *(Strabismus concomitans* ☞ 14.5.1) folgen
- Bei beidseitigem Verlauf Nystagmus (☞ HNO 2.2.3) möglich.

Therapie

- Kausale Therapie mit Pyrimethamin (Daraprim®), Clindamycin oder Trimethoprim
- Kortikosteroide zur Verminderung der Narbenbildung, nur in Verbindung mit Antibiotikum.

Bei Infektion des Embryos können die Kinder wegen der Narbe im Makulabereich kein zentrales Sehen entwickeln und es kommt oft noch jahrelang zu Rezidiven.

11.4 Makula-Degenerationen

Formen:
- Erworbene Makula-degeneration: z.B. senile Makula-Degeneration
- Vererbte Makula-degeneration: z.B. juvenile Makula-Degeneration.

❸ Makuladegenerationen als **Erkrankungen des Netzhautzentrums** sind entweder erworben oder vererbt:

Erworben
Z.B. **senile Makula-Degeneration** (meist nach dem 60. Lebensjahr). Pigmentepithel und Sinnesepithel der zentralen Netzhaut (☞ 1.2) gehen durch Alterungsvorgänge zugrunde. Sie ist eine der häufigsten Erblindungsursachen jenseits des 65. Lebensjahres.

Vererbt
Z.B. **juvenile Makula-Degeneration** (Morbus STARGARDT, *Fundus flavimaculatus),* welche in jedem Alter auftreten kann und meist beide Augen befällt. Im Laufe des 2. bis 3. Lebensjahrzehnts nimmt die Sehschärfe ab (der Patient kann dann nicht mehr lesen) und die Netz- und Aderhaut atrophiert später zunehmend.

 Klinik

Die Sehverschlechterung ist schmerzlos und kann entweder schleichend oder plötzlich einsetzen. Dann kommt es meist zu einer erheblichen und irreversiblen Störung der zentralen Sehschärfe. Oft ist eine **Metamorphopsie** (Verzerrtsehen) das erste typische Symptom, später kommen Ausfälle des zentralen Gesichtsfeldes hinzu.

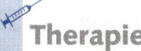 **Therapie**

Eine sicher Erfolg versprechende Therapie ist für beide Formen nicht bekannt. Bei der senilen Makula-Degeneration wird versucht, mit Kortikosteroiden oder Hemmstoffen der Prostaglandinsynthese das Forschreiten zu verhindern. Mit Hilfe der **Laserkoagulation** wird versucht, die Gefäßneubildungen aufzuhalten; jedoch ist ihr Einsatz gerade im Bereich der Makula begrenzt. Ein neueres Verfahren ist die **photodynamische Therapie:** Injektion einer Substanz, die sich selektiv an die neugewachsenen Blutgefäße bei einer bestimmten Form der altersbedingten Makuladegeneration anlagert. Aktiviert durch Licht, kommt es zu Verödung der kranken Blutgefäße. Zusätzlich werden vergrößernde **Sehhilfen** eingesetzt.

Augenheilkunde

11.5 Netzhautablösung

Führt zur Mangelversorgung der Sinnesrezeptoren.

Die Netzhautablösung *(Ablatio retinae* bzw. *Amotio retinae)* ist eine Abhebung der Netzhaut vom mit ihr nicht verwachsenen Pigmentepithel (☞ 1.2) durch z.B. seröse Flüssigkeit (verflüssigter Glaskörper), Exsudat, Blut oder Tumorgewebe. Die Ablösung verursacht eine Mangelversorgung und damit den Zerfall der Sinnesrezeptoren.

11.5.1 Einteilung und Ursachen der Netzhautablösung

Formen der Netzhautablösung:
- Rhegmatogene
- Nicht-rhegmatogene
- Linsenlosigkeit.

❹ Netzhautablösungen werden entsprechend der Krankheitsentstehung eingeteilt:
- **Rhegmatogene** (rissbedingte) Netzhautabhebung. Eine Sonderform ist die Riesenrissablatio: Glaskörperzug setzt am zentralen Rissrand an und die Risse erstrecken sich über mehr als 1 Quadranten
- **Nicht-rhegmatogene** Netzhautabhebung: Traktionsablatio und exsudative Ablatio
- Netzhautabhebung bei **Linsenlosigkeit.**

Ursachen

Rhegmatogene Netzhautabhebung (häufigste Form)
Aufgrund degenerativer Prozesse (insbesondere im Alter, bei Myopie und bei Linsenlosigkeit) bilden sich in der Netzhaut Risse oder Löcher. Diese Netzhautdefekte verbinden den Subretinalraum (Raum unter der Retina) mit dem Subvitrealraum (zwischen Glaskörper und Uvea), wodurch flüssiger Glaskörper unter die Netzhaut gelangt und diese von der Unterlage abhebt. Sekundär kann eine Ablatio auch nach Netzhautrissen infolge Prellung, perforierender Verletzung, Entzündung oder Aderhautmelanom auftreten.

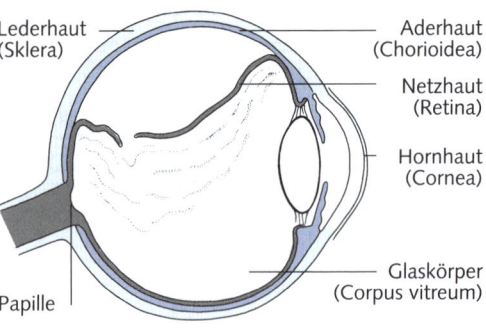

Abb. 11.1
Netzhautablösung.
[L157]

Nicht rhegmatogene Netzhautabhebung

■ **Traktionsablatio**
Zug aus dem Glaskörperraum durch Verwachsungsstränge oder Membranen, die an der Netzhaut anheften, z.B. nach Iridozyklitis (☞ 8.1), diabetischer Retinopathie, perforierenden Verletzungen, Glaskörperschrumpfung bzw. -verlust, Periphlebitis retinae (☞ 10.2), Aderhauttumoren (☞ 8.3)

■ **Exsudative Ablatio**
Die Exsudate entstehen meist auf dem Boden einer Entzündung oder als Begleiterscheinung von Tumoren, wodurch sich größere Netzhautbezirke flächenhaft abheben.

Netzhautabhebung bei Linsenlosigkeit

Nach intrakapsulärer Staroperation (☞ 7.1.3) wird die Netzhautabhebung durch zwei Faktoren begünstigt: ständige mechanische Irritationen durch die verminderte Stabilität in der Irisebene sowie das Eindringen des Glaskörpers in den vorher von der Linse eingenommenen Raum, verbunden mit möglichen Schleuderbewegungen.

11.5.2 Klinik, Therapie und Prognose

Klinik

Unterscheidung von Früh- und Spätsymptomen.

⑤ Man unterscheidet Früh- von Spätsymptomen:
■ **Frühsymptome** durch Einreißen der Netzhaut und Blutung in den Glaskörper
  – »**Lichtblitze**« in der Peripherie des Gesichtsfeldes (auch im Dunkeln oder bei geschlossenen Augen)
  – Verstärkt auftretende Mouches volantes (☞ 10.1)
  – Schwarm schwarzer Punkte (»Rußwolken«)
■ **Spätsymptome** bei Ablösung der Netzhaut
  – Allmählich sich über das Gesichtsfeld ausbreitender **Schatten**; bei oberer Ablatio: »von unten aufsteigende Mauer«; bei unterer Ablatio: »sich senkender Vorhang«
  – Abhängig von Lage und Ausprägung der Ablatio: starke Seheinschränkung, Verzerrtsehen, peripherer Gesichtsfeldausfall.

Therapie

- **Ruhigstellung** des Auges, Bettruhe
- **Wiederannäherung** der beiden Blätter
  - Mit Kälte *(Kryopexie)* wird eine Entzündungsreaktion induziert, wodurch die Schichten wieder miteinander verwachsen (Vernarbung des Netzhautrisses)
  - Tamponade von außen (z.B. Plombenaufnähung bzw. *Cerclage*) oder durch Tamponade von innen (z.B. mit Hilfe eines expandierenden Gases)
- **Vitrektomie:** wenn Membranen die Netzhaut am Anliegen hindern bzw. bei Riesenriss oder Ablatio durch ein am hinteren Augenpol gelegenes Netzhautloch.

Kleinere Herde lassen sich durch eine kreisförmige **Laserkoagulation** abriegeln und die Netzhautablösung kann sich an diesen Stellen nicht mehr fortsetzen. Diese Methode kann auch prophylaktisch bei Foramen und Rissen eingesetzt werden.

Prognose

Ohne Therapie schreitet die Netzhautablösung fast immer bis zur Erblindung fort. Die Prognose wird mit zunehmender Größe der Ablösung schlechter. Eine ungünstige Prognose haben auch komplizierte Netzhautablösungen mit Voroperationen oder Linsenlosigkeit, Riesenrissablatio und sekundäre Netzhautablösungen.

? Übungsfragen

1. Welche Symptome kennzeichnen einen Zentralarterienverschluss bzw. den Verschluss eines Arterienastes?

2. Welche Allgemeinerkrankungen können Netzhautveränderungen hervorrufen?

3. Welche Arten der Makula-Degeneration gibt es?

4. Wie können Netzhautablösungen entstehen?

5. Welches sind die Früh- bzw. Spätsymptome einer Netzhautablösung?

12 Erkrankungen des Sehnerven

Beurteilung des Sehnerven über Papille.

Bei der Diagnose von Erkrankungen des Sehnerven spielt die Papille (☞ 1.2.1) eine entscheidende Rolle. Die **normale Papille** ist scharf begrenzt, nicht prominent, schläfenwärts etwas blasser als nasal, mit trichterförmiger Vertiefung in der Papillenmitte.

Als krankhafte Veränderungen kommen vor:

- **Papillenödem:** Papille ist prominent (erhaben) und unscharf begrenzt
- **Papillenatrophie:** Papille ist abgeblasst und scharf bzw. unscharf begrenzt, evtl. mit Exkavation (☞ 9.1).

12.1 Entzündungen des Sehnerven

Formen:
- Papillitis
- Retrobulbärneuritis.

❶ Je nach Lokalisation der Entzündung des Sehnerven werden zwei Formen unterschieden:

Papillitis *(Neuritis nervi optici):* Bei dieser ist der vordere Teil des Sehnerven betroffen (Sehnervenkopf), welcher ophthalmoskopisch sichtbar ist. Sie kann durch Infektionen (z.B. Diphtherie, Masern, Malaria, Typhus), Entzündungen (z.B. Arteriitis temporalis ☞ 12.4, Tonsillitis) oder bei Vergiftungen (z.B. mit Blei, Tabak oder Alkohol) hervorgerufen werden.

Retrobulbärneuritis, bei welcher der orbitale Abschnitt des Sehnerven betroffen ist. Diese Enzündung ist ophthalmoskopisch nicht sichtbar. Sie besitzt die gleichen Ursachen wie die Papillitis, tritt häufig bei Multipler Sklerose auf, deren Frühsymptom sie sein kann, oder als Begleitentzündung bei *Sinusitis* (☞ HNO 4.2) oder *Meningitis* (Entzündung der Hirnhäute).

 Klinik

Papillitis
- Frühzeitige und plötzliche Sehstörung durch Zentralskotom bis zur vorübergehenden Erblindung, bei mehr vorne lokalisierter Entzündung auch parazentrale Skotome (☞ 12.3)
- Leichter dumpfer Schmerz nimmt bei Druck auf Bulbus zu
- Augenbewegungen eingeschränkt und schmerzhaft
- Meist einseitig.

Retrobulbärneuritis

- Akutes Stadium: hochgradige und plötzliche Verschlechterung der Sehschärfe, meist mit Zentralskotom
- Augenbrauenschmerz oder tiefe orbitale Schmerzen, die sich bei Druck auf den Bulbus bzw. bei Augenbewegungen verstärken
- Augenbewegungen sind eingeschränkt und schmerzhaft (wie bei Papillitis)
- Flüchtige Augenmuskellähmung
- Beim Erwachsenen meist einseitig.

Diagnostik

Außer mit dem Augenspiegel erfolgt die Diagnose einer Sehnervenentzündung mit der Visusbestimmung, Gesichtsfeldbestimmung, Fluoreszenzangiographie (zur Beurteilung der Durchblutung) und dem Elektroretinogramm (zur Beurteilung der Retinafunktion) sowie bildgebenden Verfahren.

Prognose

In vielen Fällen bessert sich die Sehschärfe und die Entzündung heilt vollständig ab. Bei zu spät eingeleiteter Therapie ist jedoch eine Atrophie des Sehnerven mit entsprechenden Sehstörungen möglich.

12.2 Stauungspapille

Formen:
- Stauungspapille
- Pseudotumor cerebri.

② Als Stauungspapille wird ein »passives« nicht entzündliches Papillenödem bezeichnet, das zunächst zu keiner Schädigung der Axone führt. Hirntumoren sind infolge des mit ihnen einhergehenden erhöhten Hirndrucks die häufigste Ursache einer Stauungspapille. Weitere Ursachen sind z.B. Störungen der Liquorzirkulation, venöse Abflussstörungen (z.B. bei Herzinsuffizienz) und arterielle Hypertonie.

Der **Pseudotumor cerebri** ist ein Krankheitsbild, das mit einer chronischen Stauungspapille und langfristig einer Optikusatrophie einhergeht. Es kommt zum erhöhten Hirndruck, z.B. infolge Resorptionsstörungen des Liquors oder einer Thrombose der großen Venen des Gehirns.

Klinik und Diagnostik

- Stauungspapille
  - Sehstörungen im Gegensatz zur Papillitis oder Retrobulbärneuritis erst sehr spät
  - Vorkommen meist beidseitig (einseitiges Auftreten spricht für einen Orbitatumor).

- Pseudotumor cerebri
  - Kopfschmerzen
  - Mäßige Sehverschlechterung und fortschreitende konzentrische Einschränkung des Gesichtsfeldes.

Prognose

Bei Beseitigung der Ursache(n) ist die Prognose gut. Beim Pseudotumor cerebri oftmals auch nach Entlastung keine Besserung und manchmal ungünstige Prognose.

12.3 Gesichtsfeldausfälle

Formen:
- Physiologische Skotome: Papille, Angioskotome
- Pathologische Skotome: Positive und negative Skotome.

❸ Der Gesichtsfeldausfall *(Skotom)* ist ein innerhalb der Gesichtsfeldgrenzen gelegener relativer (unvollständiger) oder absoluter (vollständiger) **Ausfall der Lichtempfindung.** Zu den physiologischen Skotomen zählen der blinde Fleck (Papille) und die sog. *Angioskotome* als Abbild der Netzhautgefäße. Krankhafte Skotome werden nach ihrer Lage (z.B. zentrale oder parazentrale Skotome) und nach der Wahrnehmung unterschieden:

- **Positive Skotome** sind Gesichtsfeldausfälle, die vom Patienten selbst bemerkt werden (z.B. Mouches volantes und andere Glaskörpertrübungen ☞ 10)
- **Negative Skotome** werden nicht wahrgenommen.

Ursachen

Häufig ist eine Läsion im Verlauf der Sehbahn (☞ 1.2.1) z.B. infolge Tumor, Aneurysma der A. communicans anterior oder Verkalkungen der A. carotis interna Ursache für einen Gesichtsfeldausfall. Ebenso können z.B. ein Glaukom (☞ 9) oder eine Zentralvenenthrombose zu Gesichtfeldausfällen führen.

Klinik und Diagnostik

- Wahrnehmung von Ort und Schädigung abhängig
- Als Sonderformen: Farben-Skotome und Flimmer-Skotome.

Die Wahrnehmung der Skotome durch die Patienten ist in erster Linie von Ort und Größe der Schädigung abhängig. Ein Defekt im Bereich der Makula – der Stelle des schärfsten Sehens – wird als störender empfunden, als Skotome, die eine mehr periphere Ursache haben und sogar unbemerkt bleiben können. In den meisten Fällen besteht in den Skotombereichen keine Lichtempfindung mehr.

Sonderformen sind:
- **Farben-Skotome:** Ausfall der Farbwahrnehmung im Skotombereich
- **Flimmer-Skotome:** vorübergehender Gesichtsfeldausfall mit flimmerndem gezackten Rand bei Migräne.

Therapie und Prognose

Therapie und Prognose sind in erster Linie abhängig von Ursache, Art und Lokalisation des Schadens. Gehirntumoren (z.B. Hypophysenadenom) können neurochirurgisch entfernt werden, die Gesichtfeldausfälle sind jedoch meist irreversibel.

12.4 Durchblutungsstörungen des Sehnerven

Papilleninfarkte durch
- Arteriosklerose
- Riesenzellarteriitis.

❹ Durch Durchblutungsstörungen kommt es zu **Papilleninfarkten** des Sehnerven. Ursachen dafür können sein:

- **Arteriosklerose** der für die Versorgung des Sehnerven wichtigen Gefäße
- **Riesenzellarteriitis** (Entzündung der A. temporalis: *Arteriitis temporalis, Morbus HORTON*) vermutlich eine Autoimmunerkrankung des höheren Lebensalters, die auf die A. ophthalmica übergreifen kann. Leitsymptome sind sicht- oder tastbare Verdickung der A. temporalis, Druckschmerz, Rötung, heftige Kopfschmerzen. Gefahr der Erblindung auch für das andere Auge.

Klinik

Die Sehschärfe ist plötzlich stark herabgesetzt und Gesichtsfeldausfälle (typischer Ausfall der unteren Gesichtsfeldhälfte) treten auf bis hin zur Amaurose (vollständige Erblindung).

Vorboten der Riesenzellarteriitis sind kauabhängige Schläfenschmerzen, mehrtägige Kopfschmerzen und Fieber. Schließlich kommt es zur plötzlich einsetzenden Erblindung.

Therapie

- Arteriosklerotisch bedingter Papilleninfarkt
  - Hochdosierte Kortikosteroide, um die Ödembildung zu reduzieren
  - Hämodilution, um Fließeigenschaft des Blutes zu verbessern.
- Riesenzellarteriitis
  - Sofort hochdosierte und langdauernde Gabe von Kortikosteroiden, auch um Befall des zweiten Auges zu verhindern.
  - Maßnahmen zur Verbesserung der Fließeigenschaften des Blutes, z.B. Hämodilution und Gabe von Antikoagulantien.

Prognose

Papilleninfarkt

Die volle Funktion des Sehnerven lässt sich durch eine Therapie selten wiederherstellen. Nur in den ersten 12–24 Stunden besteht die Chance, einige Gesichtsfeldbereiche zurückzugewinnen.

Arteriitis temporalis

Gelegentlich ist bei rechtzeitiger Therapie eine Verbesserung des Sehens möglich. Oft können jedoch nur einige periphere Gesichtsfeldreste wiedergewonnen werden.

? Übungsfragen

1 Wie werden Entzündungen des Sehnerven nach ihrer Lokalisation unterschieden?

2 Was kennzeichnet eine Stauungspapille, was ist ein Pseudotumor cerebri?

3 Was sind Skotome und wie nimmt der Patient sie wahr?

4 Welche Ursachen für Papilleninfarkte gibt es?

Augenheilkunde

Erkrankungen der Augenhöhle

13.1 Exophthalmus und Enophthalmus

13.1.1 Exophthalmus

Exophthalmus als Leitsymptom.

❶ Das **Leitsymptom** für Erkrankungen der Orbita ist der Exophthalmus, das Hervortreten des Augapfels *(Protrusio bulbi)*. Ursachen können eine Infiltration und Volumenvermehrung des Orbitagewebes und Verdickung der äußeren Augenmuskeln sein.

Diagnostik

Alte Fotografien des Patienten können für die Anamnese verdeutlichen, wie lange der Exophthalmus etwa schon besteht. Behelfsmäßig wird ein Exophthalmus beurteilt, indem sich der Untersucher hinter den sitzenden Patienten stellt, die Oberlider anhebt und dann die Augenbulbi über die Stirn vergleicht. Eine genaue Beurteilung ist mittels vergleichender Untersuchung mit dem **Exophthalmometer** möglich, welches die Prominenz der Bulbi misst. Zur Diagnostik eines Exophthalmus gehören weiterhin Visusprüfung, Gesichtsfelduntersuchung, Motilitätsprüfung und Fundusuntersuchung.

13.1.2 Enophthalmus

Typische Trias beim HORNER-Syndrom.

❶ Ein Enophthalmus (Einwärtssinken des Orbitainhalts) kann bei Verletzungen der Orbita (☞ 13.3) oder als Pseudo-Enophthalmus beim **HORNER-Syndrom** auftreten. Bei diesem führt eine Störung des Sympathikus unterschiedlicher Ursache zur typischen Trias

- **Miosis** infolge Lähmung des M. dilatator pupillae
- **Ptosis** (☞ 3.1.3) durch Lähmung des MÜLLERschen Lidhebers
- **Enophthalmus,** der jedoch durch die Ptosis vorgetäuscht sein kann.

13.2 Endokrine Orbitopathie

② Die endokrine Orbitopathie (Morbus BASEDOW) tritt in über 50 % der Fälle bei *Hyperthyreosen* (Überschuss an Schilddrüsenhormonen) und in 90 % der Fälle beidseitig auf. Ihre Ursache liegt wahrscheinlich in autoimmunologischen Prozessen.

Klinik

- Allgemeinsymptome der Hyperthyreose (Schweißausbrüche, Nervosität, Tachykardie)
- Exophthalmus
- Bewegungsstörungen des Auges, Diplopie (Sehen von Doppelbildern)
- Geschwollene und gerötete Konjunktiven, sog. Glanzauge
- Erweiterte Lidspalte
- Typische Zeichen: **GRAEFE-Zeichen** (Oberlid bleibt bei Blicksenkung zurück), **STELLWAG-Zeichen** (seltener Lidschlag), **DALRYMPLE-Zeichen** (Sklera am oberen *Limbus,* Übergangslinie zwischen Hornhaut und Sklera, sichtbar), **MÖBIUS-Zeichen** (Konvergenzschwäche)
- Lagophthalmus (☞ 3.1.4) und der seltene Lidschlag können zum Ulcus corneae führen
- Kompression des Sehnerven führt zu Einschränkungen des Gesichtsfeldes.

Diagnostik

- Inspektion des Auges, Gesichtsfeldprüfung, Schilddrüsendiagnostik
- Echographie, CT oder MRT verdeutlichen Augenmuskelverdickungen
- Verlaufskontrollen (ggf. mit dem Exophthalmometer).

In der Differentialdiagnose müssen z.B. ein Orbitatumor (bei einseitigem Auftreten), Pseudotumoren und eine Orbitaphlegmone (☞ 3.2.1) abgeklärt werden.

Therapie

- Behandlung der Grundkrankheit
- Tränenersatzmittel
- Bei extremem Exophthalmus (maligner Exophthalmus) verhindern Uhrglasverbände das Austrocknen der Hornhaut (evtl. zusätzlich antibiotische Augensalbe)
- Kortikosteroide
- Bei Versagen der medikamentösen Therapie Röntgenbestrahlung der Orbitaspitze oder Entlastungsoperation der Augenhöhle
- Schieloperation bei Motilitätsstörungen und Doppelbildern.

Prognose

Bei einigen Patienten ist die Prognose gut; häufig besteht eine psychische Belastung durch den Exophthalmus.

13.3 Verletzungen der Augenhöhle

Blow-out-Fraktur: Bruch des Orbitabodens infolge frontaler Gewalteinwirkung.

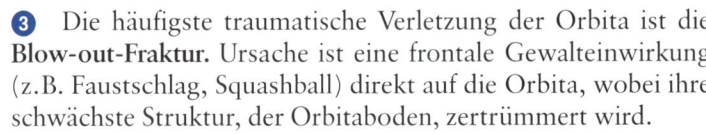 ❸ Die häufigste traumatische Verletzung der Orbita ist die **Blow-out-Fraktur.** Ursache ist eine frontale Gewalteinwirkung (z.B. Faustschlag, Squashball) direkt auf die Orbita, wobei ihre schwächste Struktur, der Orbitaboden, zertrümmert wird.

 ### Klinik und Diagnostik

- Doppelbilder
- Enophthalmus (oft schwer zu erkennen, da Lidschwellung und Bluterguss) durch traumatische Vergrößerung der Orbita möglich
- Bewegungsstörungen des Bulbus nach oben und unten bei Einklemmung des M. rectus inferior
- Evtl. Sensibilitätsstörungen im Bereich des *N. maxillaris* möglich
- Die Diagnose wird über eine Röntgenaufnahme des Schädels gesichert.

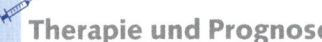 ### Therapie und Prognose

Die Indikation zur Operation stellen manifeste Bewegungsstörungen des Auges dar. Die operative Versorgung muss möglichst bald erfolgen, danach wird die Einklemmung irreversibel und die Doppelbilder bleiben. Die Prognose ist gut bei sonst erhaltener Augenfunktion und rechtzeitiger operativer Versorgung.

? Übungsfragen

❶ Wodurch sind Exophthalmus und Enophthalmus gekennzeichnet? Was ist das »HORNER-Syndrom«?

❷ Was ist der Morbus BASEDOW, welche Symptome haben die Patienten (Beispiele)?

❸ Welche Symptome zeigt eine Blow-out-Fraktur?

14.1 Hyperopie

① Bei einer Hyperopie, der **Weitsichtigkeit** (*Hypermetropie*, Übersichtigkeit), liegt der Vereinigungspunkt der einfallenden Strahlen hinter der Netzhaut. Dabei können zwei Formen unterschieden werden:

- **Achsenhyperopie:** Augapfel für Brechkraft zu kurz (häufig)
- **Brechungshyperopie:** Brechkraft des optischen Systems zu gering (selten).

Korrektur

In der Jugend wird der Brechungsfehler meist durch eigenständige Akkomodation des Auges ausgeglichen, was oft Kopfschmerzen hervorruft. Dieser Ausgleich durch ständige Akkomodation kann außerdem zu einer überschießenden Konvergenz (☞ 2.5) und zum Einwärtsschielen führen, da Akkomodation und Konvergenz zentral zusammen gesteuert werden (mögliche Entstehung eines *Strabismus convergenz* ☞ 14.5). Desweiteren besteht die Gefahr eines Winkelblockglaukoms (☞ 9.2): Da der Augapfel oft so kurz ist und damit Iris und Linse sehr weit vorne liegen, ist der Kammerwinkel eingeengt.

Eine Weitsichtigkeit wird mit **Sammellinsen** (Plusgläser, Konvexgläser) korrigiert. Dabei wird das stärkste Glas verordnet, das der Patient noch verträgt.

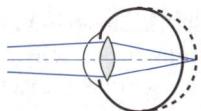 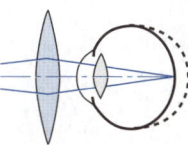

Abb. 14.1
Strahlengang bei
Weitsichtigkeit.
[A400]

Die Linse ist funktionsfähig, der Augapfel aber zu kurz. Das scharfe Bild naher Objekte liegt hinter der Netzhautebene.

Eine Sammellinse verlegt das scharfe Bild auf die Netzhaut

Augenheilkunde

14.2 Myopie

14.2.1 Myopie

Bei der Myopie, der **Kurzsichtigkeit**, liegt der Vereinigungspunkt der einfallenden Strahlen vor der Netzhaut. Nur nahe Gegenstände können scharf auf der Netzhaut abgebildet werden, ferne Objekte erscheinen verschwommen.

Formen

Formen der Myopie:
- Achsenmyopie
- Brechungsmyopie.

1 Auch bei der Myopie werden zwei Formen unterschieden:
- **Achsenmyopie:** Häufig ist der Augapfel für die Brechkraft zu lang. Ist beispielsweise der Augapfel 1 mm zu lang, beträgt der Brechungsfehler ca. 3 dpt. Die Achsenmyopie wird auch als Myopia simplex oder als Schulmyopie bezeichnet, da sie oft erst bei der Einschulung bemerkt wird. Sie bleibt meist nach dem 20. Lebensjahr stabil.
- **Brechungsmyopie:** Seltener ist die Brechungskraft des optischen Systems zu hoch, z.B. bei *Keratokonus* (kegelförmige Verformung der Hornhaut), Katarakt oder Linsenverlagerung nach vorne.

Die Entstehungsursache der Myopie ist unbekannt, es tritt jedoch eine familiäre Häufung auf. Andere Erkrankungen des Auges können ebenfalls zur Myopie führen, wie ein vergrößerter axialer Linsendurchmesser, die Verlagerung der Linse, ein verkleinerter Krümmungsradius der Hornhaut oder ein beginnender Altersstar.

Korrektur

Bei einer Myopie von ca. 3 dpt wird im Alter keine Lesebrille benötigt, da man im Fernpunkt des Auges (Punkt, der bei größtmöglicher Entspannung der Akkomodation noch scharf gesehen wird) liest.

Therapie über Konkavgläser = Minusgläser.

Konkavgläser (Minusgläser) zerstreuen die einfallenden Strahlen. Dabei soll immer das schwächste Glas verwendet werden, mit dem der Kurzsichtige gut sieht. Bei hoher Myopie ab rund 8 dpt

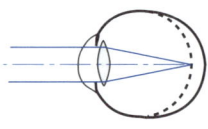 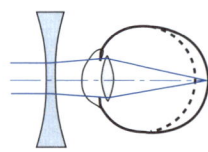

Abb. 14.2
Strahlengang bei Kurzsichtigkeit.
[A400]

Die Linse ist funktionsfähig, der Augapfel aber zu lang. Das scharfe Bild ferner Objekte liegt vor der Netzhautebene.

Eine Zerstreuungslinse verlegt scharfes Bild auf die Netzhaut wird eine Kontaktlinse empfohlen, da eine Brille dann zu schwer und das Gesichtsfeld sehr eingeengt ist.

14.2.2 Progressive Myopie

Fortschreitende, krankhafte Kurzsichtigkeit mit Gefahr der Netzhautablösung und Blutungen.

2 Falls die Verschlechterung der Kurzsichtigkeit nicht zum Stillstand kommt handelt es sich um eine progressive (maligne) Myopie *(Myopia maligna),* die – im Gegensatz zur Schulmyopie – eine Krankheit ist. Der Augapfel dehnt sich kontinuierlich und die Gläserstärken müssen immer weiter erhöht werden. Da sich jedoch Aderhaut und Netzhaut nicht weiter dehnen können, führt die maligne Myopie zu schweren Komplikationen, wie z.B. eine Ablösung der Netzhaut (☞ 11.5).

Diagnostik

Augenhintergrund: Als Folge der starken Dehnung schimmert um die Papille die Sklera als weißer Ring durch, die Netzhautgefäße sind gestreckt. Der sichtbare sog. FUCHSsche Fleck ist eine Pigmentnarbe der Makula nach Riss und Blutung aus der Aderhaut, die zu starkem Visusverlust führt.

Komplikationen

Bei einer hinteren Glaskörperabhebung kann es zu einer Netzhautablösung (☞ 11.5) und zu rezidivierenden Blutungen der Netzhaut kommen.

14.3 Presbyopie

3 Als Presbyopie, die **Alterssichtigkeit,** wird der Verlust der Akkomodationsfähigkeit der Linse infolge Sklerosierung im Alter verstanden. Eine Lesebrille wird benötigt, falls die Akkomodationsfähigkeit weniger als ca. 3 dpt beträgt.

Abb. 14.3
Strahlengang bei
Alterssichtigkeit.
[A400]

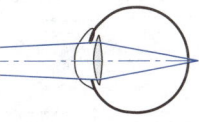

Die Linse hat an Eigenelastizität verloren und kann sich deshalb nicht mehr ausreichend krümmen. Das scharfe Bild naher Objekte liegt hinter der Netzhautebene.

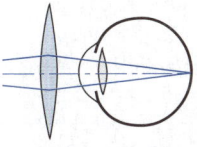

Eine Sammellinse gleicht fehlende Linsen-Krümmung aus

14.4 Astigmatismus

Formen:
- Regulärer Astigmatismus
- Irregulärer Astigmatismus oder Narben-Astigmatismus.

Das Wort »Stigma« ist griechisch und bedeutet »Punkt«. »A-stigma-tismus« bedeutet wörtlich (Brenn-)Punktlosigkeit. Im medizinischen Sprachgebrauch wird der Astigmatismus auch als Hornhautverkrümmung bezeichnet.

❹ Beim Astigmatismus weicht die Hornhaut von ihrer idealerweise kugeligen Form ab und hat eine mehr zylindrische Gestalt. Beim **regulären Astigmatismus** werden die Lichtstrahlen nicht mehr in einem Punkt gebündelt, sondern in einer Achse linienförmig verzerrt. Als Folge von Verletzungen und der damit einhergehenden unregelmäßigen Hornhautoberfläche kommt es zum **irregulären** oder **Narben-Astigmatismus.**

Korrektur
- Regulärer Astigmatismus: zylindrisch geschliffene Gläser wirken der Abweichung der Hornhaut entgegen
- Irregulärer Astigmatismus: Kontaktlinsen, Hornhauttransplantation.

14.5 Strabismus

Formen des Strabismus:
- Begleitschielen
- Lähmungsschielen.

❺ Das Schielen *(Strabismus)* ist die Unfähigkeit, die Blickachsen beider Augen auf einen Punkt zu richten. Damit geht die Fähigkeit zum beidseitigen Sehen mehr oder weniger verloren.

Normalbefund (zentriert)

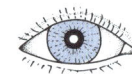 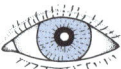

Auswärtsschielen (Strabismus divergens)

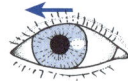 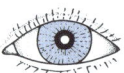

Einwärtsschielen (Strabismus convergens)

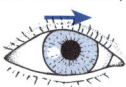 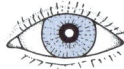

Abb. 14.4
Formen des Schielens: Beim jeweils abweichenden Auge ist das Reflexbild auf der Hornhaut verändert. [L157]

 Diagnostik
- Prüfung des Parallelstandes, *Orthophorie:* Der Patient betrachtet mit beiden Augen eine 5 m entfernte Lichtquelle. Der Untersucher beobachtet die Reflexbildchen auf der Hornhaut, die im Normalfall auf beiden Augen in der Mitte der Pupille liegen müssen (Abb. 14.4).
- Abdeckprobe, *Cover-Test:* Einstellbewegungen des Auges werden bestimmt.

14.5.1 Begleitschielen

Häufig beginnt das Begleitschielen *(Strabismus concomitans)* in den ersten 4 Lebensjahren. Später handelt es sich meist um ein Lähmungsschielen. Das Schielauge begleitet beim Begleitschielen das normal fixierende Führungsauge in alle Blickrichtungen in einem bestimmten Schielwinkel.

Die Ursachen liegen häufig in einer unkorrigierten Hyperopie, Hyper- oder Hypoakkomodation und können auch durch Muskelanomalien und Geburtstraumen bedingt oder vererbt sein.

14.5.2 Lähmungsschielen

Die Lähmung eines Augenmuskels oder des betreffenden Nerven hat das Lähmungsschielen *(Strabismus paralyticus)* zur Folge. Der Patient kann nicht in eine bestimmte Richtung schauen und gibt häufig Doppelbilder an. Es kommt zur Einschränkung des Gesichtsfeldes und des räumlichen Sehens.

Diagnostik

Die Beweglichkeit des Augapfels in der Zugrichtung des betreffenden Muskels ist in typischer Weise eingeschränkt und mit der Blickrichtung wechselt der Schielwinkel (größer bei Blick in Richtung des gelähmten Muskels). Falls Doppelbilder wahrgenommen werden, kommt es zu einer kompensatorischen Kopfzwanghaltung.

Therapie

- Behandlung der Ursache, z.B. Tumoren, Enzephalitis, Schädelbasisfraktur
- Doppelbilder werden mit Mattglas vor einem Auge ausgeschaltet
- Falls ca. 1 Jahr nach dem auslösendem Ereignis keine Besserung eingetreten ist, sollte eine operative Verkürzung des Gegenspielers des betroffenen Muskels erfolgen.

? Übungsfragen

1. Wie unterscheiden sich Achsenhyperopie und Brechungshyperopie sowie Achsenmyopie und Brechungsmyopie?

2. Wodurch ist eine progressive Myopie gekennzeichnet?

3. Was wird unter Presbyopie verstanden?

4. Wodurch sind regulärer bzw. irregulärer Astigmatismus gekennzeichnet?

5. Was ist Strabismus und welche Formen gibt es (Beispiele)?

Augenheilkunde

15.1   Verätzungen und Verbrennungen

❶ Die Folgen für das Gewebe infolge Verletzungen mit Säuren, Laugen und Verbrennungen sind unterschiedlich:

- **Laugen:** *Kolliquationsnekrose* als tief greifende, verflüssigende Gewebezerstörung von Kammerwinkel, Iris und Linse, z.B. bei Kalkverätzung (häufigste Ursache)
- **Säuren:** *Koagulationsnekrose* als Verschorfung, die eine Barriere gegen das weitere Eindringen der Säure bildet, z.B. beim Umgang mit Autobatterien (Schwefelsäure)
- **Verbrennungen:** Zerstörung des Gewebes und Folgen entsprechend einer Verätzung (Koagulation), oft ist nur das Epithel betroffen.

Klinik und Diagnostik

- Starke Schmerzen und Lichtscheu
- Starker krampfhafter Lidschluss *(Blepharospasmus)*
- Starkes Tränen der Augen.

Die genaue Diagnosestellung ist wegen des Blepharospasmus oft nicht möglich und kann erst nach den Sofortmaßnahmen erfolgen.

4 Verätzungsstadien:

Tab. 15.1   Verätzungsstadien

Schweregrad 1	Geringe Schädigung des Hornhautepithels, Hornhaut klar, Chemosis der Bindehaut
Schweregrad 2	Geringe Hornhauttrübung, Chemosis und Ischämie der Bindehaut (weniger als 1/3 betroffen)
Schweregrad 3	Hornhautepithelverlust, Hornhauttrübung, Ischämie der Bindehaut (1/3–1/2 betroffen)
Schweregrad 4	Hornhaut undurchsichtig (»gekochtes Fischauge«), Ischämie der Bindehaut (> 1/2)

Therapie

5 Sofortmaßnahmen

- ❷ Auge spülen, z.B. mit Wasser, Mineralwasser, physiologischer NaCl-Lsg., keine Milch
- Notfalltransport in die Augenklinik, dabei das Auge weiter spülen
- Lokalanästhetika und systemische Analgesie helfen, den Lidkrampf zu überwinden und ermöglichen eine genauere Untersuchung und Säuberung des Bindehautsacks, Spülung mit spezifischen Pufferlösungen
- Lokale Antibiotika gegen Sekundärinfektionen und Kortikosteroide gegen die Entzündungsreaktion
- Chirurgische Entfernung von nekrotischem Gewebe.

! Merke

Verätzungen und Verbrennungen sind ophthalmologische Notfälle, deshalb muss auch bei Abwehrreaktionen des Patienten aufgrund der starken Schmerzen rasch gehandelt werden.

Komplikationen und Prognose

Komplikationen und Prognose sind vom Ausmaß der Schädigung und vom Zeitpunkt der eingeleiteten Therapie abhängig. Es kann zu Narben der Bindehaut und Hornhaut kommen und zu Verwachsung der Bulbusbindehaut mit der Lidbindehaut (*Symblepharon*).

Eine besonders schlechte Prognose haben Verätzungen mit Beteiligung des Hornhautepithels am Limbus (Übergangslinie zwischen Hornhaut und Sklera), weil dann Bindehaut und Gefäße in die Hornhaut einsprossen können.

Laugenverletzungen haben eine relativ ungünstige Prognose. Bei tiefem Eindringen sind Linsentrübung und Sekundärglaukom möglich.

Bei Verbrennungen ist die Prognose umso besser, je roter (hyperämischer) die Konjunktiva ist. Bei leichten Verbrennungen (z.B. nach Stichflamme) bestehen nach Abkratzen des verschorften Hornhautepithels gute Heilungschancen ohne wesentliche bleibende Schäden. Innerhalb weniger Tagen ist das Hornhautepithel unter Antibiotikaschutz regeneriert.

! Merke

Als Prophylaxe für Verätzungen bei Umgang mit Säuren und Laugen immer Schutzbrille tragen.

Augenheilkunde

161

15.2 Perforierende Verletzungen

Unterscheidung von extrabulbärer und intrabulbärer Lage der Fremdkörper

Ursache sind meist mangelnde Vorsicht, z.B. Nichttragen einer Schutzbrille bei Arbeiten mit Hammer und Meißel (Stahlsplitter) oder Gebrauch von Trennscheiben oder Arbeiten an Kreissägen. Der Fremdkörper kann entweder **extrabulbär** (außerhalb des Bulbus) oder **intrabulbär** (innerhalb des Bulbus) liegen.

Klinik

❸ Abhängig von Art und Tiefe des Eindringens des Fremdkörpers sind unterschiedliche Strukturen zerstört:

- Durchschuss des Bulbus
- Hornhautverletzungen: kleine Schnittwunden werden durch das Quellen des Stromas oft verschlossen
- Irisverletzung: *Reizmiosis* (Verengung der Pupille) und Irisloch mit *Hyphaema* (Einblutung in die Vorderkammer), das zu einem Sekundärglaukom führen kann. Bei größerer Verletzung aufgehobene Vorderkammer und Irisvorfall. Mögliche Entstehung einer vorderen Synechie (Verwachsung der Iris mit der Hornhaut)
- Linsentrübung durch eingedrungenes Kammerwasser
- Glaskörperblutungen (☞ 10.2) bei Verletzung der Retina.

Therapie und Prognose

Patient muss in der Augenklinik behandelt werden.

Der Betroffene muss sofort in eine Augenklinik eingeliefert werden!

Oberflächliche Fremdkörper auf der Hornhaut werden nach Tropfanästhesie entfernt. Magnetische Fremdkörper lassen sich oft mit Magneten entfernen. Bei Aufschlagen auf die Netzhaut oder bei nichtmagnetischen Fremdkörpern werden spezielle mikrochirurgische Techniken angewandt. Antibiotische Abdeckung und Überprüfung des Tetanusschutzes.

Komplikationen: Infektion mit nachfolgender Endophthalmitis (☞ 10.3), *Panophthalmie* (eitrige Entzündung des gesamten Auges) oder *sympathische Ophthalmie* (Mitentzündung des nicht verletzten Auges), Sekundärglaukom (☞ 9.4), Netzhautablösung (☞ 11.5), *Phthisis bulbi* (Schrumpfung des Augapfels).

Besonders gefährlich sind Eisensplitter und Kupfersplitter.

❹ Besonders gefährlich sind:

- *Eisensplitter:* Infolge Eisenablagerung im Auge *(Siderosis)* kann es zu Sekundärglaukom und Gesichtsfeldausfällen bis zur Erblindung kommen
- *Kupfersplitter:* Je nach Größe der Splitter chronische Schädigung von Retina und Linse durch Kupfer oder entzündliche Reaktion mit Verflüssigung des Glaskörpers und Zerstörung der Retina innerhalb von Tagen *(Chalkosis)*.

15.3 Contusio

Die Contusio bulbi ist eine stumpfe Verletzung des Auges, z.B. durch Tennis- oder Squashbälle, aufprallende Sektkorken oder Holzscheite.

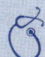

Klinik

Abhängig von der Stärke des Aufpralls können Verletzungen an annähernd allen Strukturen des Auges auftreten, z.B:

- Lidödeme, *Luftemphysem* (Aufblähung der Lider)
- Subkonjunktivale Blutung *(Hyposphagma)*
- Ablösung der Iris vom Ziliarkörper *(Iridodialyse)*, Hyphaema (Einblutung in die Vorderkammer)
- Linsentrübung oder Subluxation nach Zonulaabriss führt zum Irisschlottern
- Netzhautablösung
- Berstungsruptur der Sklera und damit Verlust der Stabilität des Auges, *Phthitis bulbi* (Schrumpfung des Augapfels)
- Blow-out Fraktur (☞ 13.3).

Diagnostik

Bei der Fundusuntersuchung findet sich im entgegengesetzten Bereich der Gewalteinwirkung das sog. BERLIN-Ödem als grau-weißes Ödem der Netzhaut.

Therapie und Prognose

Therapie und Prognose richten sich nach Art und Umfang der Schädigung:

- In der Regel Ruhigstellung mit beidseitigem Augenverband
- Bei Hyphaema: falls keine Resorption erfolgt, Blutung absaugen, da sonst die Gefahr eines Sekundärglaukoms besteht (☞ 9.4)
- Kontrollen des Augenhintergrundes und Messung des Augeninnendruckes.

? Übungsfragen

1. Wie unterscheiden sich Koagulationsnekrose und Kolliquationsnekrose?

2. Welche fünf Sofortmaßnahmen sind bei Verätzungen bzw. Verbrennungen des Auges wichtig?

3. Was ist ein Hyphaema?

4. Welche intraokulären Fremdkörper sind besonders gefährlich und warum?

Augenheilkunde

16 Umgang mit Sehbehinderten

- Nehmen Sie die Persönlichkeit des Sehbehinderten – trotz seiner äußeren Abhängigkeit von der Umwelt – ernst. Sprechen Sie ihn daher direkt an – und nicht seine Begleitperson – wenn Sie von ihm eine persönliche Auskunft benötigen. Lassen Sie den Sehbehinderten – sobald er sich etwas auskennt – möglichst viel selbständig tun. Ein solches Vorgehen fördert seine Selbständigkeit, stärkt sein Selbstvertrauen und trägt auch zur Entlastung des Pflegepersonals bei.
- Eine systematische Erklärung, wo sich was im Zimmer befindet und das Abtasten der einzelnen Gegenstände sind wichtig, damit sich der Sehbehinderte eine genaue Vorstellung von seiner neuen Umgebung machen kann. Hilfreich sind dabei Fixpunkte wie Schränke, Türen etc. Auch Gegenüberbeziehungen, wie z.B.: »Der Schrank befindet sich gegenüber der Tür« erleichtern die Orientierung.
- Informationstafeln, Türschilder u. Ä. sollten in Augenhöhe angebracht sein und mit großer Schrift und deutlichem Farbkontrast geschrieben werden (z.B. schwarz auf gelbem Grund).
- Stellen Sie sich vor, wenn Sie das Zimmer betreten und sagen Sie immer, was Sie gerade machen, damit der Sehbehinderte nicht durch ungewohnte Geräusche oder Berührungen verunsichert wird. Sagen Sie, wenn Sie das Zimmer verlassen.
- Sagen Sie ihm jeweils, was es zu essen gibt und wo sich das Geschirr auf dem Tisch befindet. Beschreiben Sie, wie die Speisen auf dem Teller angeordnet sind (z.B. nach dem Uhrzeigersinn: Fisch bei 12, Kartoffeln bei 6 Uhr usw.).
- Wenn Sie den Sehbehinderten z.B. zum Röntgen oder zu einer anderen Untersuchung führen, bieten Sie ihm Ihren Arm an und gehen immer voraus. Wenn Sie die Hand des Sehbehinderten auf die Stuhllehne legen, kann er die Sitzfläche finden.
- Nutzen Sie Hilfsmittel für Sehbehinderte, wie z.B. den Langstock oder eine »sprechende Uhr«.
- Nutzen Sie bei Fragen oder Problemen die Erfahrungen des Sozialdienstes der Klinik.

Glossar

Ablatio/Amotio (retinae)
Ablösung (der Netzhaut)

Abrasio (corneae)
Abschabung (des Epithels der Hornhaut)

Akkomodation
Einstellung (Krümmung) der Augenlinse auf verschiedene Entfernungen

Amaurose
Blindheit

Amaurosis fugax
vorübergehende anfallsartig auftretende Erblindung oder schwere Sehstörung

Amaurotisches Katzenauge
weißer Lichtreflex bei lichtstarrer Pupille im Kindesalter

Amblyopie
Schwachsichtigkeit eines Auges

Amotio/Ablatio (retinae)
Ablösung (der Netzhaut)

AMSLER-Netz
regelmäßiges Gitter, dessen Linien bei Metamorphopsie verzerrt oder wellenförmig erscheinen (z.B. bei Makuladegeneration)

Aphakie
Fehlen der Augenlinse (angeboren oder erworben)

Arcus senilis
(Gerontoxon, Greisenbogen) ringförmige Trübung der Hornhaut-Peripherie (im Alter, harmlos)

asthenoptische Beschwerden/Asthenopie
unspezifische Beschwerden wie Brennen, Tränen, Druck- und Spannungsgefühl als Folge des Missverhältnisses zwischen geforderter Sehleistung und Funktionstüchtigkeit des Auges

Astigmatismus
Hornhautverkrümmung (»Stabsehen«)

Atrophie
Schwund, Schrumpfung von Gewebe

Augenspiegel
(Ophthalmoskop) Gerät zur Untersuchung des Augenhintergrundes (Netzhaut, Netzhautgefäße, Aderhaut, Sehnerv)

BELL-Phänomen
beim Versuch, die Augen zu schließen wird die Rotation des Auges sichtbar (bei Fazialisparese)

BERLIN-Ödem
grau-weißes Ödem der Netzhaut nach Contusio bulbi

BIELSCHOWSKY-Test
Test zur Diagnostik des okulären Schiefhalses

Bindehaut
(Konjunktiva, Schleimhaut), überkleidet die Innenfläche

der Augenlider und die Vorderfläche des Augapfels bis zum Rand der Hornhaut

binokular
beidäugig

Binokularsehen
beidäugiges Sehen

BJERRUM-Skotom
bogenförmiger Gesichtsfeldausfall im Zentrum bei Glaukom

bland
mild, reizlos

Blepharitis
Lidrandentzündung

Blepharitis squamosa
Lidrandentzündung mit Schuppenbildung

Blepharorrhaphie
Vernähung der Lidspalte

Blepharospasmus
Lidkrampf

Blow-out Fraktur
Fraktur des Orbitabodens durch stumpfe Gewalteinwirkung (z.B. Faustschlag)

BOWMAN-Membran
vordere Basalmembran der Hornhaut

Brillenhämatom
Bluterguss in der Subkutis beider Lider

Bulbus oculi
Augapfel

Buphthalmus

(Hydrophthalmus, »Ochsen-
auge«), angeborenes Glaukom

Cataract, Cataracta

Trübung der Linse, grauer Star
(g. S.)

C. congenita

angeborener g. S.

C. corticalis

Rindenstar

C. hypermatura

überreifer g. S.

C. incipiens

beginnender g. S.

C. juvenilis

g. S. des Jugendlichen

C. matura

reifer g. S.

C. nuclearis

Kernstar

C. provecta

fortgeschrittener g. S.

C. senilis

Altersstar

C. stellata

Nahtstar

C. zonularis

Schichtstar

Chalazion

☞ Hagelkorn

Chalkosis

schwere Komplikation kupferhaltiger intraokularer Fremdkörper

Chemosis

entzündliche Schwellung der
Bindehaut

**Chiasma opticum/Chiasma nervi
optici**

Kreuzung der beiden Sehnerven

Chorioidea

Aderhaut

Chorioiditis

Entzündung d. Aderhaut

Chorioretinitis

Entzündung der Aderhaut und
Netzhaut

concomitans

begleitend (beide Augen bewegen sich in gleichem Ausmaß)

Contusio (bulbi)

stumpfe Verletzung des Auges

convergens

konvergierend (zusammenlau-
fend)

Cornea

Hornhaut

Cornea guttata

Ausstülpungen der DESCEMET-
Membran in das Hornhaut-
endothel ohne weitere Störungen der Hornhautfunktion

Corpus ciliare

Ziliarkörper

Corpus vitreum

Glaskörper

Cotton-wool-Exsudate

ischämische Herdbildung in
der Netzhaut

CREDÉ-Prophylaxe

bei Neugeborenen: Einträufeln
von 1 %iger Silbernitratlösung
in den Bindehautsack verhindern bakterielle Entzündungen, v.a. Gonoblennorhoe.

cum correctione (c.c.)

mit (optischer) Korrektur

Cylinder (cyl)

zylinderförmig geschliffenes
Glas (korrigiert Astigmatismus)

Dakryoadenitis

Entzündung der Tränendrüse

Dakryophlegmone

eitrige Entzündung im Bereich
des inneren Augenwinkels,
meist von Dakryostenose und
Dakryozystitis ausgehend

Dakryops

nichtentzündlicher Rückstau
von Tränenflüssigkeit mit Aus-
weitung des Tränensacks

Dakryostenose

Verschluss der ableitenden Tränenwege

Dakryozystitis

Entzündung des Tränensacks

DALRYMPLE-Zeichen

Sklera am oberen Limbus sichtbar (Symptom der endokrinen
Orbitopathie)

Deprivationsamblyopie

Schwachsichtigkeit infolge
Ausschluss eines Auges vom
Sehen

Descemetozele

Hornhautulzeration bis zur
DESCEMET-Membran

DESCEMET-Membran

Basalmembran der Hinter-
fläche der Hornhaut

Diaphanoskopie

Durchleuchtung (des Auges)

Dioptrie [dpt]

Einheit der Brechkraft [1/m]

Diplopie

Doppeltsehen (z.B. beim Lähmungsschielen)

divergent

divergierend, auseinander lau-
fend

Drusen

gelb-weiße hyaline Ablagerun-
gen unter dem Pigmentblatt
der Netzhaut

Ductus nasolacrimalis

Tränennasengang

EALES, Morbus

☞ Periphlebitis retinae

Einschränkung

Gesichtsfeldausfall

konzentrische E.
kreisförmig, von außen einengend

nasale E.
von der Nasenseite her

periphere E.
in der Peripherie

ektropionieren
Untersuchungsmethode der Lidbindehaut durch Auswärtsdrehen des Lides

Ektropium
nach außen gekipptes Lid

Emmetropie
Normzustand der Brechkraft des Auges

Endothel
innerste Zellschicht, kleidet alle Blutgefäße aus

Enophthalmus
Verlagerung eines oder beider Augen in die Tiefe

Entropium
einwärts gedrehtes Lid

Enukleation
operative Entfernung des Augapfels

Epikanthus
sichelförmige Hautfalte am inneren Rand des Oberlides (»Mongolenfalte«)

Epilation
Entfernen von (fehlstehenden) Wimpern

Episkleritis
Entzündung der oberflächlichen Schichten der Lederhaut

Epithel
(der Hornhaut) äußere Zellschicht der Hornhaut

Erosio corneae
oberflächliche Epitheldefekte der Hornhaut

Esophorie
Form des latenten Schielens (Heterophorie), bei dem die Augenachsen leicht konvergent stehen

Esotropie
Einwärtsschielen

Eversio puncti lacrimalis
Auswärtsdrehung d. unteren Tränenpünktchens

Exkavation
Vertiefung (der Papille)

physiologische E.
in Papillenmitte

glaukomatöse E.
randständig

Exenteratio orbitae
Entfernung des Orbitalhaltes

Exophorie
Form des latenten Schielens (Heterophorie), bei dem die Augenachsen leicht divergent stehen

Exophthalmometer
Gerät zur Messung des Exophthalmus

Exophthalmus
Hervortreten des Augapfels

Exotropie
Auswärtsschielen

Fibroplasie, retrolentale
Bindegewebsbildung hinter der Linse bei Retinopathia praematurorum

Fluoreszenzangiographie
Sichtbarmachen von Blutgefäßen mit Hilfe eines Farbstoffes

Foramen
Loch, Lücke, Öffnung; F. retinae = Netzhautloch

Fovea centralis
zentraler Teil des gelben Fleckes (Makula lutea)

Fuchs-Endotheldystrophie
nicht erbliche Hornhauterkrankung

Fuchs-Fleck
Degeneration des gelben Flecks bei hoher Myopie

Fundus oculi
Augenhintergrund

Fusion
zentralnervöser Vorgang der Verschmelzung der Bildeindrücke jedes Auges

Gerontoxon
☞ Arcus senilis

Gerstenkorn
Hordeolum: eitrige Entzündung der Hautdrüsen des Lidrandes

Glaukom
☞ grüner Star

absolutes Glaukom
Endstadium des grünen Stars mit Erblindung

Glaucoma congestivum
Engwinkelglaukom/drohendes Glaukom

Glaucoma secundarium
grüner Star als Folge anderer Augenerkrankungen bzw. von Allgemeinleiden

Glaucoma simplex
Weitwinkelglaukom/Offenwinkelglaukom

Gonioskopie
Untersuchung des Kammerwinkels mit einem Spiegelkontaktglas

Gonoblennorhoe
eitrige Bindehautentzündung der Neugeborenen durch Gonokokken

Graefe-Zeichen
Oberlid bleibt bei Blicksenkung zurück (Symptom der endokrinen Orbitopathie)

GRATIOLET-Strahlung
Sehstrahlung, fächerförmige Fasermasse zwischen Corpus geniculatum laterale und Sehzentrum

GUNN-Zeichen
Sanduhrartige Verengung der Venen an den Kreuzungsstellen mit Arterien (Symptom der Netzhautveränderungen bei Hypertonie)

Hagelkorn
Chalazion: chronische Entzündung, Sekretstau in den MEIBOM-Drüsen

HASNER-Klappe
Schleimhautfalte am Ausgang des Tränennasenganges (Ductus nasolacrimalis)

Hemianopsie
Halbseitenblindheit

Heterochromie
Verschiedenfarbigkeit der beiden Regenbogenhäute

Heterophorie
latentes Schielen = Schielen, das durch Fusion latent gehalten wird

Heterotropie
manifestes Schielen

Hordeolum
☞ Gerstenkorn

Hordeolum externum
eitrige Entzündung MOLL- bzw. ZEISS-Drüsen

Hordeolum internum
eitrige Entzündung der MEIBOM-Drüsen im Tarsus

HORNER-Syndrom
Symptomkomplex (Miosis, Ptosis, Enophthalmus) infolge Läsion des Sympathikus

Hydrophthalmus
(Buphthalmus, »Ochsenauge«), angeborenes Glaukom

Hyperopie (Hypermetropie)
Weitsichtigkeit

Hyphaema
Blutung in der Vorderkammer

Hypopyon
Eiteransammlung in der Vorderkammer

Hyposphagma
Blutung unter der Bindehaut

Hypertropie
Form des Höhenschielens (Einstellbewegung von oben)

Hypotropie
Form des Höhenschielens (Einstellbewegung von unten)

Injektion
vermehrte Blutfülle der Bindehautgefäße

konjunktivale Injektion
oberflächliche Injektion: deutliche Gefäßzeichnung durch gesteigerte Blutfülle in den oberflächlichen Gefäßen der Conjunctiva bulbi

ziliare Injektion
tiefe Injektion: roter Saum um Hornhaut herum durch vermehrte Blutfülle von feinen Gefäßen tief in der Konjunktiva

gemischte Injektion
gemeinsames Auftreten der konjunktivalen und zilaren Injektion

intraokular
im Augeninneren befindlich

Iridektomie
Ausschneidung der Regenbogenhaut

Iridodialyse
traumatische Ablösung der Iriswurzel vom Ziliarkörper

Iridotomie
operative Einschneidung in die Regenbogenhaut

Iridozyklitis
Entzündung von Regenbogenhaut und Ziliarkörper

Iris
Regenbogenhaut

Iritis
Entzündung der Iris

Isoptere
Verbindungslinie zwischen Punkten gleicher Empfindlichkeit im Gesichtsfeld

Katarakt (Cataract)
☞ grauer Star

Keratitis
Hornhautentzündung

Keratokonus
kegelförmige Verformung der Hornhaut

Keratokonjunktivitis
gemeinsame Entzündung von Horn- und Bindehaut

Keratoplastik
Hornhauttransplantation

Kolobom
Spaltbildung, z.B. in der Iris, der Linse oder den Lidern

Konjunktiva
☞ Bindehaut

Konjunktivitis
Bindehautentzündung

Konkavgläser
Minusgläser, Zerstreuungsgläser (zur Korrektur der Kurzsichtigkeit)

konsensuelle Reaktion der Pupillen
gleichartige Pupillenreaktion beider Augen (bei Beleuchtung einer Pupille verengt sich die andere)

Konvergenz
Einwärtsbewegung beider Augen zum Sehen in der Nähe

Konvergenzreaktion
Reaktion der Pupillen bei Konvergenz: Pupillenverengung und Akkomodation

Konvexgläser
Plusgläser, Sammellinse (zur Korrektur der Weitsichtigkeit)

Kornea
Hornhaut

Lagophthalmus
(»Hasenauge«) Unmöglichkeit, das Auge ganz zu schließen

Lamina cribrosa
Siebplatte (durchlöcherte Stelle der Lederhaut, durch welche die Sehnervenbündel aus dem Augeninneren austreten)

Lens
Linse

Leukokorie
weiß aufleuchtende Pupille bei verschiedenen Erkrankungen (z. B. persistierender hyperplastischer primärer Glaskörper, Retinoblastom)

Levator
Heber (meist ist der das Oberlid anhebende Muskel gemeint, der Levator palpebrae)

Lichtreaktion
Veränderung der Pupillenweite bei Beleuchtung

Limbus (corneae)
Übergangslinie zwischen Hornhaut und Sklera

Linsenluxation
vollständige oder teilweise (Subluxation) Verlagerung der Linse in den Glaskörper durch Reißen der Zonulafasern

Lymphangiom
gutartige Lymphgefäßwucherung

Makula lutea
(Gelber Fleck) Stelle des schärfsten Sehens

Makuladegeneration
Erkrankung des »gelben Flecks«

Meibom-Drüsen
Talgdrüsen in den Augenlidern

Metamorphopsie
veränderte optische Wahrnehmung, Verzerrtsehen von Gegenständen bei Erkrankung der zentralen Netzhaut

Mikrophthalmus
verkleinerter Augapfel (Anomalie)

Miosis
enge Pupille

Miotikum/Miotika
pupillenverengende(s) Medikament(e)

Möbius-Zeichen
Konvergenzschwäche bei endokriner Orbitopathie

monokular
einäugig

Mouches volantes
Glaskörpertrübungen, die der Patient als »fliegende Mücken« wahrnimmt

Mydriasis
weite Pupille(n)

Mydriatikum, Mydriatika
pupillenerweiternende(s) Medikament(e)

Myopie
Kurzsichtigkeit

Nervus opticus
Sehnerv

Neuritis
Nervenentzündung

Nystagmus
Augenzittern, Augenschlagen

obliquus
schräg verlaufend

Obstruktion
Verlegung, Verstopfung

Occlusio pupillae
erworbener Verschluss der Pupille durch eine entzündliche Membran

Ophthalmometer
Gerät zur Bestimmung der Krümmungsradien der Hornhautvorderfläche und des Hornhautastigmatismus

Ophthalmoskop
☞ Augenspiegel

Optikusatrophie
teilweiser oder vollständiger Untergang des Sehnerven

Ora serrata
gezackte Grenzlinie zwischen dem mit Sinnes- und Nervenzellen ausgestatteten Teil der Retina (Pars optica) und dem sog. blinden Teil der Retina im Bereich der Iris und des Ziliarkörpers (Pars caeca)

Orbita
Augenhöhle

Orbitaphlegmone
akute Entzündung des orbitalen Binde- und Fettgewebes

Orthoptik
Schulung des beidäugigen Sehens

Palpebra
Augenlid

Panophthalmie
eitrige Entzündung des gesamten Auges

Papille
Sehnervenkopf

Papillitis
Entzündung des Sehnervs an seiner Austrittstelle aus dem Auge

Parazentese
Stichinzision

Pars plana
hinterer flacher Teil des Ziliarkörpers

Pars plicata
vorderer zottiger Teil des Ziliarkörpers

perikorneal
in der Umgebung der Hornhaut

Periphlebitis retinae
(Morbus EALES) Entzündung im Bereich der Netzhautvenen

Perimeter
Gerät zur Bestimmung der Gesichtsfeldgrenzen

peripapillär
in der Umgebung der Papille

Phoropter
Korrekturgläser enthaltendes Gerät zur Refraktionsbestimmung und -korrektur

Phthisis bulbi
Schrumpfung des Augapfels

Pinguecula
Lidspaltenfleck

Placido-Scheibe
Scheibe mit konzentrischen Ringen zur Beurteilung von Hornhautkrümmungen

Presbyopie
Alterssichtigkeit

Prisma
Prismengläser dienen zum Ausgleich fehlerhafter Augenstellungen

Protrusio bulbi
Vortreibung des Augapfels

Pseudostrabismus
Strabismus-Vortäuschung durch Epikanthus (»Mongolenfalte«), breite Nase, größere Abweichung der optischen Augenachse von der anatomischen Achse

Pterygium
Flügelfell

Ptosis
Herabhängen des Oberlides

Punctum lacrimale
Tränenpünktchen

Pupille
das von der Iris umgebende Sehloch

Pupillenreaktion
Pupillenreflexe (Lichtreaktion, Konvergenzreaktion, Lidschlussreaktion, Schreckreaktion)

rectus
gerade

Refraktion
Lichtbrechung; Beziehung zwischen Gesamtbrechkraft und Achsenlänge des Bulbus

Refraktometer
Gerät zur Bestimmung der Brechkraft des Auges

Retina
Netzhaut

Retinitis
Netzhautentzündung

Retinoblastom
maligner Netzhauttumor des Säuglings- und frühen Kindesalters

Retinopathie
krankhafte Netzhautveränderung

Retrolentale Fibroplasie
Bindegewebsbildung hinter der Linse bei Retinopathia praematurorum

rhegmatogene Ablatio
rissbedingte Netzhaut-Abhebung

Riesenzellenarteriitis
(HORTON-Krankheit, Arteriitis temporalis) vermutlich Autoimmunerkrankung des höheren Lebensalters

Rubeosis iridis
Neubildung von Irisgefäßen bei verschiedenen Erkrankungen

SALUS-Zeichen
bogenförmiges Ausweichen der Venen in Arteriennähe (Netzhautveränderung bei Hypertonie)

SCHIRMER-Test
Test zur Messung der Tränensekretion

SCHLEMM-Kanal
ringförmige Verbindung zwischen Trabekelwerk (»Abflusssieb« im Kammerwinkel) und oberflächlichen Venen der Bindehaut

Seclusio pupillae
ringförmige Verwachsung der Iris mit der Linsenvorderfläche

Sehnervenscheibe
Papille, Sehnervenkopf

Sehstrahlung
☞ GRATIOLET-Strahlung

Sicca-Syndrom
Keratokonjunktivitis sicca und Xerostomie (trockene Mundhöhle), evtl. noch vergrößerte Tränen- und Speicheldrüsen

Siderosis
Eisenablagerung im Auge

sine correctione
s. c.; ohne Korrektur

SJÖGREN-Syndrom
Sicca-Syndrom ohne Arthritis, bei rheumatischer Arthritis oder entzündlichen Erkrankungen des Bindegewebes

Skiaskopie
Untersuchung zur objektiven Refraktionsbestimmung

Sklera
Lederhaut

Skleritis
Entzündung der Lederhaut

Skotom
vollständiger (absoluter) oder teilweiser (relativer) Gesichtsfeldausfall

Sphärophakie
Kugellinse (angeborene Linsenmissbildung)

Stäbchen
Netzhaut-Sinneszellen für das Dämmerungssehen

Staphylom
krankhafte Vorwölbung von Augapfelhüllen

Star, grauer
die Katarakt

Star, grüner
das Glaukom

Stauungspapille
ödematöse Schwellung der Sehnervenpapille

STELLWAG-Zeichen
seltener Lidschlag (Symptom der endokrinen Orbitopathie)

Strabismus
Schielen

S. concomitans
Begleitschielen

S. concomitans unilateralis
stets einseitige Fixation und Schielstellung

S. concomitans alternans
abwechselnde Fixation und Schielstellung

S. concomitans convergens
Einwärtsschielen, Esotropie

S. concomitans divergens
Auswärtsschielen, Exotropie

S. concomitans verticalis
Höhenschielen (Hypertropie bzw. Hypotropie)

S. paralyticus
Lähmungsschielen

Stroma
Stütz- bzw. Grundgewebe

subkonjunktival
unter der Bindehaut

Subluxation
(Subluxatio lentis) unvollständige Luxation (der Linse)

Symblepharon
Verwachsung der Lidbindehaut mit der Bindehaut des Augapfels

sympathische Ophthalmie
Entzündung des zweiten Auges (nach schwerer Verletzung des anderen Auges)

Synchisis scintillans
Einschluss von Cholesterinkristallen im Glaskörper

Synechie
Verklebung der Iris

vordere S.
Verklebung mit der Hornhaut

hintere S.
Verklebung mit der Linse

Tarsorrhaphie
operative Verengung der Lidspalte

tarsal
zum Tarsus gehörend

Tarsus
bindegewebige Platte im Ober- und Unterlid

TENON-Kapsel
aus Bindegewebe bestehende Hülle des Augapfels

Tonometer
Gerät zur Messung des Augeninnendrucks

Torticollis ocularis
okulärer Schiefhals

Trabekelwerk
»Abflusssieb« für das Kammerwasser im Kammerwinkel

Trabekulotomie
operativer Eingriff zur Regulierung des erhöhten Augendrucks

Trachom
Infektionskrankheit des Auges (»ägyptische Augenkrankheit«)

Tractus opticus
Fortsetzung der Sehbahn hinter der Sehnervenkreuzung bis zum Corpus geniculatum laterale im Mittelhirn

Traktionsablatio
Netzhautablösung infolge Ausbildung von Narbensträngen

Trepanation
(Goniotrepanation) operativer Eingriff zur Regulierung des erhöhten Augendrucks

Trichiasis
Fehlstellung der Wimpern, wodurch sie auf der Hornhaut schleifen

TYNDALL-Phänomen
Lichtstreuung im Kammerwasser durch kolloidale Lösungen (Entzündungszellen, Eiweiß)

Uvea
mittlere Augenhaut

Uveitis
Entzündung der Uvea

Visus
Sehschärfe

Vitrektomie
mikrochirurgische Entfernung des Glaskörpers

WORTH-Test
Test zur Prüfung des beidäugigen Sehens

Xanthelasma
gelbliche, flächenhafte Lipideinlagerungen in der Lidhaut am Oberlid oder im Augenwinkel

YAG-Laser
   besondere Form des Lasers

Zapfen
   Netzhaut-Sinneszellen für das
   Farb- und Tagessehen

Zentralskotom
   zentraler Gesichtsfeldausfall

Ziliarkörper
   Corpus ciliare, Strahlenkörper;
   Teil der Uvea

Zilie(n)
   Wimper(n)

Zonulafasern
   (Zonula Zinnii); Aufhängeap-
   parat der Linse am Ziliarkörper

Zonula Zinnii
   Zonulafasern, Aufhängeappa-
   rat der Linse am Ziliarkörper

Zyklitis
   Entzündung der Pars plana des
   Ziliarkörpers

Zykloplegie
   Lähmung des Ziliarmuskels

Dermatologie

Die Dermatologie ist die Lehre der Erkrankungen der Haut und ihrer Hautanhangsgebilde (Haare, Hautdrüsen und Nägel). Dermatologische Erkrankungen, die **Dermatosen**, sind sehr häufig und führen nicht nur durch Jucken und Brennen, sondern auch durch ihre Augenfälligkeit zu physischer und psychischer Beeinträchtigung der Patienten. Hauterkrankungen können wie die Fußpilzerkrankung harmlos und durch konsequente Therapie behandelbar sein. Ebenso gibt es jedoch auch bösartige Hauterkrankungen wie das maligne Melanom, das zum Tode führen kann.

Den Pflegenden kommt im Erkennen und Beobachten von Hauterkrankungen eine besondere Bedeutung zu: Oftmals sind sie die Ersten, die z.B. bei der Grundpflege eine Pilzerkrankung bemerken und den Arzt gezielt informieren können. Zusätzlich hat die Pflege in der Dermatologie ein hohes Maß an Mitverantwortung gegenüber dem Heilerfolg der Erkankung, da die meist äußerlichen Therapieformen zum Großteil von den Pflegenden übernommen werden.

Mein tiefer Dank gilt allen, die mich bei der Arbeit an diesem Kapitel unterstützt haben, vor allem Frau Gerlind Giesen.

Zu guter Letzt wünsche ich allen Krankenpflegeschülern und -schülerinnen viel Spaß mit dem Dermatologie-Kapitel und alles Gute für das Examen und den weiteren Berufsweg.

Michael Polte   Bielefeld, im Juni 2001

1 Aufbau und Funktion der Haut

1.1	Aufbau	175
1.2	Funktionen der Haut	177

2 Effloreszenzenlehre

2.1	Primäreffloreszenzen	179
2.2	Sekundäreffloreszenzen	180

3 Untersuchung der Haut

3.1	Inspektion und Palpation	182
3.2	Spezielle Untersuchungen	182

4 Grundlagen der Therapie

4.1	Lokaltherapie	184
4.2	Weitere Therapieverfahren	188

5 Störungen des Immunsystems

5.1	Allergien und Unverträglichkeitsreaktionen	191
5.2	Autoimmunerkrankungen	201

6 Psoriasis

6.1	Ursachen der Psoriasis	205
6.2	Klinik, Diagnostik und Therapie	206

7 Erregerbedingte Erkrankungen

7.1	Viruserkrankungen	208
7.2	Bakterielle Erkrankungen	212
7.3	Pilzerkrankungen	214
7.4	Erkrankungen durch Epizoen	219
7.5	Geschlechtskrankheiten	221

8 Hautschäden durch physikalische und chem. Einflüsse

8.1	Schäden durch mechanische Kräfte	225
8.2	Schäden durch Kälte, Hitze, Chemikalien und Strahlen	227

9 Tumoren der Haut

9.1	Gutartige Tumoren	229
9.2	Nävi	230
9.3	Bösartige Tumoren und Präkanzerosen	234

10 Akne und Rosazea

10.1	Akne vulgaris	241
10.2	Rosazea	243

11 Chronisch-venöse Insuffizienz

11.1	Ursachen der chronisch-venösen Insuffizienz	244
11.2	Klinik und Diagnostik der chronisch-venösen Insuffizienz	246
11.3	Therapie und Prophylaxe der chronisch-venösen Insuffizienz	247

Aufbau und Funktion der Haut

1.1 Aufbau

- Kutis mit Epidermis und Corium
- Basalmembran
- Subkutis.

❶ Das Hautorgan wird grob in **Kutis** und **Subkutis** eingeteilt (Abb. 1.1). Die Kutis lässt sich wiederum unterteilen in die **Epidermis** *(Oberhaut)* und das **Corium** *(Lederhaut).* Zwischen Epidermis und Corium liegt eine dünne Trennschicht, die sog. **Basalmembran.**

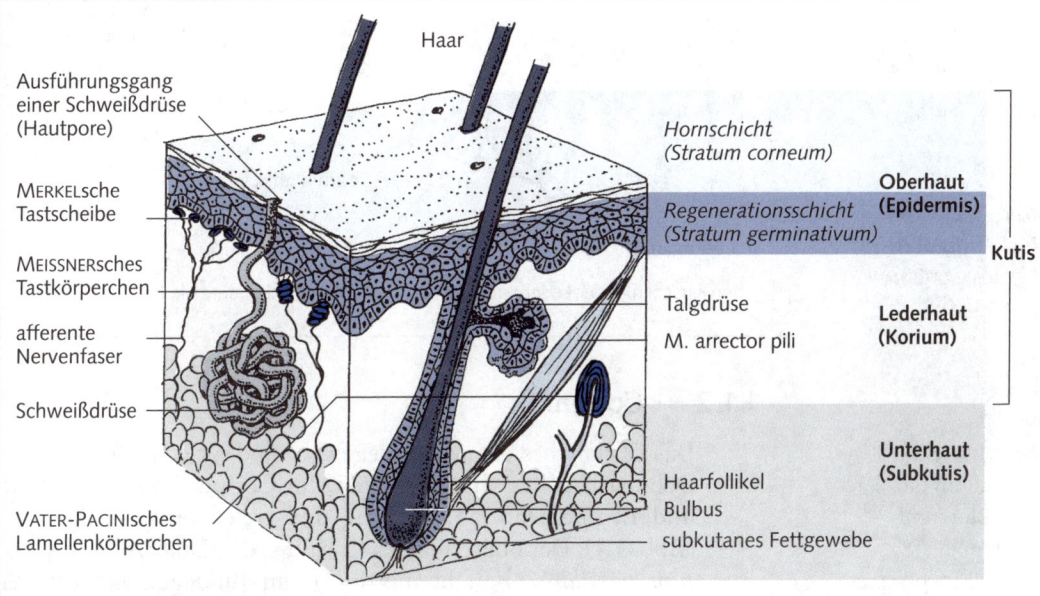

Ausführungsgang einer Schweißdrüse (Hautpore)

Merkelsche Tastscheibe

Meissnersches Tastkörperchen

afferente Nervenfaser

Schweißdrüse

Vater-Pacinisches Lamellenkörperchen

Haar

Hornschicht (Stratum corneum)

Regenerationsschicht (Stratum germinativum)

Talgdrüse
M. arrector pili

Haarfollikel
Bulbus
subkutanes Fettgewebe

Oberhaut (Epidermis)

Kutis

Lederhaut (Korium)

Unterhaut (Subkutis)

Abb. 1.1
Übersicht der Hautschichten.
[L190]

Dermatologie

1.1.1 Epidermis

❷ Die Epidermis ist ein mehrschichtiges, verhornendes Plattenepithel, welches hauptsächlich aus *Keratinozyten* besteht. Diese Zellen bilden das *Keratin* (Hornstoff), welches die Haut festigt und Wasser abweist. Die Epidermis enthält keine Gefäße. Sie lässt sich in vier bzw. fünf Zellschichten gliedern (Abb. 1.2):
Die **Basalzellschicht** *(Stratum basale)* mit Keratinozyten und pigmentbildenden Melanozyten sitzt der Basalmembran auf. Nur in dieser Schicht teilen sich die Zellen der Epidermis.

5 Schichten:
- Statum basale
- Stratum spinosum
- Stratum granulosum
- Stratum lucidum
- Stratum corneum.

Die neugebildeten Keratinozyten wandern Richtung Oberfläche und bilden zunächst die **Stachelzellschicht** *(Stratum spinosum)*. Danach gelangen sie zur **Körnerschicht** *(Stratum granulosum)* und werden zu Keratozyten (kernlose Hornzellen). Nur an Handtellern und Fußsohlen findet sich das schmale **Stratum lucidum** aus durchscheinenden Keratozyten. Die äußerste Schicht der Epidermis ist die **Hornschicht** *(Stratum corneum)*. Sie besteht aus vollständig mit Keratin gefüllten Zellen, die ständig abgeschilfert werden. Normalerweise benötigt ein Keratinozyt ca. vier Wochen, um die Schichten der Epidermis zu durchwandern. Bei bestimmten Krankheiten, z.B. der Psoriasis (☞ 6), ist diese Zeit jedoch stark verkürzt.

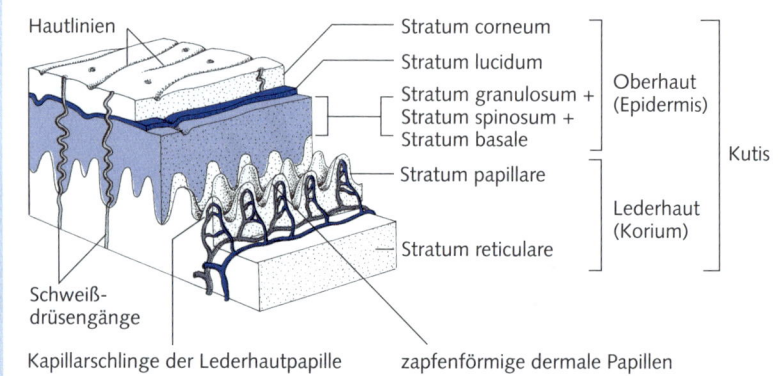

Abb. 1.2
Epidermis und oberes Corium.
[A400-190]

1.1.2 Corium

Besteht aus:
- Stratum papillare → Blut- und Lymphgefäße
- Stratum reticulare → Hautanhangsgebilde.

Das Corium besteht aus Bindegewebe und verleiht der Haut ihre Dehnbarkeit und ihre Festigkeit. Im Corium finden sich Blut- und Lymphgefäße, Tastorgane und freie Nervenendigungen (Abb. 1.1). Der obere Teil des Coriums, die **Papillarschicht** *(Stratum papillare)*, besteht aus lockerem Bindegewebe. An der Grenze zur Epidermis finden sich blutgefäßführende Ausstülpungen, sog. *dermale Papillen* (Abb. 1.2). Über diese Blutgefäße wird die Epidermis versorgt. Der untere Teil des Coriums ist die **Geflechtschicht** *(Stratum reticulare)*, die aus aus derbem Bindegewebe besteht. In diese Schicht sind **Haare** und **Haarbälge** (Haarfollikel) sowie Talg- und Schweißdrüsen eingebettet. Hautdrüsen und Haare werden ebenso wie Finger- und Fußnägel als Hautanhangsgebilde bezeichnet.

1.1.3 Subkutis

- Verschiebe-
  schicht
- Schutz gegen
  mechanische Einwir-
  kungen und Kälte.

Die Subkutis (Unterhautfettgewebe) gewährleistet die Verschieblichkeit der Kutis gegenüber den darunter liegenden Muskel-
scheiden *(Faszien)* oder Knochenhaut *(Periost)* und schützt
gleichzeitig gegen Kälte und mechanische Einwirkungen. Sie besteht aus Fett- und Bindegewebe mit reichlich Blut- und Lymph-
gefäßen.

1.2 Funktionen der Haut

Die Haut hat, als Barriere gegen Einflüsse von außen und innen,
eine **Grenzfunktion.** Andererseits hat sie eine **Kommunikations-
funktion,** da Umweltreize über sie wahrgenommen und weitergeleitet, aber auch Signale an die Umwelt abgegeben werden.

1.2.1 Grenzfunktion

❸ Die Grenzfunktion der Haut bietet Schutz gegen:
- **Krankheitserreger** und **chemische Substanzen** durch den Säu-
  reschutzmantel aus Schweiß- und Talgabsonderungen so-
  wie durch die Hornbarriere u. ortsständige Immunzellen
- **Mechanische Belastung** durch die Hornschicht der Epider-
  mis und das Bindegewebsfasernetz des Coriums
- **UV-Strahlung** durch die Bräunungsreaktion (s.u.)
- **Flüssigkeitsverlust** an die Außenwelt durch die wasserun-
  durchlässige Hornschicht
- **Wärmeverlust** durch isolierende Fettschicht der Subkutis.

Bräunungsreaktion der Haut

❹ Die in der Basalzellschicht der Epidermis gelegenen Melanozyten reagieren auf das Einwirken von UV-Strahlung (☞
4.2.1) mit der Bildung des Pigments **Melanin.** Dieser dunkle
Farbstoff absorbiert (filtert) die schädliche Strahlung. Die Melanozyten geben das Melanin an die Keratinozyten ab, wodurch es
in der gesamten Epidermis verteilt wird.

Dermatologie

1.2.2 Kommunikationsfunktion

- **Sinneseindrücke:** Aufnahme und Weiterleitung von Berührung, Druck, Vibration, Wärme, Kälte, Jucken und Schmerz durch Tastorgane und freie Nervenendigungen
- **Temperaturregulation:** Die Abgabe von Körperwärme wird durch Erweiterung der Blutgefäße und Schweißproduktion gesteigert. Die Wärmeabgabe wird durch Verengung der Blutgefäße verringert: »Gänsehaut« durch gleichzeitige Kontraktion der Haarbalgmuskulatur
- **»Spiegel« innerer Krankheiten:** z.B. Gelbsucht (Ikterus) durch Lebererkrankungen.

? Übungsfragen

1. Wie ist die Haut grob aufgebaut?

2. Welche Schichten hat die Epidermis?

3. Gegen welche Einflüsse bietet die Haut Schutz?

4. Wie schützt Melanin den menschlichen Körper vor schädlicher Strahlung?

Effloreszenzenlehre

Es gibt Primär- und Sekundär- effloreszenzen.

❶ Es gibt zwar eine große Anzahl von Hauterkrankungen, doch nur eine bestimmte Anzahl von Hauterscheinungen, den sog. Effloreszenzen, mit denen die Haut auf krankhafte Veränderungen ihrer Struktur und Funktion reagiert. Hierbei werden Primär- und Sekundäreffloreszenzen unterschieden.

2.1 ▬ Primäreffloreszenzen

Primäreffloreszenzen erscheinen zu Beginn einer Hauterkrankung auf gesunder Haut.

Fleck (Macula)

Ein Fleck ist eine umschriebene Veränderung der Hautfarbe im Hautniveau ohne Konsistenzänderung (Abb. 2.1). Durch veränderte Gefäßfüllung entsteht z.B. ein wegdrückbarer Fleck wie das Feuermal (☞ 9.2.2). Durch Einlagerung von Pigmenten entstehen z.B. Sommersprossen und Leberflecke, durch Fehlen von Pigment weiße Flecken (Depigmentierung). Kommt es zu einer flächenhaften Rotfärbung, so wird dies ein **Erythem** genannt, z.B. beim Sonnenbrand.

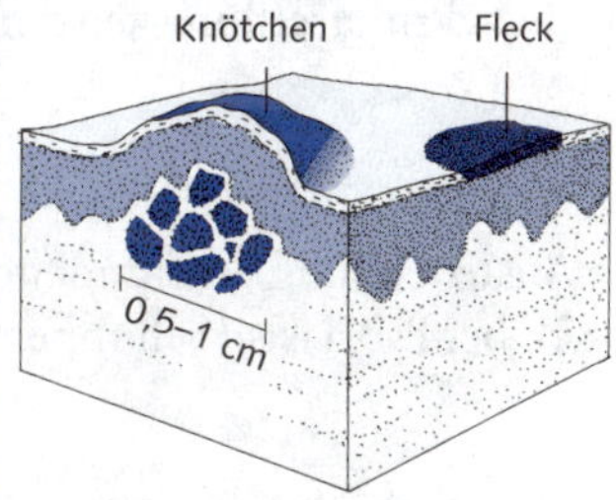

Exanthem und Enanthem

❷ Ein **Exanthem** *(exanthein, gr.: aufblühen)* ist ein Ausschlag, der als Entzündungs- oder Unverträglichkeitsreaktion auftritt, z.B. bei Kinderkrankheiten wie Masern, Röteln und Scharlach. Ein **Enanthem** ist ein Exanthem der Schleimhäute, z.B. Koplik-Flecken bei Masern.

Abb. 2.1
Fleck (Macula) und Knötchen (Papel).
[A400-190]

Knötchen (Papel), Plaque und Knoten (Nodus)

Knötchen oder Papeln sind umschriebene, im Vergleich zur Quaddel länger bestehende, bis erbsengroße Erhabenheiten durch Gewebevermehrung (Abb. 2.1), z.B. eine Warze.
Plaques sind plattenartig zusammengelagerte Papeln, z.B. bei der Psoriasis. **Knoten** sind einer Papel ähnlich, nur größer, und liegen meist im Corium oder der Subkutis, z.B. Metastasen oder vergrößerte Lymphknoten.

Dermatologie

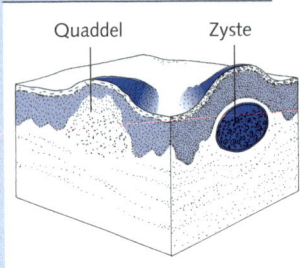

Abb. 2.2
Quaddel und Zyste.
[A400-190]

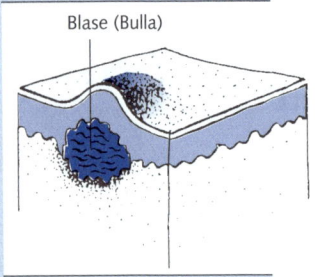

Abb. 2.3
Bulla (Blase).
[A400-190]

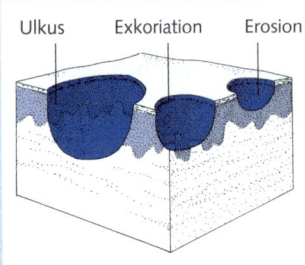

Abb. 2.4
Erosion, Ulkus und
Exkoriation.
[A400-190]

Quaddel (Urtica)

Quaddeln entstehen durch Ansammlungen von Flüssigkeit *(Ödem)* im Corium, wodurch sich die Epidermis vorwölbt (Abb. 2.2). Sie bestehen nur kurzzeitig, sind unscharf begrenzt und jucken, z.B. als Reaktion auf eine Berührung mit Brennnesseln.

Bläschen (Vesicula) und Blase (Bulla)

Bläschen sind mit Flüssigkeit gefüllte Hohlräume im Corium, z.B. Herpes-Bläschen (Abb. 2.3). Eine **Blase** ist größer als ein Bläschen. Sie entsteht durch Spaltbildung in der Oberhaut *(intraepidermal)* oder zwischen Oberhaut und Lederhaut *(subepidermal)*, z.B. Verbrennungen 2. Grades.

Pustel (Pustula)

Pusteln sind oberflächliche, mit Eiter gefüllte Hohlräume. Sie können primär entstehen (z.B. Staphylokokkeninfektion der Haut; Aknepustel) oder sekundär aus einem Bläschen. Sie sind steril oder enthalten Keime (Bakterien, Pilze).

2.2 Sekundäreffloreszenzen

Sekundäreffloreszenzen entstehen aus Primäreffloreszenzen, demnach auf vorerkrankter Haut.

Schuppe (Squama)

Durch vermehrte Hornbildung oder Austrocknung entstandene lamellenartige Hornabschilferung, z.B. bei Psoriasis (Schuppenflechte).

Abschürfungen (Erosion und Exkoriation)

Ein oberflächlicher Gewebedefekt, der nur die Oberhaut betrifft und narbenlos abheilen kann wird als **Erosion** (Abschürfung) bezeichnet (Abb. 2.4). Bei der **Exkoriation,** einer tieferen Abschürfung, sind die Papillenspitzen des Coriums gekappt (Abb. 2.4), daher zeigen sich punktförmige Blutungen, z.B. Schürfwunde.

Geschwür (Ulkus) und Hautriss (Rhagade)

Ein **Ulkus** ist ein flächenhafter Gewebedefekt, der tiefer als eine Erosion oder Exkoriation reicht (Abb. 2.4), z.B. Ulcus cruris. Ein Ulkus hinterlässt nach Abheilung eine Narbe (s.u.).
Während ein Ulkus eher flächenhaft ist, reicht eine **Rhagade** (Hautriss oder Fissur) bis in das Corium (Abb. 2.5). Sie ist meist sehr schmerzhaft.

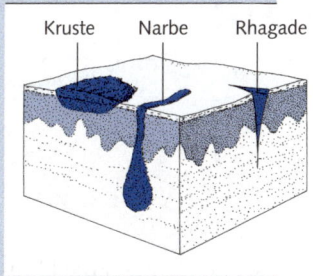

Abb. 2.5
Kruste, Rhagade und
Narbe. [A400-190]

Kruste (Crusta)

Auf der Haut eingetrocknete Sekrete wie Blutbestandteile oder Eiter, z.B. aus einer aufgeplatzten Pustel, bilden Krusten (Abb. 2.5).

Atrophie und Narbe

❸ Bei der **Atrophie** verdünnt sich die Haut mit Verlust von Haaren und Drüsen, z.B. Schwangerschaftsstreifen *(Striae distensae)*. Die **Narbe** (Abb. 2.5) ist ein bindegewebiger Ersatz eines Gewebedefekts, der die Basalmembran zerstört hat. Sie enthält keine Haare, Schweiß- oder Talgdrüsen.

Nekrose und Gangrän

❹ Eine **Nekrose** ist ein durch Ischämie (Durchblutungsstörung) entstandener Gewebsdefekt. Wird dieser Defekt durch die Einwirkung von Luft und Wärme weiterverändert, kommt es zu einer **trockenen Gangrän** *(Mumifikation)*. Bei einer zusätzlichen Besiedlung mit Fäulnisbakterien kommt es zur Ausbildung einer **feuchten Gangrän** mit stinkender, fauliger Zersetzung des Gewebes.

Lichenifikation

Unter einer Lichenifikation, der **Flechtenbildung**, wird eine flächige Verdickung der Oberhaut verstanden, die mit einer Vergröberung der Hautfelderung einhergeht. Sie ist Folge chronischer Hauterkrankungen, z.B. von Ekzemen (☞ 5.1.3).

❓ Übungsfragen

❶ Welche Primär- und Sekundäreffloreszenzen kennen Sie?

❷ Was ist ein Exanthem?

❸ Wodurch entsteht eine Narbe?

❹ Was ist eine Gangrän?

Dermatologie

3 Untersuchung der Haut

Klinische Untersuchung:
- Anamnese
- Inspektion
- Palpation.

❶ Bei der Diagnostik von Hauterkrankungen stehen die klinische Untersuchung durch **Inspektion** (Betrachten) und **Palpation** (Betasten) sowie eine genaue **Anamnese** (Krankengeschichte) im Vordergrund. Lediglich um die klinischen Diagnose zu unterstützen und zu sichern, werden **apparative Methoden** wie mikroskopische Untersuchungen von **Gewebeproben** *(Biopsien)* eingesetzt.

3.1 Inspektion und Palpation

Beurteilung der Haut durch:
- Glasspateldruck
  → Eigenfarbe des Gewebes
- Palpation
  → Konsistenz der Hauterscheinungen.

Für die Inspektion von Hauterscheinungen werden eine **Lupe** und ein **Glasspatel** benötigt. Letzterer wird eingesetzt, um die Haut im Bereich von Effloreszenzen einzudrücken. Auf diese Weise werden die Blutgefäße in der unter dem Glasspatel liegenden Haut entleert, und die Eigenfarbe des Gewebes kann beurteilt werden. Für die genauere Inspektion wird ein **Auflichtmikroskop** verwendet. Konsistenz und Schmerzhaftigkeit von Hauterscheinungen werden über die Palpation mit den Fingerkuppen beurteilt.

3.2 Spezielle Untersuchungen

3.2.1 Erregernachweis

- Abstrich
- Erregerkultur
- Wood-Licht.

❷ **Nativuntersuchungen** Bei Verdacht auf eine Infektion durch Pilze oder Bakterien wird ein Abstrich oder Schuppenmaterial der befallenen Hautareale sofort, ggf. nach Aufbereitung, z.B. Anfärbung, unter dem Mikroskop untersucht. So kann die Entscheidung für oder gegen eine Therapie möglichst schnell getroffen werden.

Kulturelles Anzüchten Bei Hautbefall mit Pilzen oder Bakterien werden diese für die genaue Bestimmung auf einer Kulturplatte angezüchtet. Der Erfolg der Anzucht mit den typischen Wachstumsformen kann bei Pilzen mitunter erst nach 3–4 Wochen entschieden sein.

Wood-Licht Manche Pilze und Bakterien fluoreszieren charakteristisch, wenn sie mit UV-Licht angestrahlt werden.

3.2.2 ▬ Funktionstests

Dermographismus

Auf kräftiges Bestreichen, z.B. mit einem Holzspatel, reagiert die Haut je nach Erkrankung unterschiedlich: Die Haut kann blutleer werden, sich stärker als zuvor mit Blut füllen oder quaddelartig anschwellen (weißer, roter, urtikarieller Demographismus).

Allergietests

❸ Bei allergischen Erkrankungen wird das Allergen (☞ 5.1) durch gezielte Tests identifiziert:

Pricktest zum Nachweis von Typ-I-Allergien.

Pricktest Auf die Haut des Patienten wird ein Tropfen der Allergenlösung gegeben. Dann wird die Haut mit einer Nadel durchstochen *(Pricktest)* oder aufgeritzt *(Scratchtest)*. Die Reaktion wird nach 20 Minuten und ggf. sechs Stunden beurteilt. Anwendung z.B. bei Verdacht auf Heuschnupfen, allerg. Asthma, allergische Urtikaria (☞ 5.1.2). Bei diesem Test kann eine *anaphylaktische Reaktion* (☞ 5.1) auftreten.

Epikutantest zum Nachweis von Typ-IV-Allergien.

Epikutantest Die verdächtigten Allergene werden mit Hilfe von Testpflastern auf die Haut aufgebracht. Nur hauterscheinungsfreie Areale auf Rücken oder Oberarmen dürfen als Testfläche benutzt werden. Die Testpflaster verbleiben i.d.R. 48 Std. Die Beurteilung der Hautreaktion erfolgt nach 48 und 72 Std., ggf. noch nach 1 Woche. Dieser Test kommt insbesondere bei allergischen Kontaktekzemen (☞ 5.1.3) zum Einsatz.

Expositionstest zum Nachweis von Nahrungs- und Arzneimittelallergien.

Expositionstest Bei Verdacht auf eine Nahrungsmittel- oder Medikamentenallergie nimmt der Patient das verdächtigte Allergen in einer kleinen Menge ein und die Reaktion wird beobachtet. Auch hier besteht die Gefahr einer anaphylaktischen Reaktion (☞ 5.1).

3.2.3 ▬ Hautbiopsie

Diagnosesicherung durch Hautbiopsie.

Eine Hautbiopsie *(Probeexzision)* dient dazu, die klinisch gestellte Diagnose zu sichern. Aus der erkrankten Haut wird eine Gewebeprobe entnommen und dieses mikroskopisch *(histologisch)* untersucht.

❓ Übungsfragen

❶ Was sind die wichtigsten Elemente der dermatologischen Diagnostik?

❷ Wie können Erreger nachgewiesen werden?

❸ Nennen Sie bitte zwei Methoden des Allergienachweises!

Dermatologie

4 Grundlagen der Therapie

Die Therapie von Hauterkrankungen umfasst äußerliche, innerliche, physikalische sowie operative Verfahren.

4.1 Lokaltherapie

Lokaltherapie → geringe Nebenwirkungen.

1 Bei der äußerlichen Therapie, der sog. *Lokaltherapie,* werden Wirkstoffe direkt auf die erkrankte Haut aufgebracht. So haben sie am Wirkort ihre höchste Konzentration und das Risiko unerwünschter Wirkungen auf den Gesamtorganismus ist herabgesetzt, da eine relativ geringe Aufnahme in den Blutkreislauf *(Resorption)* erfolgt.

Eigenschaften der Lokaltherapie
- **Antientzündlich** → eine entzündliche Reaktion wird gehemmt
- **Antiproliferativ** → krankhaftes, übermäßiges Gewebewachstum wird gehemmt
- **Antimikrobiell** → krankheitsauslösende Keime werden abgetötet
- **Keratolytisch** → übermäßige Schuppung wird aufgelöst
- **Antipruriginös** → Juckreiz wird gestillt
- **Austrocknend** → übermäßige Sekretbildung wird gehemmt
- **Rückfettend** → der Haut wird Fett zugefügt

Tab. 4.1 Indikationen und Eigenschaften wichtiger Grundlagenstoffen

Grundlagenstoff	Wirkprinzip	Anwendung	Resorption
Puder	austrocknend, juckreizstillend	akute Entzündung	keine
Schüttelmixtur	austrocknend, kühlend	nichtnässende Hautoberfläche	keine
Feuchter Umschlag, Lösung	trocknend	akute, nässende Entzündung	gering
Paste, Creme	abdeckend	subkutane Entzündung	mittel
Salbe	fettend, erhöht die Wirkstoffaufnahme	chronische Entzündung	stark

Tab. 4.2 Die wichtigsten Wirkstoffe der Lokaltherapie

Wirkstoffe	Wirkprinzip	Anwendung	Beachte
Kortikosteroide: z.B. Hydrokortison, Bemathason	antientzündlich, antiproliferativ	schuppende und juckende Hauterkrankungen, z.B. Psoriasis, chronische Ekzeme	
Teerpräparate: Steinkohle-/ Schieferölteer	antientzündlich, antiproliferativ juckreizstillend	entzündliche Hauterkrankungen z.B. Psoriasis, Ekzemkrankheiten	reversible Überempfindlichkeit für UV-Strahlen
Antiseptische Farbstoffe: z.B. Clioquinol, Pyoktanin	keimtötend – unspezifisch	Hautdesinfektion, z.B. infizierte Unterschenkel-, geschwüre (☞ 11)	häufig Kontakt-sensibilisierung (☞ 5.1.2)
Antibiotika: z.B. Tetrazyklin, Bazitrazin	keimtötend – gegen Bakterien	bakterielle Hautinfektionen z.B. Impetigo, infiziertes Ekzem, Akne	sehr häufig Kontakt-sensibilisierung
Antimykotika: z.B. Nystatin, Clotrimazol	keimtötend – gegen Pilze	Pilzinfektionen der Haut, z.B. Tinea, Candidose	sehr konsequente Anwendung nötig
Antivirale Mittel: z.B. Azyclovir	keimtötend – gegen Viren	Herpes simplex, Herpes zoster	☞ 7.1.1
Antiparasitäre Mittel: z.B. Benzylbenzoat, Lindan	keimtötend – gegen Parasiten	parasitäre Hauterkrankungen z.B. Scabies (Krätze), Befall mit Läusen	kein Lindan bei Kindern, Schwangeren, Stillenden
Keratolytika: z.B. Salicylsäure, Harnstoff	Schuppen lösend	Hauterkrankheiten mit verstärkter Keratinbildung, z.B. Warzen	☞ 7.1.2
Antipruriginöse Mittel: z.B. Thesit, Menthol	juckreizstillend	in kühlenden Lösungen, z.B. Schüttelmixtur	

Dermatologie

4.1.1 Lokaltherapeutika

Externa:
- Grundlagenstoffe
- Wirkstoffe.

❷ Die zur Lokaltherapie angewandten Substanzen werden Lokaltherapeutika oder auch **Externa** genannt. Sie bestehen aus einem oder mehreren **Wirkstoffen** sowie einem **Grundlagenstoff,** der Trägersubstanz. Die wichtigsten Grundlagenstoffe und deren Mischformen zeigt Abb. 4.3.

Die Auswahl des Grundlagenstoffes richtet sich nach dem Krankheitsbild, der zu behandelnden Körperregion und danach, wie stark der Wirkstoff in den unterschiedlichen Körperarealen resorbiert werden könnte (Tab. 4.1). Einen Überblick über die Eigenschaften der wichtigsten Wirkstoffe und deren Anwendungsbereiche gibt Tab. 4.2.

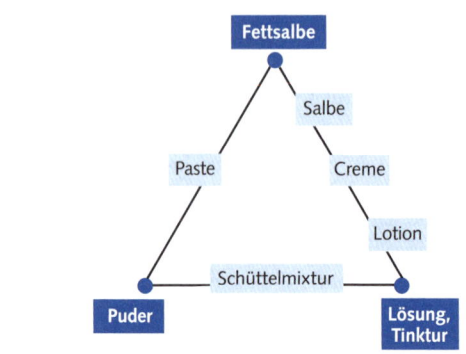

Abb. 4.3
Phasendreick der
Grundlagenstoffe
[A400]

Kortikosteroidtherapie

❸ Kortikosteroide sind effektive Entzündungshemmer. Da sehr viele Hauterkrankungen auf entzündlichen Vorgängen beruhen, sind sie besonders wichtig in der Lokaltherapie. Nach ihrer Wirkstärke werden sie in vier Klassen von mild bis sehr stark eingeteilt. Bei längerer Anwendung besteht jedoch das Risiko schwerwiegender unerwünschter Wirkungen: Hautatrophie, Begünstigung von Akne (☞ 10), erhöhte Anfälligkeit für Erreger.

Faustregel der
Kortikoidtherapie:

Deshalb gilt die **Faustregel:** je stärker die Wirkstärke des eingesetzten Präparates desto kürzer die Anwendungsdauer.

4.1.2 ▬ Durchführung der Lokaltherapie

Die Pflege in der Dermatologie ist eine sog. **Therapiepflege**, d.h. die Externatherapie wird auch vom Pflegepersonal durchgeführt – im Gegensatz zur operativen Therapie in der Chirurgie und der Pharmakotherapie in der inneren Medizin, die ausschließlich in ärztlicher Hand liegt.

 Pflege

Beim Umgang mit Lokaltherapeutika ist zu beachten:

- **Hygienisches Arbeiten** als Prophylaxe der Keimübertragung von einem Patienten zum anderen
- Lokaltherapeutikum aus einer Tube nur mit Einmalhandschuhen auftragen, Handschuhwechsel nach jedem Patienten
- Substanzen aus einem Topf nur mit Einwegholzspatel entnehmen, Wechsel nach jeder Patientenberührung.

Unverträglichkeitsreaktionen (Kontaktallergien) Gegen die Wirk- oder Grundlagenstoffe der Lokaltherapeutika als auch gegen Latex- oder Vinylhandschuhe bilden sich häufig Kontaktsensibilisierungen (☞ 5.1.3), die sich durch Juckreiz, Rötung, Papeln und Bläschen äußern können, deshalb Rücksprache mit dem Arzt bei solchen Symptomen.

Anwendungsformen

- Salben, Cremes und Pasten dünn auftragen
- Bei feuchten Umschlägen luftdurchlässige Tücher verwenden.

Salben, Cremes und Pasten werden i.d.R. dünn aufgetragen. Wenn Pasten zur Abdeckung (Schutzfunktion) von Hautarealen eingesetzt werden, werden sie dicker aufgetragen.

Flüssigkeiten werden mit einem Watteträger oder Mulltupfer aufgebracht.

Bei feuchten Umschlägen lockergewebte Stoffe (Gaze) verwenden, um einen guten Verdunstungs- und Kühlungseffekt zu erzielen. Bei luftundurchlässigen Verbänden bestünde die Gefahr eines Wärmestaus.

Dermatologische Bäder

Ölbäder lindern Erkrankungen mit gestörter Rückfettungsfunktion der Haut, z.B. Neurodermitis (☞ 5.1.3).

Teerbäder haben eine antientzündliche und juckreizstillende Wirkung, desweiteren steigern sie die Lichtempfindlichkeit der Haut. Dies wird z.B. bei der Psoriasis ausgenutzt, um die Wirksamkeit der Bestrahlungstherapie zu erhöhen (☞ 6).

Bäder mit desinfizierenden Zusätzen werden zur Behandlung und Prophylaxe von z.B. bakteriellen Infektionen oder Superinfektionen (Befall vorgeschädigter Haut mit Erregern), z.B. bei Ulcus curis (☞ 11) eingesetzt.

! Merke

Bei Bädern darf die Wassertemperatur 35 °C nicht überschreiten. Ältere Patienten sowie Herz-Kreislauf-Kranke sollen nur unter Aufsicht baden.

Verbände

- Okklusivverband → Wirkstoffaufnahme in die Haut ↑
- Kompressionsverband bei chronisch venöser Insuffizienz.

4 **Okklusivverband** *(Okklusion, lat.: Abdichtung):* Um die Wirkstoffaufnahme in die Haut zu steigern, werden Okklusivverbände angelegt. Die Haut wird mit einer Salbengrundlage bestrichen und mit einer dünnen Plastikfolie überdeckt, deren Ränder mit Pflaster abgedeckt werden. Dies führt zum Wärmestau und zur Durchfeuchtung der Haut. Da jedoch bakterielle Entzündungen der Schweißdrüsengänge und Haarfollikel begünstigt werden, immer nur für kurze Zeit anwenden.

Kopfkappe Bei übermäßiger Schuppenbildung am Kopf wird eine hornlösende Substanz (z.B. salicylsäurehaltiges Öl) auf die Kopfhaut aufgetragen und mit einer eng anliegenden Folienkappe bedeckt. Darüber wird ein Schlauchverband gezogen, der die Folie befestigt. Nach einigen Tagen wird so die Haut für spezifische Externa durchlässig.

Tuchverband Der Patient wird auf zwei Leinentücher gelegt, eingesalbt und dann so in die Tücher eingeschlagen, dass diese möglichst eng am Körper anliegen. Es sollen sich keine Hautpartien berühren, da diese sonst sehr stark aufweichen können.

Dermatologie

Nach einer Stunde wird der Verband wieder entfernt. Auch hier kommt das Prinzip der Okklusion (s.o.) zum Tragen.

Kompressionsverband Zur Verbesserung des venösen Rückstroms bei der chronisch venösen Insuffizienz (☞ 11). Vorsicht bei Patienten, die gleichzeitig an peripherer arterieller Verschlusskrankheit leiden – durch den Verband kann es zu Nekrosen kommen.

4.2 Weitere Therapieverfahren

4.2.1 Physikalische Therapie

UV-Strahlung

- UV-Bestrahlung bei Psoriasis
- PUVA → antiproliferative Wirkung bei Psoriasis und Akne
- Röntgenstrahlen → hemmen Entzündungsreaktionen, zerstören bestimmte Tumoren
- Elektrokoagulation → Gewebszerstörung
- Laserstrahlen und Kryotherapie → Gewebszerstörung
- Klimatherapie.

UV-Strahlen *(ultraviolette Strahlen)* gehören zu den nicht sichtbaren, kurzwelligen Anteilen des Lichtes. Es werden UV-A-, UV-B- und UV-C-Strahlen unterschieden, wobei UV-A-, UV-B-Strahlen im natürlichen Sonnenlicht enthalten sind. UV-C-Strahlen werden in der Ozonschicht der Erdatmosphäre herausgefiltert. Die unmittelbaren Wirkungen der UV-Strahlen sind die sog. **Photoeffekte:**

- UV-A bewirkt eine sofortige Bräunungsreaktion (☞ 1.2.1)
- UV-B führt zunächst zu einer Entzündungsreaktion, z.B. Sonnenbrand und erst nach 2–3 Tagen zu einer Bräunung.

Bei bestimmten Hauterkrankungen wird die Wirkung der UV-A- und auch der UV-B-Strahlen als Therapie eingesetzt. Um Augenschäden zu vermeiden, müssen die Patienten spezielle Brillen tragen. Bei der sog. **Photochemotherapie** (PUVA) wird zunächst eine lichtsensibilisierende Substanz aufgetragen oder oral verabreicht und danach mit UV-A-Licht bestrahlt. So wird ein antiproliferativer (wachstumshemmender) Effekt erzielt, der z.B. bei Psoriasis (☞ 6) und Akne (☞ 10) Anwendung findet.

Röntgenbestrahlung

Röntgenstrahlen, in Form von Weichstrahlen, die nicht tiefer als 3 cm in das Gewebe eindringen, hemmen je nach Dosierung Entzündungen oder zerstören Gewebe. Anwendung bei bösartigen Tumoren der Haut (☞ 9.3).

Elektrokoagulation

Mit dem sog. Kauter kann Gewebe (z.B. Warzen) abgetragen werden und kleine Blutgefäße (z.B. Teleangiektasien, Spider naevi) können verödet werden.

Laserstrahlen

Laserstrahlen sind gebündelte elektromagnetische Strahlen, die ebenfalls Gewebe zerstören. Der Einsatz ist je nach Gerätetyp vielseitig. Wird z.B. bei der Entfernung von Gefäßnävi (☞ 9.2.2) eingesetzt.

Kryotherapie

Durch extreme Kälte, z.B. mit Kunstschneebrei oder flüssigem Stickstoff, wird Gewebe zerstört. Anwendung bei Lupus erythematodes, Hämangiomen, Narben oder bei Akne und Warzen.

Wärmebehandlung

Infrarotlicht, welches langwelliger ist als sichtbares Licht, wird als Wärmestahlung angewendet, z.B. zur Einschmelzung von Abszessen.

Klimabehandlung

Bestimmte Klimazonen haben einen positiven Effekt auf bestimmte Erkankungen: Meeres- oder Hochgebirgsreizklima mit Anwendung von Salzwasser z.B. bei Psoriasis und Neurodermitis oder Sonnenbäder bei Psoriasis vulgaris und Akne vulgaris. Häufig kehren die Beschwerden jedoch in der gewohnten Umgebung wieder zurück. *Keine* Sonnenbäder bei Lupus erythematodes, photoallergischen Ekzemen oder Hautinfektionen!

4.2.2 ▬ Hyposensibilisierung

Bei Allergien vom Soforttyp nachhaltige Besserung möglich. Patienten überwachen → Gefahr von Allgemeinreaktionen mit Schockentwicklung!

Bei Allergien vom Soforttyp (☞ 5.1), bei denen der Kontakt mit dem Allergen (☞ 5.1) nicht vermeidbar ist (z.B. Pollenallergie), kann eine Indikation zur Hyposensibilisierung bestehen. Über einen längeren Zeitraum wird in regelmäßigen Abständen ein stark verdünnter wässriger Extrakt des Allergens in das subkutane Fettgewebe injiziert. Die Konzentration des Allergens wird dabei schrittweise erhöht. Die Behandlung kann zu nachhaltiger Besserung der Beschwerden führen.

❺ Nebenwirkungen: Wenige Minuten nach der Allergeninjektion können Lokalreaktionen wie Quaddeln, Bindehautentzündung und Schnupfen oder als Allgemeinreaktionen Asthma bronchiale oder eine anaphylaktische Reaktion (☞ 5.1) auftreten.

Dermatologie

❗ Merke

Auch bei korrekter Durchführung der Hyposensibilisierungsbehandlung besteht die Gefahr einer Allgemeinreaktion, die ohne Lokalreaktion als Vorbote eintreten kann. Deshalb ist bei der Hyposensibilisierung Folgendes zu beachten:

- Patienten während der Injektion und mindestens bis 30 Min. danach überwachen
- Bei Quaddeln mit Durchmesser über 4 cm Injektionsstelle kühlen und orale Antihistaminika geben
- Bei Allgemeinreaktion über intravenösen Zugang Gabe von Adrenalin, Antihistaminika, Kortikoiden und Flüssigkeit.

4.2.3 Systemische Therapie

6 Eine systemische Therapie von Hauterkrankungen ist unter folgenden Umständen indiziert:

- Die äußerliche Therapie ist nicht ausreichend wirksam, z.B. bei Autoimmunerkrankungen, schwerer Psoriasis und schweren Infektionen
- Bestimmte Medikamenten können ausschließlich systemisch gegeben werden, z.B. bestimmte Antibiotika, das Psoriasismittel Etretinat (Tigason®, ☞ 6) und das Aknemittel Isotretinoin (Roacuttan®, ☞ 10).

4.2.4 Operative Therapie

Chirurgische Entfernung bei Tumoren der Haut.

Die operative Therapie in der Dermatologie, sog. *Hautchirurgie*, ist bei der Therapie von bösartigen Tumoren der Haut Mittel der Wahl. Auch einige zunächst gutartige Tumoren, wie aktinische Keratosen (☞ 9.3.2) und atypische Nävi (☞ 9.2.1) werden operativ entfernt, da sich aus diesen bösartige Tumoren entwickeln können. Je nach Art, Lokalisation und Größe der Tumoren werden verschiedene Techniken angewendet:

- **Kürettage:** Der Tumor wird mit einem scharfen Löffel abgekratzt. Dabei entsteht eine Erosion
- **Hauttransplantation:** Bei großen Gewebedefekten werden zum Wundverschluss Verschiebeplastiken oder Hauttransplantationen durchgeführt
- **Exzision:** Der Tumor wird herausgeschnitten
- **Lasertherapie** (CO_2-Laser, Nd-YAG-Laser).

? Übungsfragen

1 Was ist der besondere Vorteil der Lokaltherapie?

2 Woraus besteht ein Lokaltherapeutikum?

3 Nennen sie unerwünschte Wirkungen der Kortikoidtherapie!

4 Was ist ein Okklusivverband?

5 Was sind die Risiken einer Hyposensibilisierungsbehandlung?

6 Wann wird eine systemische Therapie durchgeführt?

Störungen des Immunsystems

- Störungen der
  Immuntoleranz →
  Autoimmun-
  erkrankungen
- Störungen der
  Immunregulation
  → Allergien und
  Unverträglichkeits-
  reaktionen.

Das Immunsystem schützt den Körper vor eindringenden Erregern und Fremdeiweißen. Schon beim Erstkontakt werden diese durch spezifische und unspezifische Abwehrreaktionen unschädlich gemacht. Danach entsteht je nach Art des Erregers eine Abwehrstärke (Immunität) bei erneutem Eindringen. Die Abwehrreaktionen sind so gezielt, dass der eigene Körper kaum mitgeschädigt wird. Dies wird dadurch erreicht, dass das Immunsystem Fremdstoffe und körpereigene Strukturen voneinander unterscheidet und letztere nicht angreift: die sog. **Immuntoleranz**. Die Art und das Ausmaß seiner Reaktionen wird über die sog. **Immunregulation** gesteuert. Störungen des Immunsystems treten dabei als folgende Formen auf:

- Allergien und Unverträglichkeitreaktionen durch Störungen der Immunregulation
- Autoimmunerkrankungen durch Störungen der Immuntoleranz.

5.1 ▬ Allergien und Unverträglichkeitsreaktionen ────────

Allergien entstehen
durch vorausgegange-
ne Sensibilisierung.

❶ **Allergien** (*Allergien: Allos, gr.: anders, ergos, gr.: Arbeit*): Beim Erstkontakt mit einem Fremdstoff, dem **Allergen**, entwickelt sich statt einer Immunität (Immunsystem wehrt Erreger ab) eine Überempfindlichkeit, eine sog. *Sensibilisierung*. Während der Erstkontakt noch klinisch stumm verläuft, kommt es bei jedem weiteren Kontakt zu einer überschießenden Reaktion des Immunsystems, der sog. *allergischen Reaktion*.
Unverträglichkeitsreaktionen oder auch Intoleranzreaktionen oder pseudoallergische Reaktionen ähneln in ihrem klinischen Erscheinungsbild den Allergien, lassen sich aber nicht auf eine spezifische Überempfindlichkeit zurückführen.
Hauptschauplatz von Allergien und Unverträglichkeitsreaktionen sind fast immer Haut und Schleimhäute, da sich der Körper hier mit Umwelteinflüssen auseinandersetzt. Diese Erkrankungen treten sehr häufig auf; ein Zuwachs ist zu erwarten.

Dermatologie

5.1.1 Ursachen und Einteilung

Ursachen

- Atopische Veranlagung
- Umweltfaktoren.

❷ Veranlagung Bei 10–20 % der Bevölkerung besteht eine Disposition *(vererbte Bereitschaft)* des Organismus, Sensibilisierungen gegen Umwelteinflüsse auszubilden: die sog. **Atopie** *(a-topos: griech. = am falschen Ort)*. Bei diesen Menschen treten das atopische Ekzem (☞ 5.1.3), Urtikaria (☞ 5.1.2), Heuschnupfen und Asthma als sog. atopische Krankheitsbilder vermehrt auf.

Umwelteinflüsse Wachsende Umweltverschmutzung, steigende Medikamenteneinnahme, häufigerer Umgang mit Chemikalien sowie seelische Belastungen (z.B. Stress) werden für den Häufigkeitsanstieg der Allergien mitverantwortlich gemacht.

Einteilung der Allergien

Einteilung nach
- 4 verschiedenen Pathomechanismen und Latenzzeit
- Klinischem Erscheinungsbild in Exantheme und Ekzeme.

Nach COOMBS und GELL werden allergische Reaktionen in vier Haupttypen eingeteilt. Diese unterscheiden sich zum einen im **Mechanismus** der fehlerhaften Immunantwort, zum anderen in der **Zeitspanne** *(Latenzzeit)* zwischen dem Zweitkontakt mit dem Allergen und dem Auftreten der Beschwerden.

Typ I – Soforttyp, Anaphylaxie

Durch übermäßige Bildung von IgE-Antikörpern nach dem Erstkontakt mit dem Allergen kommt es Sekunden bis Minuten nach dem Zweitkontakt zu einer überschießenden Entzündungsreaktion, der sog. **anaphylaktischen Reaktion**, z.B. Asthma, Heuschnupfen, allergische Urtikaria, QUINCKE-Ödem (☞ 5.1.2).

Anaphylaktischer Schock

Der anaphylaktische Schock ist die Maximalform des Soforttyps (Typ I) aufgrund einer **Generalisierung** der allergischen Reaktion. Durch die starke Histaminfreisetzung kommt es zur Weitstellung der Gefäße und damit zum Blutdruckabfall, ggf. zu schwerer Atemnot und gar zum Kreislaufstillstand.

Typ II – Zytotoxischer Typ

IgG- und IgM-Antikörper richten sich gegen Oberflächenstrukturen von Zellen. Meist innerhalb von Minuten bis Stunden nach dem Allergenkontakt werden diese Zellen zerstört *(zytotoxische Reaktion)*, z.B. bei Blutgruppenunverträglichkeiten oder bei Transplantatabstoßung nach einer Organtransplantation. Typische Hauterkrankungen sind der Pemphigus, bullöses Pemphigoid, Lupus erythematodes (☞ 5.2.2).

Typ III – Immunkomplex-Typ

Im Blut zirkulierende Antigen-Antikörperkomplexe lösen innerhalb von Minuten bis Stunden nach dem Allergenkontakt schwere Gefäßentzündungen *(Vaskulitiden)* aus, z.B. allergische Vaskulitis oder Gefäß- und Gewebeschäden beim Lupus erythematodes.

Typ IV – Spättyp

Im Gegensatz zu den drei vorgenannten Allergentypen sind bei der Allergie vom Spättyp keine Antikörper sondern T-Lymphozyten Ursache für die allergische Reaktion. Nach Erstkontakt mit dem Allergen oder Fremdzellen sind diese Zellen sensibilisiert und führen bei Zweitkontakt zehn Stunden bis mehrere Tage danach zu einer Entzündungsreaktion; z.B. allergische Kontaktekzeme (☞ 5.1.3).

Klinische Einteilung

Bei Unverträglichkeitsreaktionen an der Haut laufen meist mehrere dieser Mechanismen gleichzeitig ab. Nach ihrem klinischen Erscheinungsbild werden sie daher auch in die Gruppe der **Exantheme** und der **Ekzeme** eingeteilt.

5.1.2 Exantheme

Urtikaria und QUINCKE-Ödem

Urtikaria = Hautausschlag aus Quaddeln
QUINCKE-Ödem = Schwellung der Subkutis.

Bei der Urtikaria *(Nesselsucht, Urtica: lat. = Brennnessel)* bilden sich als Hautausschlag Quaddeln, also eine Schwellung der Kutis. Das QUINCKE-Ödem *(Angioneurotisches Ödem, Angioödem)* hingegen ist eine anfallsartig auftretende Schwellung der Subkutis. Beide Erkrankungen können gemeinsam auftreten.

Ursachen:
- Allergien
- Unverträglichkeiten
- Physikalische Einflüsse
- Infektallergisch
- Vererbung (QUINCKE-Ödem).

❸ Je nach Auslösemechanismus werden unterschieden:
- **Allergische Form** als allergische Reaktionen vom Typ I oder III. Häufige Allergene: Insektengifte, Nahrungsmittel
- **Pharmakologische Form** als sog. *pseudoallergische Reaktion*. Häufige Auslöser sind Röntgenkontrastmittel, Plasmaexpander (Dextrane), Acetylsalicylsäure (Aspirin®), Zusatzstoffe, Antibiotika, Nahrungsmittelkonservierungs- und Farbstoffe
- **Physikalische Form** als Reaktion auf Druck oder Reibung, Kälte, Wärme oder Licht
- **Infektallergische Form** bei überschießender Immunreaktion bei Infekten, z.B. Tonsillitis, grippaler Infekt.

Dermatologie

Klinik

Urtikaria

- Ausschlag aus Quaddeln
- Unterscheidung von akuten und chronischen Formen
- Gefahr des anaphylaktischen Schocks.

Innerhalb von Minuten nach dem Kontakt mit dem Fremdstoff oder Reiz entstehen leicht erhabene, meist rötliche Quaddeln von sehr unterschiedlicher Größe, die stark jucken. Je nach Dauer der Hauterscheinungen wird die **akute Urtikaria** (Dauer Stunden bis Tage) von der **chronischen Urtikaria** unterschieden, bei der die Symptome andauern oder häufig wiederkehren. Als lebensbedrohliche Komplikation kann ein anaphylaktischer Schock (☞ 5.1.1) auftreten.

QUINCKE-Ödem

QUINCKE-Ödem der oberen Luftwege → Erstickungsgefahr!

Bevorzugt schwellen Augenlider und Lippen an. Sind die Schleimhäute der oberen Luftwege betroffen, besteht Erstickungsgefahr. Die Patienten klagen weniger über Juckreiz als über ein schmerzhaftes Spannungsgefühl in den entsprechenden Hautpartien. Die Symptome bilden sich innerhalb von 1–3 Tagen zurück.

Diagnostik

- Anamnese
- Allergietests
- Expositionstests.

Der Auslöser wird durch Anamnese und Allergietests gesucht, bei Verdacht auf Nahrungsmittelallergien über Suchdiät oder Expositionstest. Oft bleibt der Auslöser jedoch unklar.

Therapie

- Antihistaminika äußerlich oder systemisch
- Ggf. Kortikoide
- Ggf. Schockbehandlung oder Intubation.

- Bekannte Allergene meiden
- Bei leichter **Urtikaria** äußerlich kühlende Externa (z.B. Lotio alba), antihistaminikahaltige Gele (z.B. Systral®), oder Kortisoncremes
- Bei schweren Formen Antihistaminika intravenös, evtl. auch Kortikoide
- Ggf. Intubation bei QUINCKE-Ödem, Reanimation (☞ Anästhesie 8) bei anaphylaktischem Schock.

Arzneimittelexantheme

Arzneimittelexantheme treten als Reaktion nach Einnahme bestimmter Medikamente auf. Sie sind besonders häufig bei älteren Patienten, die eine Vielzahl von Medikamenten einnehmen. Der Schweregrad der verschiedenen Krankheitsbilder reicht von örtlichen Hauterscheinungen bis hin zu lebensbedrohlichen Allgemeinreaktionen.

Ursachen

- Allergische Reaktion auf Medikamente
- Toxisch
- Pseudoallergisch.

Arzneiexantheme können durch alle vier Typen der Allergien sowie als toxische oder pseudoallergische Reaktionen (☞ 5.1) entstehen.
Meist ist das Zusammentreffen eines fieberhaften Infektes und der Medikamenteneinnahme die Voraussetzung für die Reaktion.

Klinik

Multiple
Erscheinungsformen.

Abhängig vom Erscheinungsbild und dem Auslöser werden folgende Exantheme unterschieden:

Fixes Exanthem: Auslöser sind meist Barbiturate (Schlafmittel). Es treten ein oder zwei einzelne gerötete Herde auf; vorwiegend an den Füßen ist Blasenbildung möglich. Bei wiederholter Einnahme des Medikamentes bildet sich meist an derselben (fixen) Stelle ein geröteter Herd.

Makulopapulöses Exanthem: Einige Tage nach Einnahme von Sulfonamiden, Ampillicin oder Penicillin findet sich an der gesamten Haut des Körpers ein masernähnliches *(morbilliformes)* Exanthem aus rötlichen Makulae und Papeln.

Urtikarielles Exanthem: Dies entspricht der pharmakologischen Form der Urtikaria (☞ 5.1.2).

Purpura Schoenlein-Henoch: Im Anschluss an einen Infekt kommt es zu einer Überempfindlichkeitsreaktion vom Typ III. Auslöser ist ein Medikament oder ein Bakterienbestandteil (häufig von Streptokokken). Die Gefäßwände der Kapillaren werden durchlässig für Erythrozyten und es kommt zu Petechien *(Einblutungen in die Haut)*. Klinisch zeigen sich punktförmige, nicht wegdrückbare Maculae, die ebenso wie ein Hämatom mit der Zeit ihre Farbe ändern, die sog. *Purpura.*

Erythema exsudativum multiforme (EEM): Es bilden sich schubweise typische, scheibenförmige Herde mit bläulicher Mitte und hellrotem Rand, sog. *Kokarden.* In der Mitte der Herde können sich Blasen bilden. Häufig sind nur die Handrücken befallen. Bei schwerem Verlauf können der gesamte Körper und die Schleimhaut betroffen sein. Die Herde bestehen dann zu einem großen Teil aus Blasen; die Patienten haben hohes Fieber und fühlen sich schwer krank.

Lyell-Syndrom =
schwerste
Erscheinungsform.

Lyell-Syndrom: 50 % tödlicher Verlauf, Extremvariante eines EEM oder blasenbildenden Arzneimittelexanthems. Es wird auch *toxische epidermale Nekrolyse* genannt. Es kommt zu großflächigen, blasigen Abhebungen der Oberhaut, die sehr schmerzhaft sind und Verbrühungen gleichen.

Erythema nodosum: Es handelt sich um eine Überempfindlichkeitsreaktion auf Medikamente, Infekte (z.B. Tuberkulose) oder chronische Entzündungen (z.B. Sarkoidose oder Morbus Crohn). Dabei finden sich überwiegend an den Streckseiten der Unterschenkel schmerzhafte, gerötete Knoten.

Diagnostik

Diagnostik
■ Anamnese
■ Allergietests.

Eine präzise **Anamnese** ist die wichtigste Voraussetzung, um den Auslöser zu finden. Ggf. werden Expositionstests, z.T. stationär, durchgeführt, nicht jedoch bei Gefahr eines anaphylaktischen Schocks oder beim Lyell-Syndrom. Beim urtikariellen oder fixen Exanthem kommen Prick- und Epikutantests zum Einsatz. Bei Penicillinallergie zusätzlich IgE-Antikörperbestimmung im Serum.

Dermatologie

195

Therapie

Das auslösende Medikament wird abgesetzt und in Zukunft gemieden.

- **Fixe, makulopapulöse und urtikarielle Exantheme:** Antihistaminika und Kortikoide, bei schweren Verläufen auch intravenös
- **Erythema exsudativum multiforme:** bei leichten Formen austrocknende und kortikoidhaltigen Externa, bei schweren Formen orale oder intravenöse Kortikoide, Ausgleich des Flüssigkeitsverlustes und Vorbeugen von Superinfektionen
- **LYELL-Syndrom:** hochdosierte, intravenöse Gabe von Kortikoiden, intensivmedizinische Betreuung, Ausgleich des enormen Flüssigkeitsverlustes und Vorbeugen von Superinfektionen (☞ 7).

Auslöser meiden bzw. absetzen

Antihistaminika und Kortikoide

EEM und LYELL-Syndrom: systemisch Kortikoide und Flüssigkeit.

5.1.3　Ekzeme

Ekzeme *(Ekzema, gr.: aufschwellen, aufkochen)* oder auch Dermatitiden *(Dermis, lat.: Haut, -itis, lat. Endsilbe: Entzündung)* sind die häufigsten Hauterkrankungen. Es handelt sich um Entzündungen, die die Epidermis und angrenzende Dermis betreffen. Sie sind nicht erregerbedingt und daher nicht ansteckend. Grundsätzlich entsprechen sich Ekzem und Dermatitis. Der Begriff Dermatitis wird jedoch eher für akute, der Begriff Ekzem eher für chronische Krankheitsverläufe benutzt.

Das **klinische Muster** der Ekzemerkrankungen ist prinzipiell gleichartig:

Zunächst bilden sich rote Makulae, Papeln und Bläschen, dann folgen Erosionen, Rhagaden sowie Schuppungen und eine Verdickung der Hornschicht *(Hyperkeratose)*. Aufgrund des Juckreizes sind zusätzlich Exkoriationen (Hautabschürfung, die das Corium erreicht) zu beobachten. Bei chronischen Verläufen vergröbert sich die Hautfelderung, sog. Lichenifikation (☞ 2.2). Gewebedefekte und Narben entstehen nicht.

Ekzeme = nicht erregerbedingte Entzündungen der Epidermis mit gleichartigem klinischem Muster.

Ekzeme:

- **Makeln, Papeln, Bläschen**
- **Erosionen, Rhagaden, Hyperkeratose**
- **Juckreiz, Exkoriation**
- **Lichenifizierung.**

Kontaktekzem

Unterschieden werden das **allergische Kontaktekzem** und das häufigere **irritative toxische Kontaktekzem.** Es gibt jeweils akute und chronische Verlaufsformen.

Ursachen und Entstehung
Irritativ-Toxisches Kontaktekzem

❹　Hervorgerufen wird das toxische Kontaktekzem durch Irritation bzw. direkt gewebeschädigende Substanzen (Toxine). Bei der **phototoxischen Reaktion** wird eine Substanz erst durch Lichteinwirkung toxisch. Solche Substanzen können z.B. in Gräsern (»Wiesengräserdermatitis«) oder in Kosmetika enthalten sein.

Toxisches Kontaktekzem durch Toxine und Phototoxine

Allergisches Kontaktekzem durch Typ IV-Reaktion.

Das Ausmaß und der Verlauf der Hautreaktion hängt von der Aggressivität und der Einwirkdauer des Toxins ab: aggressive Lösungsmittel, Laugen und Säuren (☞ 8.2) sowie phototoxische Substanzen lösen schon nach kurzem Kontakt akute Entzündungen aus, während Stoffe von geringer Aggressivität (z.B. Reinigungsmittel) erst nach langer Einwirkung zu **chronischen Ekzemen** führen, z.B. zum *degenerativen Ekzem* (Abnutzungsekzem, Hausfrauenekzem). Durch Einwirkung von Stuhl und Urin auf empfindliche Säuglingshaut in Verbindung mit einer Superinfektion mit Hefepilzkeimen entsteht die sog. **Windeldermatitis** (☞ 7.3.2).

Allergisches Kontaktekzem

Zugrunde liegt eine Typ IV-Reaktion zehn Stunden bis einige Tage nach dem Zweitkontakt mit dem Allergen. Häufige Allergene sind Chromate (z.B. in Zement), Nickel (z.B. Knöpfe, Modeschmuck, Brillen), Duft-, Farb- und Konservierungsstoffe (z.B. in dermatologischen Externa oder Kosmetika) sowie äußerliche Antibiotika (z.B. Neomycin). Bei der **photoallergischen Reaktion** wird eine Substanz durch Lichteinwirkung zum Allergen. Ein chronisches **allergisches Kontaktekzem** entsteht, wenn der Kontakt mit dem Allergen über einen längeren Zeitraum besteht.

! Merke

Chronisch-toxische Kontaktekzeme begünstigen durch die Störung der Barrierefunktion der Haut die Enstehung von allergischen Kontaktekzemen.

Klinik

⑤ Beim toxischen Kontaktekzem ist die Entzündungsreaktion typischerweise streng auf den Bereich der Einwirkung des Toxins beschränkt. Beim allergischen Kontaktekzem entstehen durch ein Streuen des Allergens entlang der Lymphspalten oder über Blutgefäße auch Entzündungsherde außerhalb des Kontaktbereichs mit dem Allergen, sog. **Streureaktionen.**

- Toxisches Kontaktekzem → scharf begrenzt.
- Allergisches Kontaktekzem → Streureaktionen
- Akute und chronische Verläufe.

Akute Form
- Zunächst brennende Rötung, dann Schwellung und Bläschenbildung, Juckreiz (beim allergischen Kontaktekzem)
- Im weiteren Verlauf platzen die Bläschen und es entstehen nässende Erosionen, welche unter geringer Schuppenbildung abheilen. Erst in diesem Stadium tritt beim toxischen Kontaktekzem der Juckreiz hinzu.

Dermatologie

Chronische Form

- Rötung ohne Bläschenbildung und Erosionen, Juckreiz
- Festhaftende Schuppung. Die Haut trocknet aus und es entstehen Rhagaden
- Im weiteren Verlauf Lichenifikationen.

Diagnostik und Therapie

Ziele:
- Identifikation des Auslösers
- Meiden des Toxins oder Allergens
- Lokaltherapie.

- ❻ Identifikation des Toxins oder Allergens mit Hilfe von Anamnese und Epikutantests
- Kontakt mit bekannter Substanz meiden, ggf. Schutzkleidung (z.B. Handschuhe) verwenden
- Lokaltherapie
  - **Akute Form:** Zunächst lokale Kortikoide, ggf. unter Okklusion, dann rückfettende Externa, bei nässenden Hautschädigungen feuchte Umschläge und Schüttelmixturen
  - **Chronische Form:** Zunächst lokale Kortikoide, danach Teersalben. Besonders wichtig ist die Pflege mit rückfettenden Salben. Schutzverbände um Kratzen und Irritation zu vermeiden
- **Windeldermatitis:** Häufiger Windelwechsel, austrocknende Lösungen und schützende Zinkpasten, Antimykotika bei Superinfektion mit Hefepilzen (☞ 7.3.2).

Berufliche Aspekte

Hohes Erkrankungsrisiko bei:
- Atopikern
- Personen in Feuchtberufen.

Zusätzlich zu Menschen mit einer atopischen Veranlagung unterliegen vor allem Personen in sog. **Feuchtberufen** einem hohen Risiko, Kontaktekzeme zu entwickeln. Zu diesen gehören z.B. Maurer, Friseure, Krankenschwestern/-pfleger sowie Laboranten. Durch Berufsstoffe ausgelöste Ekzeme können als **Berufskrankheit** anerkannt werden. Kann bei der Ausübung eines Berufes der Kontakt mit dem Allergen nicht umgangen werden, muss eine Umschulung ins Auge gefasst werden. Menschen mit einer **atopischen Veranlagung** müssen bei der Berufswahl bedenken, dass für sie in Feuchtberufen eine Sensibilisierung auf Arbeitsstoffe vorprogrammiert ist.

Atopisches Ekzem

Synonyme:
- Atopisches Ekzem
- Neurodermitis
- Endogenes Ekzem.

Das atopische Ekzem, auch **Neurodermitis** oder *endogenes Ekzem* genannt, ist eine meist im Kleinkindalter beginnende Hauterkrankung mit chronischem Verlauf. Die Erkrankung tritt familiär gehäuft auf und ist sehr verbreitet: 10 % der Kinder und 5 % der Erwachsenen sind betroffen.

Ursachen und Entstehung

- Atopische Veranlagung

❼ Eine **atopische Veranlagung** ist Voraussetzung für die Krankheitsentstehung. Ob das Ekzem letztlich ausbricht, hängt von zusätzlichen **Provokationsfaktoren** wie klimatischen Einflüssen, In-

- Provokations-
  faktoren.

fekten, Hautbelastungen und z.T. psychischen Belastungen ab. Diese Faktoren können sowohl den ersten Erkrankungsschub als auch nachfolgende Schübe auslösen. Bedingt durch die atopische Veranlagung entwickeln sich häufig Sensibilisierungen gegen Nahrungsmittel. Diese Stoffe lösen dann Ekzemschübe aus. Weiterhin entwickeln sich sehr häufig Sensibilisierungen gegen auf dem Luftweg verbreitete Allergene (Pollen, Hausstaubmilben, Schimmelpilze, Tierepithelien). Diese äußern sich in Heuschnupfen und Asthma.

Klinik

- Typisches Befallsmuster
- Stark juckende Papeln
- Sehr trockene Haut mit Lichenifikationen

Das klinische Bild ist vielgestaltig. Charakteristisch sind:

- Symmetrisches Befallsmuster (Abb. 5.1)
- Starker Juckreiz
- Sehr trockene Haut.

Meist finden sich bereits im **Säuglingsalter** die ersten Hauterscheinungen: Schuppenkrusten auf gerötetem Grund, typischerweise im Gesicht und am behaarten Kopf; wegen der Ähnlichkeit mit über dem Feuer eingetrockneter Milch werden diese Hauterscheinungen als *Milchschorf* bezeichnet.

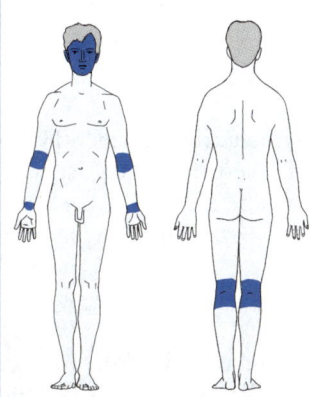

Abb. 5.1
Typisches Befallsmuster beim atopischen Ekzem. [A400-215]

Im **Kleinkindes- und Kindesalter** entwickeln sich dauerhafte Entzündungsflächen, auf denen Papeln vorherrschen. Die Haut ist sehr trocken und es zeigen sich erste Lichenifikationen. Typischerweise sind die **Beugeseiten der Gelenke** (Ellenbeugen, Kniekehlen) sowie Nacken, Hals und Hände befallen (☞ Abb. 5.1). Häufig sind die Augenbrauen gelichtet und die Unterlidfalte ist gedoppelt. Die Kinder werden durch Juckreizattacken gequält und kratzen die betroffenen Hautareale auf. In den Wintermonaten verschlechtert sich das Bild, während es sich im Sommer sowie im Gebirge und an der See bessert. Auch Textilien wie z.B. Wolle verschlechtern die Situation.

Komplikation: Superinfektion der Hautschädigungen mit Staphylokokken (☞ 7.2) oder Herpes-Viren (☞ 7.1.1).

- Komplikation: Superinfektionen.

Prognose: Etwa ein 1/4 der erkrankten Kinder leiden auch noch als Erwachsene unter Ekzemschüben, die allerdings milder verlaufen, z.B. als Handekzem. Bei allen Patienten bleibt lebenslänglich eine Überempfindlichkeit der Haut bestehen.

Diagnostik

- Familienanamnese
- Klinisches Bild.

- Familienanamese mit einer Häufung von atopischen Erkrankungen
- Klinisches Bild mit weißem Dermographismus (☞ 3.2.3)
- Bei einem Großteil der Patienten findet sich eine Erhöhung von IgE-Antikörpern im Blut. Pricktestungen sind häufig positiv. Bei Nahrungsmittelunverträglichkeit ist wie bei der Urtikaria (☞ 5.1.2) vorzugehen.

Dermatologie

Therapie

- **Schüben vorbeugen**
  - Tägliche Hautpflege mit wirkstofflosen Cremes und Salben sowie rückfettenden Ölbädern auch zwischen den Schüben
  - Zur Körper- und Händereinigung statt Seifen Syndets (Seifenersatzstoffe) oder Ölbäder verwenden
- **Im akuten Schub:** Kortikoide; für die Dauerbehandlung Teerpräparate
- **Physikalische Therapie:** sowohl bei Schüben als auch dazwischen Bestrahlung mit UV-Licht, Klimakuren an der See oder in den Bergen
- **Lebensführung:** Kleidung und Wäsche aus leichter, weicher Baumwolle, Diät nur im Falle nachgewiesener Nahrungsmittelunverträglichkeiten, psychologische Betreuung, keine Berufe mit häufigem Waschen und häufigem Allergenkontakt.

Seborrhoisches Ekzem

Erkrankung talgdrüsenreicher Hautbezirke.

Das seborrhoische Ekzem tritt in den talgdrüsenreichen Hautarealen (Mittellinie des Körpers) auf. Die Erkrankung ist weit verbreitet, junge Männer sind bevorzugt betroffen. Die bei Säuglingen auftretende Form ist die sog. *seborrhoische Säuglingsdermatitis*.

Ursachen und Entstehung

- Lücken im Säureschutzmantel
- Pityrosporum ovale
- Klimatische und psychische Faktoren.

Lücken im Säureschutzmantel der Haut und der Pilz *Pityrosporum ovale* spielen eine wesentliche Rolle. Weiterhin haben klimatische und psychische Faktoren Einfluss auf die Erkrankung: Besserung im Sommer, in den Bergen und am Meer, Verschlechterung bei Stress.

Klinik

Bräunliche Schuppungen auf gerötetem Grund.

Erwachsenenform: Am behaarten Kopf, zwischen den Augenbrauen, neben den Nasenflügeln und/oder in der vorderen Schweißrinne finden sich eine leichte, bräunliche Schuppung auf gerötetem Grund. Juckreiz ist meist gering ausgeprägt.
Seborrhoische Säuglingsdermatitis: Gerötete und schuppende Hauterscheinungen außer in der Mittellinie des Körpers, auch in den Leisten und Achseln. Wie bei der Windeldermatitis (☞ 5.1.3) und der Intertrigo kann es zu einer Superinfektion mit Hefepilzen kommen (☞ 7.3.2).

Therapie

- Kurzfristig Antimykotika und Kortikoide

Oft spricht die Erkrankung auf gegen Pityrosporum wirksame **Antimykotika** an. Kortikoidhaltige Lokaltherapeutika werden nur kurzfristig eingesetzt. Die Langzeitbehandlung erfolgt mit

- Langfristig schwefel-
  haltige Externa.

schwefelhaltigen Substanzen. An den Einfluss von psychischen und klimatischen Bedingungen muss gedacht werden.

Intertrigo

- Ekzem in
  Körperfalten
- Verursacht durch
  Reibung und
  Feuchtigkeit.

8 Bei der Intertrigo *(lat. = Wundreiben)* handelt es sich um eine in den Körperfalten (z.B. unter den Brüsten oder in der Analfalte) auftretendes Ekzem. Betroffen sind häufig Säuglinge und adipöse Menschen. **Ursachen** sind Reibung und ein Aufweichen der Haut durch Feuchtigkeit. Das **klinische Bild** und die **Therapie** entspricht einem akuten toxischen Kontaktekzem, das mit Bakterien oder Hefepilzen superinfiziert ist (☞ 5.1.3).

? Übungsfragen

1. Was ist eine Allergie?

2. Was ist eine Atopie?

3. Welche Formen der Urtikaria gibt es?

4. Was sind die Ursachen eines Kontaktekzems?

5. Wodurch unterscheiden sich die verschiedenen Formen des Kontaktekzems klinisch?

6. Was ist das wichtigste Ziel bei der Therapie des Kontaktekzems?

7. Was ist die Ursache des atopischen Ekzems?

8. Nennen Sie bitte Ursachen der Intertrigo!

5.2 Autoimmunerkrankungen

Autoimmun-
erkrankungen:
- Blasenbildende
  Erkrankungen
- Bindegewebs-
  erkrankungen.

Autoimmunerkrankungen *(Auto, gr.: selbst, immun, gr.: unempfindlich):* Abwehrreaktionen des Immunsystems gegen Strukturen des eigenen Körpers. Als Autoimmunerkrankungen der Haut kommen blasenbildende Erkrankungen und Bindegewebserkrankungen vor. Sie zeigen häufig schwere, chronische Verläufe.

5.2.1 Blasenbildende Erkrankungen

Blasenentstehung durch
Bildung von Spalträumen.

Durch Zerstörung von Bestandteilen der Keratinozyten, der Basalmembran oder der oberen Lederhaut verliert der Gewebeverband seinen Zusammenhalt. Die so entstandenen Spalträume füllen sich mit Gewebeflüssigkeit und es kommt zu Blasenbildung.

Dermatologie

Pemphigus vulgaris

Der Pemphigus vulgaris ist zwar die häufigste blasenbildende Erkrankung, kommt aber insgesamt eher selten vor. Er befällt vorwiegend Menschen des mittleren und höheren Alters. Ursache sind im Blut befindliche Antikörper gegen die Oberfläche der Keratinozyten. Die dadurch ausgelöste Entzündungsreaktion führt zum Verlust der Zellverbindungen in der Epidermis.

Klinik

Auf der zunächst nicht geröteten Haut und Schleimhaut finden sich schlaffe Blasen und Erosionen, später eine entzündliche Randreaktion. Wenn die Erosionen sehr ausgedehnt sind, nimmt die Erkrankung unbehandelt einen schweren, fast immer tödlichen Verlauf.

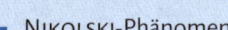 Diagnostik und Therapie

- **Klinisches Bild** mit positivem **NIKOLSKI-Phänomen:** Verschieben der gesund aussehenden Haut in der Umgebung einer Hautschädigung führt zu Blasenbildung
- **Nachweis** der gegen die Keratinozyten gerichteten Antikörper im Serum oder durch Hautbiopsie
- **Therapie:** Austrocknende und antiseptische Externa, um Superinfektion zu verhindern. Hochdosierte, systemische Gabe von Kortikoiden und Immunsuppressiva.

Bullöses Pemphigoid

Eine ebenfalls eher seltene, schwer verlaufende (u.U. tödlich) Erkrankung des höheren Alters (60–80 Jahre) ist das bullöse Pemphigoid. Die Ursache sind Antikörper gegen die Basalmembran mit der Folge einer Entzündungsreaktion und Blasenbildung in dieser Zone.

Klinik

Im Unterschied zum Pemphigus vulgaris sind die Blasen prall gefüllt und die Blasendecke stabiler. Die umliegende Haut ist unterschiedlich stark gerötet. Häufig kommt es zu Einblutungen in die Blasenhöhle, so dass nach ihrem Platzen dunkle Krusten zu sehen sind.

Diagnostik und Therapie

❶ Die Diagnose ergibt sich aus dem klinischem Bild und dem Nachweis der Antikörper. Da ein bösartiges Tumorleiden hinter der Enstehung eines bullösen Pemphigoid stehen kann, werden die Patienten gründlich untersucht. Auch Medikamente können auslösende Faktoren sein. Die Therapie ist die gleiche wie beim Pemphigus vulgaris.

5.2.2 ▬ Bindegewebserkrankungen

Bindegewebs-
erkrankungen =
Kollagenosen.

Bei den Bindegewebserkrankungen, den **Kollagenosen**, greifen
Autoantikörper und Immunzellen die kollagenen Bindegewebsfasern der Blutgefäße an. Dies führt meist zu Schädigungen sämt-
licher Organe. Bei der diskoiden Form des Lupus erythematodes
ist jedoch nur die Haut betroffen.

Lupus erythematodes

2 Hauptformen:
- Diskoider LE
- Systemischer LE.

Namensgebend für den Lupus erythomatodes ist das Auftreten
von geröteten *(erythematösen)* sowie teilweise vernarbenden
und entstellenden Hautschädigungen *(Lupus, lat.: Wolf, fres-
sende Flechte)*. Es werden zwei Hauptformen und eine Zwi-
schenform der Erkrankung unterschieden:
- Diskoider Lupus erythematodes (DLE)
- Subakuter cutaner Lupus erythematodes (SCLE) – Zwischen-
form
- Systemischer Lupus erythematodes (SLE).

DLE ist häufiger und
befällt nur die Haut.

Der häufigere DLE befällt nur die Haut und ist vergleichsweise
harmlos. Der SLE betrifft hingegen den ganzen Körper und stellt
durch die Schädigung innerer Organe eine bedrohliche Erkrankung dar. Beide Formen treten am häufigsten bei Frauen zwischen dem 20. und 40. Lebensjahr auf.

Ursachen und Entstehung

- Autoantikörper
- Störungen der zellu-
lären Immunität
- Vererbung
- Einfluss äußerer
Faktoren möglich.

❷ Es finden sich sowohl Autoantikörper als auch Störungen
der zellulären Immunität (T-Lymphozyten). Außerdem beeinflussen Vererbung und äußere Faktoren, wie UV-Licht, Hor-
mone oder Medikamente, die Entstehung und den Ausbruch der
Gewebeschädigungen.

Klinik

- DLE: scheibenförmi-
ge, schmerzhafte,
gerötete, schuppen-
de Plaques.

Diskoider Lupus erythematodes
An den Sonnenlicht ausgesetzten Hautarealen (Kopf, Hals, Oberkörper) zeigen sich scheibenförmige *(Diskus, lat.: Scheibe)*, gerötete und schuppende Plaques, die von ihrer Mitte weggerichtet
(zentrifugal) wachsen. Dort bleiben dann Hautatrophien zurück
(zentrale Atrophien). Häufig sind diese Hauterscheinungen sehr
schmerzempfindlich. Die diskoide kann in die systemische Form
übergehen.

Dermatologie

- SLE: Schmetterlings-
erythem, Allgemein-
beschwerden, Peri-
karditis, Glomerulo-
nephritis u.a.

Systemischer Lupus erythematodes

Hauterscheinungen in Form eines **Schmetterlingserythem** im Gesicht kommen bei ungefähr 3/4 der Patienten vor. Als Zeichen
der systemischen Erkrankung zeigen sich zusätzlich Müdigkeit
und Gewichtsverlust, Gelenk- und Muskelschmerzen, sowie u.a.
Entzündungen des Herzbeutels *(Perikarditis)*, des Rippenfells
(Pleuritis) und der Nierenglomerula *(Glomerulonephritis)*.

Diagnostik und Therapie

- DLE: Hautbiopsie,
äußerlich Kortikoi-
de, ggf. systemisch
Choroquin
- SLE: Nachweis der
Autoantikörper,
systemisch Chloroquin,
Kortikoide oder
Immunsuppressiva.

DLE: Diagnose durch klinisches Bild und Hautbiopsie; Blutuntersuchungen sind unauffällig. Therapie mit starken Lichtschutz-
präparaten, lokalen Kortikoiden, ggf. unter Okklusion oder
durch intrakutane Injektion, bei ausgedehntem Befall niedrigdo-
sierte, systemische Gabe von Chloroquin.

SLE: Diagnose v.a. durch den Nachweis spezifischer Autoantikörper im Blut. Therapie bei milden Verläufen ist die systemische Gabe von Cloroquin (Resochin®), bei schwerem Verlauf
systemische Kortikoide oder Immunsuppressiva.

? Übungsfragen

❶ Worauf kann ein bullöses Pemphigoid hinweisen?

❷ Welches ist die Ursache des Lupus erythematodes?

6 Psoriasis

Die Psoriasis, die *Schuppenflechte (Psora, gr.: Krätze, Räude),* ist eine erbliche, entzündliche Verhornungsstörung der Haut. Die Erkrankung verläuft in häufig wiederkehrenden Schüben und ist sehr häufig: 2–5 % der Europäer sind betroffen.

- Chronisch-rezidivie-render Verlauf
- 2–5 % aller Europäer.

6.1 Ursachen der Psoriasis

Verhornungsstörung

- Verhornungs-störung
- Hautentzündung
- Erbliche Veranlagung.

① Die Bildungsrate von Keratinozyten in der Basalschicht der Epidermis ist stark erhöht, und die folgenden Schichten werden in einer stark verkürzten Zeit durchlaufen. Die Folge ist eine übermäßige Abschilferung von unreifen Hornlamellen, die sog. *parakeratotische Schuppung.*

Entzündung

Sowohl in den Papillen der Lederhaut als auch in der Oberhaut sammeln sich Leukozyten (z.B. neutrophile Granulozyten) an und es bilden sich sterile Pusteln (oft klinisch nicht sichtbar).
Die **Ursache** für diese Vorgänge ist letztlich unklar. Eine *erbliche Veranlagung* konnte in vielen Fällen nachgewiesen werden. Ähnlich wie bei der Neurodermitis sind allerdings *auslösende Faktoren* für den Ausbruch der Krankheit Voraussetzung, z.B. Infekte, Verletzungen, psychische Belastungen oder Infektionen. Jahreszeitliche (Sommer) und klimatische (Sonne, Meer) Faktoren können die Psoriasschübe hemmen.

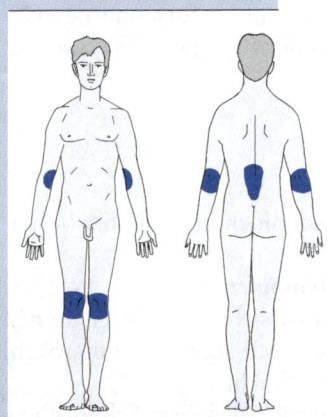

Abb. 6.1
Typisches Befallsmuster bei der Psoriasis.
[A400-215]

6.2   Klinik, Diagnostik und Therapie

6.2.1   Formen der Psoriasis

- Psoriasis vulgaris: erythemato-squa-möse Plaques mit typischem Ver-teilungsmuster
- Psoriasis pustulosa.

②   **Psoriasis vulgaris** als häufigste Form der Psoriasis. Dabei finden sich typischerweise an den Streckseiten beider Ellenbogen- und Kniegelenke, am Kreuzbein und am behaarten Kopf im akuten Schub erythematöse, scharf begrenzte Papeln und Plaques (Abb. 6.1). Im weiteren Verlauf entstehen auf diesen Knötchen oder Plaques charakteristische, silbrig glänzende Schuppungen. Es kann zu Juckreiz kommen. Bei Befall von Finger- und Fußnägel werden punktförmige Einziehungen der Nagelplatte *(Tüpfelnägel)* und fleckige, rot-braune Verfärbungen des Nagelbettes *(psoriatischer Ölfleck)* beobachtet. Wird die Nagelplatte vollständig zerstört, finden sich die sog. *Krümelnägel*.

Psoriasis pustulosa: Durch die Ansammlung von Leukozyten bilden sich hauptsächlich an Händen und Füßen Pusteln.

Komplikationen

- Komplikation: psoriatische Erythrodermie, Psoriasis arthropathica.

Die Hauterscheinungen können den gesamten Körper befallen *(psoriatische Erythrodermie)*. Dies kann lebensbedrohlich sein. In manchen Fällen kommt es zu einem Übergriff des entzündlichen Geschehens auf die Gelenke *(Psoriasis arthropathica)* mit starken Schmerzen und Zerstörung und Verformung des Gelenks. Erhebliche Einschränkungen der Beweglichkeit sind die Folge.

6.2.2   Diagnostik der Psoriasis

- Familienanamnese
- Klinik
- Psoriasis-phänomene.

Familienanamnese und **klinisches Bild** mit charakteristischer Verteilung der Herde.

③   Nachweis der sog. »Psoriasisphänomene«:

- **Kerzenwachsphänomen:** Durch vorsichtiges Kratzen an der Oberfläche eines Herdes bilden sich silbrige Schüppchen, die abgeschabtem Kerzenwachs ähneln
- **Phänomen des letzten Häutchens:** Werden diese Schüppchen duch weiteres Kratzen entfernt, kommt darunter ein glänzendes Häutchen (Basalmembran) zum Vorschein
- **Phänomen des blutigen Taus** (AUSPITZ-Phänomen): Wird auch dieses Häutchen abgekratzt, entstehen punktförmige Blutungen
- **Isomorpher Reizeffekt** (KÖBNER-Phänomen): Reizen eines äußerlich gesunden Hautareals (z.B. durch Kratzen) kann nach ca. 2 Wochen zu Psoriasis-Effloreszenzen führen.

6.2.3   Therapie der Psoriasis

Lokale Therapie

- Erst Keratolytika, dann Antipsoriatika
- PUVA
- Ggf. Retinoide oder Immunsuppressiva systemisch
- Hautpflege, Klimatherapie.

- ❹ Zunächst Schuppenauflagerungen mit Hilfe von Keratolytika entfernen. Danach **spezifische Lokaltherapie** mit Cignolin- und teerhaltigen Salben, Kortikoide nur im akuten Schub. Zusätzlich Photochemotherapie
- **Pflege** mit Ölbädern, auch zwischen den Schüben
- **Klimabehandlung** mit Sonnenbädern, v.a. am Meer oder im Gebirge.

Systemische Behandlung

Bei psoriatischer Erythrodermie sowie Psoriasis pustulosa und arthropathica Gabe von Retinoiden (z.B. Tigason), Zytostatika (z.B. Methotrexat) oder Immunsuppressiva (z.B. Ciclosporin).

❓ Übungsfragen

❶ Wie entsteht die Psoriasis?

❷ Welche klinischen Erscheinungsformen der Psoriasis werden unterschieden?

❸ Beschreiben Sie die »Psoriasis-Phänomene«!

❹ Welches sind die therapeutischen Prinzipien bei der Psoriasis?

Dermatologie

7 Erregerbedingte Erkrankungen

Erreger:
- Viren
- Bakterien
- Pilze
- Parasiten.

Unterscheidung in obligat und fakultativ pathogene Keime.

Erregerbedingte Erkrankungen, verursacht durch Viren, Bakterien, Pilze oder Parasiten, gehören zu den häufigsten Hauterkrankungen. Dabei sind nur aggressive Erreger in der Lage, bei intakter Barrierefunktion der Haut Krankheiten zu verursachen. Sie werden als **obligat pathogene Keime** bezeichnet. Andere Erreger führen nur bei gestörter Barrierefunktion der Haut zu Erkrankungen, z.B. bei Hautverletzungen, gestörter Immunabwehr oder Veränderungen der natürlichen Hautflora. Diese Erreger werden als **fakultativ pathogen** bezeichnet. Die durch sie verursachten Erkrankungen werden *opportunistische Infektionen* genannt.

7.1 Viruserkrankungen

Die in der Dermatologie klinisch bedeutenden Viren (kleinste Infektionserreger) gehören zu den Herpes-, humanen Papilloma- und Pockenviren. Das Masern- und das Rötelnvirus führen fast nur im Kindesalter zu Erkrankungen und werden an dieser Stelle nicht besprochen.

7.1.1 Erkrankungen durch Herpesviren

Zu den bedeutenden Herpesviren, die Hauterkrankungen auslösen, gehören Herpes-simplex-Viren und Varizella-Zoster-Viren.

Herpes-simplex-Viren

Herpes simplex
Herpes-simplex Typ 1 und 2.

Herpes-simplex-Viren (HSV) **vom Typ 1** verursachen Infektionen an der gesamten Haut und Schleimhaut, **HSV Typ 2** lösen v.a. Erkrankungen im Genitalbereich aus.

Formen und Übertragung

Erstinfektionen:
- Typ 1 → Gingivostomatitis
- Typ 2 → Vulvovaginitis oder Balanitis.

1 Nahezu jeder Mensch durchläuft bereits im Kindesalter eine **Erstinfektion** mit dem Herpes-simplex-Virus, die meist umbemerkt verläuft. Übertragen wird das Virus durch den Direktkontakt der Schleimhäute. Im Mundbereich kann sich in schweren Fällen eine **Gingivostomatitis herpetica** *(Herpetische Mundfäule)* entwickeln. Im Genitalbereich ruft das Virus als genitale Erst-

Wiederkehrende
Infektionen:
- Typ 1 → Herpes
  labialis
- Typ 2 → Herpes
  genitalis.

infektion eine **Vulvovaginitis** *(Scheidenentzündung)* bzw. **Balanitis** *(Penisentzündung)* aus. Die Übertragung erfolgt im Geburtskanal oder durch Geschlechtsverkehr.

Das Virus ruht nach der Erstinfektion in Spinalganglien und wird durch bestimmte Einflüsse (z.B. bei Sonnenbestrahlung, Fieber, psychischer Belastung) aktiviert: **Rezidiverkrankung** – je nach befallener Körperstelle als **Herpes labialis** *(Lippenherpes)* oder **Herpes genitalis** *(Genitalherpes)*.

 ## Klinik

- Gruppiert stehende
  Bläschen auf
  gerötetem Grund
- Allgemein-
  beschwerden
- Schmerzen bei
  Herpes genitalis.

❷ Erstinfektion: Oft bleiben Hauterscheinungen aus. Ansonsten finden sich gruppiert stehende Bläschen auf gerötetem Grund. Im weiteren Verlauf trocknen die Bläschen ein und bilden Krusten. Narben entstehen nicht. Genitale Infektionen gehen zusätzlich mit Allgemeinsymptomen wie Fieber einher.

Rezidiverkrankung: Kündigt sich an durch Jucken oder Brennen. Danach entstehen die typischen Bläschen, die sich nach einigen Tagen mit Eiter füllen. Entleeren sich die Bläschen, erscheinen sie eingedellt. Vor allem der genitale Herpes ist sehr schmerzhaft. Es entstehen keine Narben.

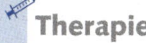 ## Therapie

- Bei leichtem Verlauf antiseptische und austrocknende Lokaltherapie
- Bei schwereren Verläufen orale oder intravenöse Gabe von Aciclovir (Zovirax®).

Komplikationen

- Bei Neugeborenen oder immungeschwächten Patienten kann es zu schweren Krankheitsverläufen kommen
- Bei Patienten mit atopischer Dermatitis kann eine großflächige Superinfektion des Ekzems mit HSV vorkommen *(Ekzema herpeticatum)*.

Varizella-Zoster-Virus

Varizella-Zoster-Virus:
- Kinder →
  Windpocken
- Reaktivierung →
  Gürtelrose (Zoster).

❸ Das Varizella-Zoster-Virus ruft im Kindesalter die **Windpocken** *(Varizellen)* hervor, gegen das nach Abklingen der Hauterscheinungen eine lebenslange Immunität verbleibt. Der Erreger kann aber, wie das Herpes-simplex-Virus, in Spinalganglien überdauern. Durch eine Immunschwäche (z.B. in höherem Lebensalter, bei Tumorleiden oder bei Stress) kann es reaktiviert werden und zum Krankheitsbild des **Zoster** (Gürtelrose) führen.

 ## Klinik

- Vorstadium mit
  Allgemein-
  beschwerden

❹ Kurzes Vorstadium mit allgemeinem Krankheitsgefühl und evtl. Fieber. Danach entwickeln sich die gleichen Bläschen wie beim Herpes simplex.

Dermatologie

- Typische Herpes-
  bläschen in gürtel-
  förmiger Anordnung
- Stärkste, brennende
  Schmerzen
- Postzosterische
  Neuralgie.

Charakteristisch sind die **gürtelförmige Anordnung** *(Zoster, gr.: Gürtel)* der Bläschengruppen im Versorgungsgebiet des befallenen Nerven (Abb. 7.1) und stärkste, brennende, wochenlang anhaltende Schmerzen. Besonders bei älteren Menschen können die Schmerzen noch sehr lange über das Abklingen der Hauterscheinungen hinaus anhalten: sog. *postzosterische Neuralgie.*

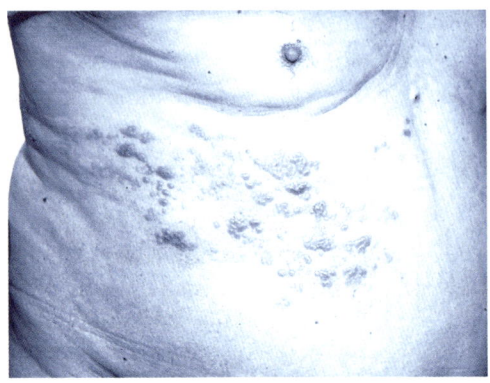

Abb. 7.1
Gruppiert stehende
Bläschen beim Zoster.
[M123]

Therapie

- Pinselungen mit austrocknenden Lotionen (Lotio alba)
- Bei schwerem Verlauf Aciclovir oral oder intravenös
- Bei postzosterischer Neuralgie Analgetika u. Carbamazepin.

7.1.2 Viruswarzen

Warzen durch Humane Papillomaviren

Warzen durch HPV

Warzen sind gutartige Gewebsneubildungen der Oberhaut ausgelöst durch Infektion mit dem Humanen Papillomavirus *(HPV).*

Erreger und Übertragung

- HPV
- Immunschwäche
- Hautverletzungen.

Bei einigen HPV
Übertragung durch
Geschlechtsverkehr.

⑤ Voraussetzungen für die Warzenentstehung sind eine verminderte Immunabwehr und Verletzungen der Haut sowie die Anwesenheit des Virus. Da die Immunabwehr der Haut u.a. durch eine geringe Körpertemperatur herabgesetzt wird, treten Warzen sehr häufig an Händen und Füßen auf.
Einige HPV-Untertypen werden durch Geschlechtsverkehr übertragen. Sie verursachen sog. **Spitze Kondylome** *(Condylomata accuminata, Feigwarzen)*, die selten auch entarten können.

Klinik

- Gewöhnliche Warzen
- Plantarwarzen
- Spitze Kondylome.

❻ Gewöhnliche Warzen, *Verrucae vulgares:* Es handelt sich um Papeln mit hyperkeratotischer, höckriger Oberfläche.

Plantarwarzen, *Verrucae plantares, Dornwarzen:* Bedingt durch ihren Sitz an den Druckstellen des Fußes sind diese Warzen entweder sehr flach oder wachsen nach innen. Von der eigentlichen Warze ist dann nur ein bräunlicher Punkt sichtbar. Durch den Druck auf die tief in das Gewebe reichenden Hornmassen sind Dornwarzen äußerst schmerzhaft.

Spitze Kondylome: Meist in der Genital- und Analregion wachsen blumenkohlartige Gebilde heran, die sehr groß werden können.

Therapie

- Häufig Spontanheilung
- Warzenentfernung: Keratolytika und Hornhauthobel oder Kürettage
- Suggestivbehandlung
- Spitze Kondylome: Podophyllin-Lsg., ggf. operative Entfernung.

❼ Viruswarzen heilen nach einigen Monaten bis Jahren auch ohne Therapie ab (Spontanheilung). Um der Ausbreitung vorzubeugen, sollten einzelne Warzen entfernt werden: Salicylsäurehaltige Lösungen weichen die Warze auf, die dann mit einem Hornhauthobel oder einer Kürettage abgetragen wird. Im Sinne eines zurückhaltenden Vorgehens v.a. bei Kindern *Suggestivbehandlung* (Warzenbesprechen), um die Spontanheilung abzuwarten.

Spitze Kondylome werden zur Diagnosesicherung feingeweblich untersucht. Zur Therapie mit Podophyllin-Lösung betupft, ggf. mittels Laser operativ entfernt.

Dellwarzen

Erreger und Übertragung

Pocken-Virus
V.a. Kinder und Immungeschwächte betroffen.

Dellwarzen *(Mollusca contagiosa)* werden durch Viren aus der Pockenviren-Gruppe hervorgerufen und durch Schmierinfektion übertragen. Sie treten hauptsächlich bei Kindern (bes. Atopiker) und Immungeschwächten auf, bevorzugt in Gesicht und Hals sowie Achselhöhlen und Genitalbereich.

Klinik und Therapie

- Papeln mit Delle und Öffung
- Spontanheilung
- Ausdrücken oder Kürettage.

Es finden sich rundliche, kleine Papeln mit glänzender Oberfläche. In deren Mitte befindet sich eine Delle und eine Öffnung, durch die sich eine weißliche, breiige Masse nach außen entleeren lässt. In den meisten Fällen heilen die Papeln nach einigen Monaten spontan ab.

Bei jahrelangem Verlauf werden sie mit gebogener Pinzette oder Kürettage ausgedrückt und danach eine desinfizierende Lösung aufgetragen.

Dermatologie

? Übungsfragen

① Zu welchen Erkrankungen führt das Herpes-simplex-Virus?

② Wie äußern sich Herpes-simplex-Infektionen klinisch?

③ Mit welchem Erreger einer Kinderkrankheit ist das Varizella-Zoster-Virus identisch und wie wird es reaktiviert?

④ Wodurch ist der Zoster klinisch gekennzeichnet?

⑤ Welche Faktoren führen zur HPV-Warzenentstehung?

⑥ Welche Warzenformen gibt es?

⑦ Nennen Sie mögliche Therapieformen für HPV-Warzen!

7.2 Bakterielle Erkrankungen

① Die häufigsten bakteriellen Hauterkrankungen sind Infektionen mit den Eitererregern *Streptokokken und Staphylokokken,* die sog. **Pyodermien** *(Pyos, gr.: Eiter).* Diese verursachen den Impetigo contagiosa, Follikulitis-Erkrankungen, Erysipel und Phlegmone.

Pyodermien = Infektionen mit Eitererregern.

7.2.1 Impetigo contagiosa

Die Erreger sind meist **Staphylokokken.** Ihre Übertragung erfolgt meist durch **direkten Kontakt** (Schmierinfektion). Betroffen sind hauptsächlich Kinder und abwehrgeschwächte Menschen, wobei mangelnde Hygiene die Infektion begünstigt.

- Schmierinfektion mit Staphylokokken
- Mangelnde Hygiene
- Immunschwäche.

Klinik

Meist ist das Gesicht befallen. Auf gerötetem Grund bilden sich kleine Bläschen und Pusteln. Diese platzen bald, und es bildet sich eine goldgelbe Kruste. Fieber als Reaktion des Gesamtorganismus ist möglich.

- Befall des Gesichts
- Zunächst Bläschen und Pusteln
- Später goldgelbe Krusten.

Therapie

- In leichten Fällen Krusten entfernen und äußerliche Antibiotika sowie desinfizierende und austrocknende Farbstoffe auftragen
- In schwereren Fällen systemische Gabe von Antibiotika.

- Krustenabtragung und Desinfektion
- Antibiotika.

7.2.2 Follikulitis-Erkrankungen

② Es handelt sich um Entzündungen der Haarfollikel mit unterschiedlicher Tiefenausdehnung: Follikultitis, Furunkel, Karbunkel. Erreger sind überwiegend **Staphylokokken;** Immungeschwächte und Patienten mit Diabetes mellitus erkranken häufiger.

Follikulitis = Haarwurzelentzündung durch Staphylokokken, v.a. bei Immunschwäche und bei Diabetes.

Klinik

- Pustel
- Abszessbildung mit Furunkel und Karbunkel
- Gefahr der Hirnvenenthrombose.

3 Im betroffenen Follikel entsteht zunächst eine Pustel. Typische Stellen sind die Bartgegend, Oberschenkel und Gesäß. Durch Bildung eines Abszesses (abgekapselter Entzündungsherd) aus benachbarten Follikelentzündungen kann ein **Furunkel** entstehen. Dann zeigt sich ein schmerzhafter, geröteter Knoten (Abb. 7.2). Ein ausgedehnter Furunkel mit schmerzhafter, eitriger Gewebeeinschmelzung wird **Karbunkel** genannt.

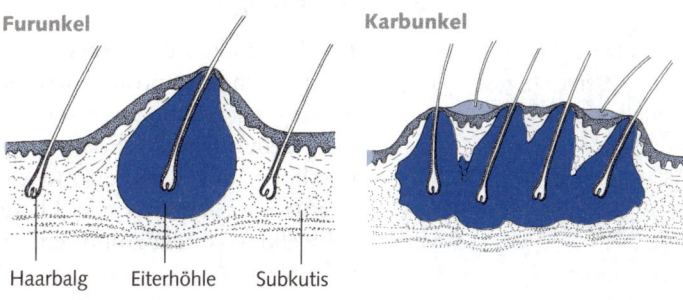

Abb. 7.2
Furunkel-Karbunkel-Schema.
[A400-190]

Therapie

- Pusteleröffnung
- Antibiotika
- Abszessspaltung.

- Bei oberflächlichen Herden Pustel eröffnen und Antiseptika oder Antibiotika auftragen
- Bei tiefem Befall Abszess eröffnen und systemische Antibiotikagabe (v.a. im Gesichtsbereich).

Komplikationen

Bei Furunkeln an der Oberlippe oder darüber besteht die Gefahr der Keimverschleppung in die Venen des Gehirns mit der Folge einer lebensgefährlichen Hirnvenenthrombose. Deshalb sollte an diesen nicht unnötig »herumgedrückt« werden.

7.2.3 Erysipel

Streptokokkeninfektion durch Hautdefekte, Ausbreitung über Lymphspalten.

4 Das Erysipel ist eine Entzündung der Kutis mit flächenhafter Ausdehnung, welche in der Regel durch **Streptokokken** hervorgerufen wird. Diese gelangen meist über kleine Hautdefekte, z.B. Rhagaden zwischen den Zehen (z.B. bei Fußpilz ☞ 7.3.1), in die Lymphspalten der Haut, an denen entlang sie sich flächenhaft ausbreiten.

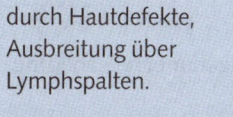 Klinik

- Plötzlicher Beginn, Fieber, Schüttelfrost
- Scharfrandiges Erythem mit streifigen Ausläufern
- Entzündungszeichen.

Sehr plötzlicher Beginn 1–3 Tage nach Infektion mit Fieber, Schüttelfrost und schwerem Krankheitsgefühl. Das betroffene Hautareal zeigt ein flächenhaftes, leuchtendes Erythem mit typischen, streifigen Ausläufern. Die Rötung ist gut abgrenzbar. Das Gewebe ist geschwollen und druckschmerzhaft. Die regionalen Lymphknoten sind vergrößert.

Antibiotika
systemisch.

Therapie

- Lokal: feuchte antiseptische Umschläge, Bettruhe
- Systemische Gabe von Antibiotika
- Beseitigung der Eintrittspforte.

Komplikation

Bei Gesichtserysipel
Gefahr der Hirn-
venenthrombose.

Bei Befall des Gesichts Gefahr der Hirnvenenthrombose (s.o.).

7.2.4 Phlegmone

- Nicht follikelgebun-
  dener, tiefer Abszess
  durch Strepto-
  kokken
- Bläuliches, sehr
  schmerzhaftes
  Erythem
- Chirurgische
  Spaltung.

⑤ Ein meist durch **Streptokokken** verursachter, abszedieren-der Entzündungsprozess der tieferen Hautschichten, der sich entlang der Sehnen und Faszien ausbreitet und nicht an Haarfol-likel gebunden ist. Ebenso wie beim Erysipel entsteht ein Erythem und der betroffene Hautbezirk schwillt an. Das Erythem ist aber hier eher bläulich statt flammend rot, und die Schwellung ist teigig und sehr viel schmerzhafter als beim Erysi-pel. Vergrößerungen von Lymphknoten bleiben bei der Phleg-mone häufig aus. Eine Phlegmone muss unbedingt **chirurgisch gespalten** werden.

? Übungsfragen

❶ Was sind Pyodermien?

❷ Was sind Follikulitis-Erkrankungen und wie entstehen sie?

❸ Nennen sie klinische Erscheinungsbilder von Follikulitis-
Erkrankungen!

❹ Wie kommt es zum Erysipel und wie äußert es sich klinisch?

❺ Was ist eine Phlegmone?

7.3 Pilzerkrankungen

Pilzerkrankungen *(Mykosen)* sind die häufigsten erregerbeding-ten Hauterkrankungen.

Einteilung

DHS
- Dermatophyten
- Hefen
- Schimmelpilze.

Die menschenpathogenen Pilzarten werden in das sog. »D-H-S-System« eingeteilt:

- Dermatophyten (Fadenpilze)
- Hefen (Sprosspilze)
- Schimmelpilze.

Schimmelpilze führen bei immunsupprimierten Menschen meist zum Befall innerer Organe und werden daher hier nicht gesondert besprochen.

7.3.1 — Erkrankungen durch Dermatophyten

Tinea corporis

Erreger und Übertragung

Häufig Übertragung durch Haustiere.

Verschiedene Dermatophyten-Arten wie Trichophyton-, Epidermophyton- und Mikrosporum-Arten, die z.T. von Haustieren auf den Menschen übertragen werden, rufen an Kopfhaut oder Körperstamm Erscheinungen hervor.

Klinik

① Unterschieden werden eine oberflächliche und eine tiefe Form.

■ Oberflächliche Form → Kreisförmiger Herd aus schuppenden Papeln

Oberflächliche Form: Gerötete, schuppende Papeln bilden einen kreisförmigen, scharf begrenzten Herd. Die Papeln treten unter Betonung des Herdrandes auf und wachsen vom Zentrum des Kreises weggerichtet weiter (Abb. 7.3). Die oberflächliche Form kann am gesamten Körper vorkommen.

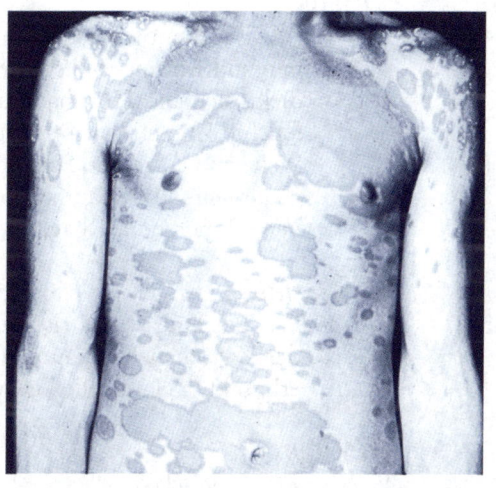

Abb. 7.3
Tinea corporis.
[M111]

■ Tiefe Form → Knoten und Pusteln, follikelgebunden.

Tiefe Form: Mehrere Knoten, die tief im Haarkanal und Haarschaft angesiedelt sind und unter Pustelnbildung miteinander verschmelzen, v.a. im Bartbereich und am Kinderkopf. Die tiefe Form kann sich aus der oberflächlichen entwickeln.

Dermatologie

Therapie

- Antimykotika, ggf. Kortikoide
- Evtl. Pusteln eröffnen
- Bei Superinfektion Antibiotika.

Oberflächliche Form: Langfristige, konsequente Therapie über Wochen oder Monate. Antiseptische Bäder mit Kaliumpermanganat-Lösung, Einreibung mit Antimykotika-Lösungen oder Cremes, z.B. Tolnaftat. Bei großflächigem Befall systemische Antimykotika.

Tiefe Form: Befallene Haare kurzschneiden oder entfernen, Pusteln chirurgisch eröffnen und entleeren, lokal Antimykotika. Systemisch Griseofulvin oder Azolgruppe (z.B. Itraconazol), bei bakterieller Superinfektion zusätzlich Antibiotika.

> **! Merke**
>
> Befallene Haustiere müssen in tierärztliche Behandlung gegeben werden.

Tinea pedis

Erreger und Übertragung

Übertragung in feucht-warmem Milieu.

Erreger des Fußpilzes, der sog. Tinea pedis, sind verschiedene Dermatophytenarten, die feucht-warme Umgebungen bevorzugen. Die Übertragung erfolgt v.a. in Schwimmbädern und öffentlichen Duschen.

Klinik

- Rötung und Juckreiz in den Zehenzwischenräumen
- Aufweichung der Hornhaut
- Schuppen und Bläschen
- Schmerzhafte Rhagaden.

❷ Die Symptome beginnen meist in den Zehenzwischenräumen mit Rötung und starkem Juckreiz. Im weiteren Verlauf verdickt sich die Hornhaut und quillt auf – bedingt durch die feuchte Umgebung. Dadurch erscheint sie weißlich und teigig. Weiterhin entstehen Schuppen und Bläschen. Wenn sich die aufgequollene Hornhaut auflöst oder die Bläschen platzen, entstehen schmerzende Rhagaden.

Therapie

Wie Tinea corporis.

Wie bei Tinea corporis. Zusätzlich werden Leinenläppchen in den Zwischenzehenräumen platziert, um zu vermeiden, dass die erkrankten Hautstellen gegeneinander reiben.

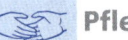

Pflege

- Prophylaxe:
  - Zehenzwischenräume gut abtrocknen
  - Auskochbare Baumwollstrümpfe tragen und täglich wechseln
- Bei bereits befallenen Füßen Schuhe mit Sprühdesinfektion behandeln.

Nagelmykosen

Erreger und Übertragung

Voraussetzung:
Störung des Nagel-
wachstums.

Voraussetzung einer Nagelmykose *(Onychomykose)* ist eine Störung des Nagelwachstums, z.B. durch einengendes Schuhwerk oder eine Mangelernährung des Nagels bei Durchblutungsstörungen. Besiedeln zusätzlich Pilze wie Epidermophyten oder Spross- und Schimmelpilze den Bereich, kommt es zur Nagelmykose.

Klinik

- Verformung,
  Verdickung und
  Auflockerung des
  Nagels.

Die Nägel sind verformt und verdickt. In der Nagelplatte bildet sich ein weißliches Netz, sie erscheint trübe und lockert auf. Darunter lagern sich bröckelige Nagelreste ab.

Therapie

- Entfernung oder
  Auflösung des
  Nagels
- Lokale Antimyko-
  tika.

Da Antimykotika nicht tief genug in den Nagel eindringen, wird zuerst die erkrankte Nagelplatte abgefeilt. Danach werden Antimykotika auf den nachwachsenden Nagel aufgetragen. Alternativ dazu zuerst nagelauflösende Salben auftragen, dann lokale Antimykotika.

Mikrosporie

- V.a. Kinder
- Feine Schuppung
- »Gemähte Wiese«
- Haarentfernung,
  Antimykotika.

Mikrosporie ist eine Pilzinfektion, die hauptsächlich Kinder befällt. Erreger sind verschiedene **Mikrosporon-Arten.**
Klinisch zeigen sich am Körper oder am behaarten Kopf scharf abgegrenzte Herde mit feiner Schuppung und nur wenig ausgeprägter Rötung. Am behaarten Kopf sind die Haare kurz über der Hautoberfläche abgebrochen (»gemähte Wiese«). Die **Therapie** besteht im Entfernen der befallenen Haare, Auftragen lokaler Antimykotika (z.B. Tolnaftat, Tonoftal®); ggf. systemisch Griseofulvin oder Itraconazol.

7.3.2 Erkrankungen durch Hefen

Kandidose

Erreger und Übertragung

Candida albicans:
- Schleimhäute
- feuchtwarmes
  Milieu
- begünstigende
  Faktoren.

❸ Eine Kandidose *(Soor)* tritt bevorzugt an Schleimhäuten und Körperstellen auf, die ein feuchtwarmes Milieu aufweisen. Erreger ist meist **Candida albicans,** der auf der Haut und Schleimhaut auch vieler gesunder Menschen anzutreffen ist. Voraussetzung für die krankhafte Besiedelung ist meist eine relative Immunschwäche des Patienten, z.B. bei Tumoren, AIDS, Tuberkulose oder Behandlung mit Kortikosteroiden oder Zytostatika sowie bei Kleinkindern, alten Menschen und Diabetikern. Ebenso

Dermatologie

217

kann eine längerdauernde Antibiotikatherapie dazu führen, dass die natürliche Hautflora gestört und so das Gleichgewicht zwischen Bakterien und Pilzen zugunsten der Pilze verändert wird.

Klinik

- Weißliche abstreifbare Schleimhautbeläge
- Juckende scharf begrenzte, flächige Rötung in den Körperfalten
- Satellitenherde.

■ An der **Schleimhaut** zeigen sich weißliche, abstreifbare Beläge. Werden diese entfernt, bleibt eine zu Blutungen neigende Schleimhautwunde zurück

■ In den **Körperfalten** (z.B. in den Finger- und Zehenzwischenräumen oder unter den Brüsten) zeigt sich eine scharf begrenzte, flächige Rötung. Im Zentrum dieses Herdes löst sich die Hornschicht ab, während zum Rand hin Schuppen vorherrschen

■ In der näheren Umgebung bilden sich Pusteln und **Satellitenherde** *(Tochterherde),* die klein und rundlich erscheinen. Die Patienten klagen über starken Juckreiz.

Therapie

- Therapie der Grunderkrankung
- Antimykotika.

■ An erster Stelle steht die Behandlung der Grunderkrankung
■ Nässende Hautareale austrocknen, z.B. mit Lotio alba und antiseptischen Zusätzen
■ Bei Befall der Schleimhaut Spülungen mit antimykotischen Emulsionen, z.B. mit Nystatin
■ Bei Befall der äußeren Haut Nystatin- oder Amphotericin B-haltige Salben
■ Ggf. systemisch Ketoconazol, Fluconazol oder Itraconazol.

Pflege

■ ❹ Der Patient sollte luftige Baumwollkleidung und offene Schuhe bevorzugen
■ Handtücher und Waschlappen täglich wechseln
■ Als Schutz vor weiterer Ausbreitung der Erreger dürfen die Herde nicht aufgekratzt werden
■ Läsionen trocken halten; nach dem Waschen Haut abtrocknen, ggf. föhnen.

Pityriasis versicolor

Pityrosporum ovale (Malassezia furfur) Bevorzugt feucht-warmes Milieu.

Pityrosporum ovale, eine Hefepilz-Art (früher Malassezia furfur genannt), bevorzugt warme und feuchte Orte und besiedelt deshalb gehäuft die Haut stark schwitzender Menschen. Es handelt sich um eine vergleichsweise harmlose, in den oberflächlichen Hautschichten ablaufende Erkrankung.

- Befall des Körperstamms
- Scharf begrenzte Maculae
- »Mehlstaubartige« Schuppung.

Klinik

Vorwiegend am Körperstamm sind scharf begrenzte Maculae zu sehen. Diese erscheinen auf sehr blasser Haut meist dunkel, auf gebräunter Haut eher hell und können zusammenfließen. Weiterhin kommt es zur Bildung feiner, weißlicher, »mehlstaubartiger« Schuppen.

Therapie

- Therapeutische Waschungen und Einreibungen.

- Haut und Haare häufig mit Selen-Schwefel-Schampoo waschen
- Haut mit Natriumsulfat-Lösungen und Salicylsäure einreiben, ggf. Antimykotika lokal
- Luftdurchlässige Kleidung, um Schwitzen zu vermeiden.

? Übungsfragen

1. Beschreiben Sie die beiden Formen einer Tinea corporis!

2. Woran erkennen Sie eine Tinea pedis klinisch und wie ist ihr vorzubeugen?

3. Welches ist der Erreger der Kandidose und wie erkennt man sie?

4. Worauf ist bei der Pflege von Patienten mit Kandidosen allgemein zu achten?

7.4 — Erkrankungen durch Epizoen

Epizoen = mehrzellige, auf der Haut lebende Parasiten.

Epizoen sind mehrzellige Parasiten, die auf der Haut leben *(epi: griechisch = auf)*. Dort ernähren sie sich von Blut und Hornmaterial. Epizoen, die beim Menschen häufig Hautkrankheiten auslösen, sind Krätzmilben, Läuse und Zecken.

7.4.1 — Krätze (Scabies)

- Krätzmilbe → bohrt Gangsystem in Epidermis und legt dort Eier und Kot ab
- Übertragung durch engen Kontakt bei mangelnder Hygiene.

1. Die weibliche **Krätzmilbe** *(Acarus siro var. hominis)* lebt in der Hornschicht der Oberhaut. Dort bohrt sie ein Gangsystem, in das sie Eier und Kot legt. Die Larven werden innerhalb weniger Wochen geschlechtsreif, und der Kreislauf beginnt von neuem. **Übertragen** werden die Parasiten durch engen Körperkontakt meist beim Geschlechtsverkehr, auch durch Bettwäsche oder Kleidung. Mangelnde Hygiene spielt oft eine entscheidende Rolle.

Klinik

- Papeln und Bläschen über Milbengängen
- Juckreiz, Quaddeln
- Superinfektionen durch Kratzen.

Hauptsächlich in den Zwischenfingerräumen und an den Geschlechtsorganen finden sich Papeln und Bläschen. In der Papel zeigt sich als schwarzer Punkt der Ausgang des Milbengangs, in der manchmal die Milbe entdeckt wird. Die ersten Wochen nach Infektion sind durch quälenden, lokalen Juckreiz geprägt, der durch Bettwärme noch verstärkt wird. Im weiteren Verlauf kann es zu allgemeinem Juckreiz und der Ausbildung von Quaddeln

Dermatologie

219

am ganzen Körper kommen. Durch den Juckreiz ist die Haut meist stark aufgekratzt und es entstehen Superinfektionen.

Therapie

- Wäsche täglich wechseln und waschen
- Bei Erwachsenen Ganzkörperbehandlung mit Lindan *(nicht bei Schwangeren!)* oder Benzylbenzoat an 3 aufeinander folgenden Tagen
- Bei Kleinkindern aufgrund der Nerventoxizität von Lindan nur einzelne Körperpartien behandeln bzw. Benzylbenzoat verwenden
- Enge Kontaktpersonen müssen mitbehandelt werden
- Kuscheltiere, Kissen und andere nicht bei 60 °C waschbare Textilien 3 Wochen in Plastiktüten verschlossen halten oder 24–48 Std. in den Eisschrank legen.

7.4.2 Läusebefall

Übertragung: enger Kontakt bei mangelnder Hygiene.

❷ Bei Läusen sind **Kopf-, Kleider- und Filzläuse** zu unterscheiden. Ihre Eier, die *Nissen,* kleben die Weibchen der Kopfläuse an die Kopfhaare, die Filzlaus-Weibchen an die Schamhaare und die Kleiderlaus-Weibchen an die Kleidernähte. Die **Übertragung** erfolgt von Mensch zu Mensch, besonders bei schlechten hygienischen Verhältnissen und engem körperlichen Kontakt. Insgesamt sind Erkrankungen durch Läuse seltener geworden, jedoch treten in Kindergärten und Grundschulen häufig Kopflausinfektionen auf.

Klinik und Diagnostik

- Filzläuse →
  Taches bleues
- Kleiderläuse →
  Quaddeln
- Juckreiz
- Superinfektionen
  durch Kratzen.

Der Läusebefall, die **Pedikulose**, geht mit starkem Juckreiz einher. Dieser wird durch starkes Blutsaugen hervorgerufen. Bei Filzläusen entstehen kleinste Blutergüsse *(Taches bleues),* während sich bei Kleiderläusen stark juckende Quaddeln bilden. Durch starkes Kratzen kommt es zu Exkoriationen, welche häufig bakteriell superinfiziert werden.
Der Erreger wird mit bloßem Auge, Lupenvergößerung oder anhand der Auflichtmikroskopie nachgewiesen.

Therapie

- **Kopf- und Filzläuse:** Haare mit Essigwasser einweichen, Lindan wiederholt auftragen, Nissen auswaschen und mit einem feinen Kamm auskämmen
- **Kleiderläuse:** Kleider desinfizieren. Ggf. medikamentöse Behandlung der ekzematischen Hautveränderungen (☞ 5.1.3) oder der Superinfektionen
- Enge Kontaktpersonen werden mitbehandelt.

7.4.3 ▬ Zeckenbefall

Durch Zeckenbiss Infektion mit:
- Borrelien
- FSME-Virus.

❸ Zecken sind in waldreichen Gegenden sehr häufig. Sie lassen sich von Bäumen auf vorbeikommende Warmblüter fallen, heften sich an deren Haut, saugen sich mit Blut voll und fallen wieder ab. Während der Zeckenbiss selbst nur leichten Juckreiz hervorruft, können durch den Speichel der Zecke v.a. **Borrelien** oder in umschriebenen Regionen das **Frühsommer-Meningo-Enzephalitis-Virus** (FSME-Virus) übertragen werden. Das FSME-Virus ruft im Gegensatz zu den Borrelien keine Hauterscheinungen hervor sondern eine Enzephalitis, die zu den neurologischen Krankheitsbildern zählt.

Klinik

Borrelieninfektion:
- Erythema chronicum migrans
- Akrodermatitis chronica atrophicans
- Meningoradikulitis
- Gelenkentzündung.

Borrelien verursachen an der Haut zunächst das **Erythema chronicum migrans** (Wanderröte). Dabei erscheint einige Tage nach dem Biss eine flächige, scharf abgegrenzte, im Zentrum abblassende Rötung, die sich zentrifugal ausbreitet. Die Infektion kann ohne Behandlung abheilen. Die Borrelien können aber auch im Körper überdauern und andere Hautareale befallen.

Im weiteren Verlauf kann es dann zur **Akrodermatitis chronica atrophicans** kommen. Diese ist durch Rötung, Atrophie und zigarettenpapierartige Fältelung der Haut – häufig an den Streckseiten der Arm- und Beingelenke – gekennzeichnet. In jeder Phase kann ein Befall der Hirnhaut und Rückenmarkswurzeln *(Meningo-Radikulitis)* oder Gelenkbeteiligung hinzutreten.

Therapie

- Zecke im Ganzen entfernen
- Bei Borrelien-Infektion systemisch Antibiotika.

Die Zecke muss im Ganzen entfernt werden, weil verbleibende Reste zu Infektionen führen. Bei einer **Borrelieninfektion** systemische Gabe von Antiobiotika (Penicilline oder Tetracycline) für mind. zwei Wochen.

？ Übungsfragen

❶ Wie kommt es zur Krätze?

❷ Wie kommt es zum Läusebefall?

❸ Welche Erreger werden durch Zeckenbisse übertragen?

7.5 ▬ Geschlechtskrankheiten

Geschlechtskrankheiten = STD.

Geschlechtskrankheiten, die heute als **sexuell übertragene Erkrankungen** *(Sexually Transmitted Diseases, STD)* bezeichnet werden, sind Infektionserkrankungen, die fast ausschließlich durch Geschlechtsverkehr übertragen werden, weil ihre Erreger ohne direkten Schleimhaut- oder Blutkontakt nicht überleben. Es ist auch eine Übertragung durch Kanülenstichverletzungen oder Bluttransfusionen möglich.

Einteilung

Zu den STD gehören **Syphilis** (Lues), **Gonorrhoe** (Tripper), **Ulcus molle** und **Lymphogranuloma inguinale.** Weiterhin gehören zu den STD die sehr häufige **Chlamydien-Urethritis** (Harnröhrenentzündung) sowie Erkrankungen durch Parasiten, Hefepilze, Herpesviren, HPV und HIV sowie Hepatitis B und C.
Ulcus molle und Lymphogranuloma inguinale treten nur noch selten auf, weshalb sie hier nicht beschrieben werden.

7.5.1 Syphilis

Erreger: Treponema pallidum.

Erreger der Syphilis *(Lues)* ist das Bakterium **Treponema pallidum** aus der Gruppe der Spirochäten. Es kann nur verletzte, nicht jedoch intakte Haut durchdringen. Der Nachweis ist meldepflichtig.

Klinik

❶ Die Erkrankung verläuft in Stadien: Zunächst Frühsyphilis mit **Primär**-und **Sekundärstadium,** nach **Latenzstadium** (Ruhestadium) **Spätsysphilis** (Tertiärstadium), welche selbst ohne Behandlung heute nur noch bei schlechter Immunabwehr beobachtet wird.

Primärstadium

Infektiöse Frühsyphilis:
- **Primärstadium mit Primärkomplex**

2–3 Wochen nach der Infektion zeigt sich an der Eintrittspforte des Erregers ein schmerzloses Ulkus von harter Konsistenz, der sog. **Primäraffekt** *(Harter Schanker, Ulcus durum).* Einige Tage später tritt eine ebenfalls schmerzlose, harte Schwellung der regionalen Lymphknoten auf. Der Primäraffekt und die Lymphknotenschwellungen werden als **Primärkomplex** bezeichnet. Dieser ist hochinfektiös (ansteckend).

Sekundärstadium

- **Sekundärstadium mit Allgemein-beschwerden, Syphiliden, Condylomata lata, Angina specifica.**

8–12 Wochen nach der Infektion treten als Reaktion auf die Ausbreitung der Erreger im Körper allgemeines Krankheitsgefühl, Gelenkschmerzen und erhöhte Körpertemperatur auf. Wenig später kommt es zur Ausbildung von meist makulopapulösen, druckschmerzhaften Exanthemen, sog. **Syphiliden**, und generalisierten, derben Lymphknotenschwellungen. Weiterhin können sich breit aufsitzende, nässende Papeln, sog. **Condylomata lata**, eine Mandelentzündung mit milchigen Belägen, die sog. **Angina specifica**, und weiße, durchscheinende Schleimhautknötchen, sog. **Plaques muqueuses**, zeigen. Das Sekundärstadium dauert unbehandelt etwa zwei Jahre. Die Haut- und Schleimhautveränderungen sind bei Kontakt mäßig infektiös.

Spätsyphilis

Nach jahre- bis jahrzehntelangem, beschwerdefreien **Latenzstadium** können erneut Entzündungsreaktionen auftreten: Vereinzelte papulöse **Syphilide** sowie große, schmerzhafte Knoten, sog. **Gummen** *(Syphilome),* in sämtlichen Körpergeweben. Zerfallen die Gummen, wird Organgewebe zerstört.

Der Befall des Nervensystems wird als **Neurosyphilis** bezeichnet: Es kommt zur Schädigung des Rückenmarkes mit Sensibilitätsausfällen, Störungen der Bewegungskoordination und Lähmungserscheinungen *(Tabes dorsalis)* sowie Schädigung übergeordneter Hirnbereiche mit Wesensänderungen *(Progressive Paralyse).* Die Spätsyphilis ist über Kontakt *nicht ansteckend.*

Angeborene Syphilis

Bei erkrankter Mutter können die Erreger über die Plazenta auf das Kind übertragen werden, wodurch es bereits vor der Geburt sterben kann. Anderenfalls tritt die Erkrankung beim Säugling oder spätestens im Kindesalter in Erscheinung. Durch routinemäßige Antikörpersuche in der Frühschwangerschaft wird die angeborene Syphilis *(Syphilis connata)* heute weitgehend vermieden.

Diagnostik

- ❷ **Direkter, mikroskopischer Erregernachweis mit sog. Dunkelfeldmikroskopie:** Nur in den Frühstadien der Erkrankung möglich, untersucht wird die aus dem Primäraffekt oder aus einem breiten Kondylom gewonnene Flüssigkeit (Reizsekret)
- **Antikörpernachweis:** Treponemen-Antikörper werden vom Immunsystem in den ersten Wochen nach der Infektion gebildet und können frühestens nach 3 Wochen nachgewiesen werden. Als Suchtest wird der **Treponema-pallidum-Hämagglutinationstest** (TPHA) eingesetzt. Ist dieser positiv, so kommt als Bestätigungstest der **Fluoreszenz-Treponema-Antikörpertest** (FTA) zum Einsatz.

Therapie

In allen Stadien systemische Gabe von Penicillin, Spätstadien erfordern eine längere Anwendungsdauer als die Frühstadien. Ggf. Mitbehandlung der Sexualpartner.

Komplikation

Die Antibiotikagabe kann bei der Frühsyphilis zu massivem Erregerzerfall und dadurch zur sog. **JARISCH-HERXHEIMER-Reaktion** mit Fieber, Schüttelfrost, Hautausschlag und Schock führen.

Dermatologie

7.5.2 Gonorrhoe

Erreger: Neisseria
gonorrhoeae.

Die Gonorrhoe *(Tripper)* ist stark zurückgegangen. Erreger ist das Bakterium **Neisseria gonorrhoeae.**

Klinik und Diagnostik

Die Symptome sind bei Männern und Frauen unterschiedlich:

- **Beim Mann:** Wenige Tage nach der Infektion kommt es zu Schmerzen und Brennen beim Wasserlassen sowie grün-gelblich-eitrigen Ausfluss. Unbehandelt kann die Infektion unter starker Schmerzhaftigkeit auf Nebenhoden und Prostata übergreifen. Dadurch können die Samenwege verschlossen werden
- **Bei der Frau:** Die Frühphase der Erkrankung bleibt oft unerkannt. Tückischerweise besteht dennoch Ansteckungsgefahr. Durch ein Aufsteigen der Infektion kann eine Gebärmutter-, Eierstock- und Bauchfellentzündung mit starkem Unterbauchschmerz, Fieber, Erbrechen und Übelkeit entstehen
- Direkter **Erregernachweis** durch Färbung und anschließende Mikroskopie des aus Morgenurin gewonnenen Nativpräparates. **Kulturelles Anzüchten** sichert die Diagnose.

- Mann: Schmerzen und Brennen beim Wasserlassen
- Frau: zunächst beschwerdefrei, durch aufsteigende Entzündung Unterbauchschmerz, Fieber, Erbrechen
- Komplikationen: Unfruchtbarkeit, Sepsis
- Bindehautentzündung beim Neugeboren.

Therapie

- Systemische Gabe von *Penicillin,* ggf. Cephalosporine oder Ciprofloxacin
- Sexuelle Enthaltsamkeit
- Mitbehandlung der Sexualpartner.

- Erregernachweis
- Penicillin.

Komplikationen

- **Unfruchtbarkeit** durch Verkleben der Samenwege bzw. Eileiter
- **Gonokokkensepsis** (Austreuung der Erreger auf dem Blutweg) mit Fieberschüben, Gelenkschmerzen und Pusteln an Händen und Füßen; eher selten
- Bei Übertragung der Erreger unter der Geburt kommt es zu einer **eitrigen Bindehautentzündung** *(Gonoblenorrhoe* ☞ Augenheilkunde 5.1.3) des Neugeborenen.

- Unfruchtbarkeit
- Gonokokkensepsis
- Gonoblenorrhoe.

? Übungsfragen

❶ Beschreiben Sie die Hauterscheinungen im Primärstadium der Syphilis!

❷ Wie wird die Syphilis diagnostiziert?

8 Hautschäden durch physikalische und chemische Einflüsse

Zu den hautschädigenden physikalischen Einflüssen zählen mechanische Kräfte, Kälte, Hitze und Strahlen. Bei den Chemikalien sind es Säuren und Laugen. Entscheidend für den Schweregrad der Schädigung ist die Einwirkdosis, die von Einwirkmenge und Einwirkdauer abhängt.

8.1 Schäden durch mechanische Kräfte

Bei Druck-, Scheuer- oder Reibekräften können sich nach je nach Art der Belastung entweder eine **Blase**, eine **Schwiele** oder ein **Hühnerauge** bilden. Eine weitere Hautschädigung durch mechanische Belastung ist der **Dekubitus**.

8.1.1 Druckblase, Schwiele und Hühnerauge

- Starke, kurze Belastung → Druckblase
- Chronische Belastung → Schwiele, Hühnerauge.

Druckblasen (Marsch-, Reibeblase) bilden sich nach verhältnismäßig starken mechanischen Beanspruchungen der Haut, z.B. an der Haut der Fußsohle bei längeren Wanderungen.
Beanspruchungen, die zu einer **Schwiele** *(Kallus)* führen, sind geringer als diejenigen, die eine Druckblase hervorrufen. Entscheidend für die Ausbildung einer Schwiele ist, dass sich die Beanspruchung häufig wiederholt. Das **klinische Bild** zeigt eine übermäßige Verhornung. In der Mitte einer Schwiele kann sich ein Hornpfropf bilden, das sog. **Hühnerauge** *(Klavus)*.
Die **Therapie** besteht in der Druckentlastung und -verteilung, steriler Punktion der Blasen oder Abtragen der Schwielen und Hühneraugen.

8.1.2 Dekubitus

Dekubitus = Gewebsdefekt durch Druckbelastung.

Bei einem **Dekubitus** (Druckgeschwür) handelt es sich um einen Gewebedefekt durch Druckeinwirkung.

Entstehung

1 Langdauernde, ununterbrochene Druckbelastung führt zu mangelnder Blutversorgung des Haut- und Unterhautgewebes,

Risikofaktoren

da der Blutfluss in den Kapillaren behindert wird. Deshalb sind Patienten mit folgenden **Risikofaktoren** gefährdet:

- Immobilität
- Neurologische Ausfälle mit Sensibilitätstörungen oder Lähmungen
- Durchblutungstörungen, Mangelernährung, Stoffwechselstörungen (z.B. Diabetes mellitus)
- Hautinfektionen
- Arteriosklerose der kleinen Gefäße.

Klinik

- Zunächst Rötung und Blasenbildung
- Ulzeration
- Nekrosen.

Betroffen sind Körperstellen, auf denen beim Liegen ein Großteil des Körpergewichts lastet, und die zudem wenig Unterhautfettgewebe als Polter besitzen: z.B. Hinterkopf, Ellenbogen, Steißbein, Ferse, Knöchel. Erstes Zeichen einer Mangeldurchblutung ist eine Rötung. Hält die Druckeinwirkung an, kommt es zu Blasenbildung und Ulzeration. Nachfolgend entstehen Gewebedefekte, die bis auf den Knochen reichen können.

Therapie

- ❷ Druckentlastung des betroffenen Hautareals
- Wunde regelmäßig reinigen (z.B. mit Ringer-Lösung) und steril abdecken
- Ggf. Nekrosen entfernen
- Bei Superinfektionen antiseptika- oder antibiotikahaltige Externa, systemische Antibiotikagabe.

Pflege

Dekubitus-prophylaxe

Zu den Aufgaben der Pflegenden gehört es, die Dekubitusgefährdung der Patienten einzuschätzen. Geeignete Instumente sind die NORTON- und die BRADEN-Skala. Maßnahmen der **Dekubitusprophylaxe** sind:

- Alle zwei Stunden nach Lagerungsschema umlagern, dabei gefährdete Hautstellen beobachten und Beobachtung dokumentieren
- Patienten vorsichtig umlagern und abpolstern, um Mikroläsionen der Haut durch Reibungs- und Scherkräfte zu vermeiden
- Patienten frühzeitig mobilisieren
- Sorgfältige Hautpflege.

8.2 Schäden durch Kälte, Hitze, Chemikalien und Strahlen

Schäden durch Kälte führen an der Haut zu **Erfrierungen**, durch Hitze zu **Verbrennungen** oder Verbrühungen. Säuren und Laugen rufen **Verätzungen** hervor. UV-Strahlen führen zum **Sonnenbrand** (☞ 4.2.1) und ionisierende Strahlen wie Röntgen- oder radioaktive Strahlen zur sog. akuten und chronischen Radiodermatitis *(Dermatitis = Hautentzündung)*. Prinzipiell reagiert die Haut auf diese unterschiedlichen Einflüsse gleich.

Klinik

Schweregrade:
- Grad 1 → schmerzhafte Rötung und Schwellung, Spontanheilung
- Grad 2 → Blasen, keine Narbenbildung
- Grad 3 → Gewebsnekrosen, Superinfektionen, kein Schmerzempfinden.

❸ Die Reaktion setzt fast immer schon nach Sekunden ein. Das endgültige Ausmaß der Schädigung zeigt sich meist erst nach einigen Tagen. Nur nach der Einwirkung von ultravioletten und ionisierenden Strahlen vergehen mitunter Stunden bis Wochen bis zum endgültigen Ausmaß der Reaktion. In Abhängigkeit von der Einwirkdosis zeigen sich drei **Schweregrade der Verbrennung** (gleiche Einteilung bei Erfrierung, Sonnenbrand und Radiodermatitis):

Grad 1: Der betroffene Hautbezirk ist gerötet (Erythem) leicht geschwollen (Ödem) und schmerzt. Nach Tagen bis Wochen Spontanheilung ohne Narbenbildung.

Grad 2: Es kommt auf der geröteten Haut zur Bildung von Blasen, die stark schmerzen. Die Abheilung dauert Wochen bis Monate, keine Narbenbildung, oft Hyperpigmentierung.

Grad 3: Das Gewebe ist bis zur Subkutis zerstört. Nekrotische Zellreste sind mit weißlichem oder schwärzlichem Schorf durchsetzt. Bei großflächigen Verbrennungen besteht durch die großen Flüsigkeitsverluste zudem Schockgefahr. Da die Nervenendigungen mitverbrannt sind, besteht bei einer drittgradigen Verbrennung kein Schmerzempfinden. Nach Entfernen der Nekrosen heilen die Hautschädigungen unter Narbenbildung und Verlust der Sensibilität ab. Oft vergehen dabei Monate.

Therapie

- Sofortmaßnahmen
- Stadiengerechte Therapie.

■ ❹ **Sofortmaßnahmen bei Verbrennungen und Verätzungen:**
- Betroffene Stelle sofort mit kaltem Wasser spülen und kühlen
- Bei Laugen oder Säuren *keine* Neutralisierungsversuche

■ Grad 1–2
- Antientzündliche Lokaltherapie
- Blasen steril eröffnen und lokal desinfizieren; ggf. Gabe von Antibiotika. Nur bei sehr ausgedehntem Befall systemisch Kortikoide

- Grad 3
  - Nekrosen abtragen und Gewebeschäden durch plastisch-chirurgische Verfahren decken
  - Entscheidend für die Prognose ist der Ausgleich des erheblichen Flüssigkeitsverlustes und eine gewissenhafte Prophylaxe von Superinfektionen
- **Sofortmaßnahme bei Erfrierungen:**
  Betroffenes Gebiet langsam aufwärmen.

? Übungsfragen

1. Wie entsteht ein Dekubitus?

2. Wie wird ein Dekubitus therapiert?

3. Beschreiben Sie bitte die klinische Gradeinteilung von Verbrennungen, Erfrierungen und Verätzungen!

4. Was sind die therapeutischen Prinzipien bei Verbrennungen, Erfrierungen und Verätzungen?

9 Tumoren der Haut

Präkanzerose = Dysplasie aus Zellen, die die Basalmambran nicht überschreiten.
- Gutartige Tumoren → verdrängend
- Bösartige Tumoren → verdrängend, zerstörend und metastasierend.
- Nävi = Sonderform gutartiger Tumoren.

Bei **Tumoren** *(lat.: Geschwülste)* handelt es sich um überschießend wachsendes, körpereigenes Gewebe. Dabei lassen sich **gutartige** *(benigne)* und **bösartige** *(maligne)* Tumoren sowie **Präkanzerosen** unterscheiden. Diese zeigen folgende Unterscheidungsmerkmale:

- **Gutartige Tumoren** wachsen verdrängend
- **Bösartige Tumoren** wachsen nicht nur verdrängend, sondern auch infiltrierend (zerstörend) und bilden über Lymph- und Blutgefäße Metastasen (Tochtergeschwülste)
- ❶ **Präkanzerosen** sind eine Gruppe verschiedener (Haut-) Veränderungen, von denen man aus der klinischen Erfahrung weiß, dass sie ein sehr hohes Risiko aufweisen, nach einiger Zeit zu entarten. Ein infiltrierendes Wachstum findet somit zunächst nicht statt, entwickelt sich jedoch mit großer Wahrscheinlichkeit.

Zusätzlich dazu werden noch wichtige Sonderformen gutartiger Tumoren unterschieden, die sog. **Nävi** *(Male)*.

! Merke

Gutartige und bösartige Hauttumoren können sich klinisch sehr ähneln. Zunächst gutartige Tumorerkrankungen können in ihrem Verlauf entarten.

9.1 Gutartige Tumoren

Zysten

Zysten = mit Epithel ausgekleidete Hohlräume.
- Milien: horngefüllte, weißliche Papeln; Anritzen und Entleeren
- Atherom: pralle talg- und horngefüllte Knoten; chirurgische Entfernung.

Zysten sind mit Epithel ausgekleidete Hohlräume (Abb. 2.2) Eine in der Oberhaut auftretende Zystenform sind die sog. **Milien**, die meist im Gesicht als stecknadelkopfgroße, mit Horn gefüllte, weißliche Knötchen erscheinen. Sie werden angeritzt und können dann entleert werden.

Eine weitere Zystenform ist das **Atherom** *(Grützbeutel, Talgretentionszyste)*. Es entsteht meist an Kopf und Stamm, wenn ein Talgdrüsenausführungsgang verstopft ist. Dabei zeigen sich prallelastische, halbkugelige Knoten. Sie enthalten Talg und Hornmaterial und können faustgroß werden. Sie werden hautchirurgisch entfernt.

Seborrhoische Warzen

- Bräunliche, knospenförmige Tumoren
- Bei älteren Menschen sehr häufig
- Kein Entartungsrisiko.

Seborrhoische Warzen *(Alterswarzen, seborrhoische Keratosen)* sind sehr häufige, gutartige Tumoren der Oberhaut, die v.a. bei älteren Menschen auftreten. Ein Risiko der bösartigen Entartung besteht nicht. **Klinisch** finden sich vornehmlich am Stamm gelbbraune bis schwärzliche, breit aufsitzende knospenförmige Tumoren. Oft haben sie eine fettig-glänzende Oberfläche. Sie werden mittels Kürretage (☞ 4.2.4) entfernt.

Fibrome

Fibrom = Bindegewebstumor.
Pendulierendes Fibrom:
- Weiches Knötchen
- Entfernung mit Schere.

Ein Fibrom entsteht durch die übermäßige Bildung von Bindegewebe. Eine bei Erwachsenen jeder Altersklasse häufig vorkommende Fibromart ist das sog. **pendulierende Fibrom.** Es ist harmlos und tritt meist zu mehreren am Hals, an den Augenlidern oder in den Achselhöhlen als weiches, hautfarbenes, gestieltes Knötchen auf. Es wird mit einer Schere entfernt.

Narbenkeloide

Keloid = Überschießend wachsendes Narbengewebe.

Ein Narbenkeloid entsteht durch überschießendes Wachstum von Narbengewebe. Dies kann sich auf den Bereich der ursprünglichen Hautverletzung beschränken oder auch auf die unverletzte Haut der Umgebung übergreifen.

Klinik

- Juckende, strangförmige Gewebswülste
- Bewegungseinschränkung durch Schrumpfung.

Zunächst zeigt sich eine mit Juckreiz einhergehende Rötung. Später entstehen hautfarbene, knotige oder strangförmige Gewebswülste. Diese können bei entsprechender Lokalisation zu erheblichen Einschränkungen der Beweglichkeit führen.

Druckverbände, lokal Kortikoide.

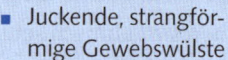

Therapie

Druckverbände vermindern das überschießende Wachstum ebenso wie lokal angewandte Kortikosteroide und Kryotherapie. Bei eingegrenztem Befall Injektion von Kortikoiden direkt in den Herd.

9.2 Nävi

Nävus = umschriebene, gutartige Fehlbildung.

❷ Eine allgemein akzeptierte Definition des Begriffes Nävus ist bisher nicht gelungen. Gewöhnlich versteht man unter Nävi *(Male)* umschriebene, gutartige Fehlbildungen der Haut, denen eine embryonale Entwicklungstörung zugrundeliegt. Es gibt sowohl vererbte als auch nicht vererbte Formen. Sie können schon bei der Geburt vorhanden sein oder erst im Verlauf des Lebens auftreten. Manche Nävi bilden sich spontan zurück, andere neigen zu maligner Entartung.

Die Einteilung der Nävi richtet sich nach ihrer unterschiedlichen Abstammung (Pigmentnävi, Blutgefäßnävi, Bindegewebsnävi usw.).

9.2.1 Pigmentnävi

 Ein Pigmentnävus besteht entweder aus einer **Ansammlung von Nävuszellen** oder aus verstärkt pigmentproduzierenden **Melanozyten.** Beide Zellarten enthalten das Pigment Melanin, aber nur die Melanozyten besitzen Zellarme, mit denen sie ihr Melanin an umliegende Keratinozyten abgeben können.

Nävuszellnävi

- Nävuszellnävi: angeboren oder erworben
- Atypischer Nävus: Präkanzerose
- Melanozytäre Nävi: Sommersprossen.

Sie können bei Geburt vorhanden sein (sog. kongenitale Nävi, bei 1 % der Neugeborenen) oder entwickeln und vergrößern sich oft schubweise im Laufe des Lebens. Bei den erworbenen Nävuszellnävi werden der **einfache, unauffällige Nävus** (*Leberfleck*) und der **atypische Nävus** (*dysplastische Nävus*) feingeweblich unterschieden. Beim Vorhandensein vieler atypischer Nävi, dem **Syndrom der dysplastischen Nävuszellnävi**, besteht ein erhöhtes Risiko einer malignen Entartung. Es tritt familiär sowie bei Menschen mit hellem Hauttyp (☞ 9.3) gehäuft auf.

Melanozytäre Nävi

Die häufigste Form sind **Sommersprossen** (*Epheliden*). Sie sind zwar vererbt, aber nicht angeboren. Meist besteht eine Verbindung mit hellen Hauttypen.

 Klinik

Angeborene Nävuszellnävi:
- Vielgestaltig,
- Je ausgedehnter, desto größer das Entartungsrisiko.

Angeborener Nävuszellnävus Das Erscheinungbild ist vielgestaltig. Häufig handelt es sich um unregelmäßig pigmentierte Herde, oft mit papulöser Oberfläche. Kleine Nävi kommen ebenso vor wie solche, die ganze Körperregionen bedecken. Auch können sie mit Haaren besetzt sein. Je ausgedehnter die Nävi sind, desto größer ist das Risiko der Entartung zum malignen Melanom (☞ 9.3.1).

Erworbene Nävuszellnävi:
- Bräunliche Flecken
- Rückbildung nach Jahrzehnten.

Erworbener Nävuszellnävus Besonders im Kindes- und jungen Erwachsenenalter bilden sich kleine (ca. 5 mm Durchmesser) bräunliche Flecken, die sich zu leicht erhabenen Knötchen wandeln. Die meisten bilden sich später wieder zurück. Eine hautfarbene Papel kann bestehen bleiben.

Atypischer Nävus Für diesen gibt es folgende Kriterien:
- Schnelle Größenzunahme des Herdes
- Durchmesser von über 5 mm
- Unregelmäßige Begrenzung und Pigmentierung, sehr dunkle Pigmentierung
- Entzündlich geröteter Rand.

Syndrom der dysplastischen Nävuszellnävi:
- Familiäre Häufung
- Heller Hauttyp
- ≥ 10 atypische Nävi gleichzeitig
- Unbehandelt Melanomentstehung.

④ **Syndrom der dysplastischen Nävuszellnävi** Bei den betroffenen Patienten finden sich mehr als 10 atypische Nävi gleichzeitig, bei manchen über 100. Hauptsächlich befallene Körperbereiche sind Stamm, Gesäß und Kopf. Unbehandelt entwickeln sich fast immer maligne Melanome, häufig schon zwischen dem 20.–40. Lebensjahr.

Melanozytärer Nävus Sommersprossen treten bereits bei Kindern in Erscheinung. Je nach Sonneneinwirkung wechseln die kleinen, unregelmäßig geformten Flecken die Intensität ihrer bräunlichen Pigmentierung. Es besteht kein Risiko einer malignen Entartung.

Diagnostik

- Anamese
- Klinik
- Bei Malignitätsverdacht auf keinen Fall Biopsie
- Exzision im Ganzen
- Histologie.

⑤ Die genaue Anamnese und die Beurteilung des klinischen Bildes sind Grundlage der Diagnose. Ggf. Verwendung einer Lupe, eines Dermatoskops (Beleuchtung der Haut mit 10facher Vergrößerung) oder Auflichtmikroskops (bis 40fache Vergrößerung bei Beleuchtung der Haut). Bei Verdacht auf ein malignes Melanom (☞ 9.3.1) wird **keine Probeexzision** durchgeführt, da eine inkomplette Entnahme von Melanomgewebe eine Metastasierung provozieren kann. Stattdessen wird der gesamte Herd exzidiert und histologisch untersucht.

Therapie

Angeborene Pigmentnävi:
- Bei Durchmesser > 2 cm → Beobachtung
- Sonst baldige Entfernung im Ganzen.

Atypische, erworbene Pigmentnävi:
- Überwachung
- Bei Veränderung Entfernung im Ganzen.

⑥ **Angeborene Pigmentnävi** Falls Durchmesser größer als 2 cm Beobachtung, bei auffälligen Veränderungen prophylaktische Entfernung angeraten. Bei großflächigen Nävi ggf. Dermabrasio oder Lasertherapie in den ersten Lebenstagen.

Atypische, erworbene Nävi und **Syndrom der dysplastischen Nävuszellnävi**
- Überwachung durch ständige Selbstkontrolle der Patienten und regelmäßige ärztliche Untersuchung
- Schreitet die Atypie fort oder verändern sich die Nävi, werden sie vorsorglich im Ganzen entfernt.

9.2.2 Gefäßnävi und Hämangiome

Gefäßnävi = angeborene Fehlbildungen von Blutgefäßen.

Gefäßnävi (*Feuermale, Nävi flammei*) sind angeborene Fehlbildungen von Blutgefäßen der Haut, die übermäßig erweitert sind. Bei Hämangiomen (*Blutschwämmen*) handelt es sich um gutartige **Neubildungen** von Blutgefäßen.

Gefäßnävi

Ein sehr häufiger Gefäßnävus ist der sog. **Storchenbiss,** der bei sehr vielen Säuglingen vorkommt, jedoch nicht vererbt ist. Eine Sonderform der Gefäßnävi sind die sog. **Spinnennävi** (*Spider nävi*).

Hämangiome

Häufige Formen sind das **kavernöse Hämangiom** und das **senile Angiom** *(Angioma senile)*. Treten Hämangiome gehäuft auf, können diese vererbt sein.

Hämangiome = gutartige Neubildungen von Gefäßen.

Klinik und Diagnostik
Gefäßnävi

Storchenbiss Bei der Geburt oder kurz danach zeigt sich in der Mittellinie des Körpers – meist im Nacken oder an der Stirn – ein einzelner, hellroter, unregelmäßig begrenzter, nicht erhabener Herd von unterschiedlicher Größe. Während des 2. Lebensjahres blasst er ab und kann später ganz verschwinden.

Spinnennävus Um ein hellrotes Knötchen (Zentralgefäß) sind erweiterte Hautgefäße sternförmig angeordnet (Durchmesser z.T. bis 1 cm). Bei Erwachsenen mit Lebererkrankungen erscheinen sie gehäuft und meist am Oberkörper.

- Storchenbiss: hellrote Makula in der Mittellinie des Körpers, Rückbildung
- Spinnennävus: sternförmig angeordnete, erweiterte Gefäße

Hämangiome

Kavernöses Hämangiom Kurz nach der Geburt bilden sich blaurote Flecken, die innerhalb des ersten Lebensjahres zu rötlichen Tumoren unterschiedlichster Größe (erbsen- bis faustgroß) heranwachsen. Im späteren Verlauf bilden sie sich zurück.

Seniles Angiom Nach dem 20. Lebensjahr entstehen an der Brustwand ca. stecknadelkopfgroße Tumoren von hellroter Farbe. Veranlagungsbedingt können diese in großer Zahl auftreten. Für die Diagnose ist das klinische Bild ausschlaggebend.

- Kavernöses Hämangiom: rötliche Tumoren, Rückbildung
- Seniles Angiom: hellrotes Knötchen.

Therapie

Gefäßnävi werden mit dem Laser oder durch Elektrokoagulation mit dem Kauter (☞ 4.2.1) entfernt. Bei **Hämangiomen** wird meist die spontane Rückbildung abgewartet. Bleiben Hauterscheinungen zurück, können diese nach dem 10. Lebensjahr operativ entfernt werden. Hämangiome, die Organe verdrängen (z.B. den Augapfel oder die Luftröhre), werden frühzeitig exzidiert oder mit Kryotherapie bzw. Lasertherapie oder systemisch mit Kortikoiden behandelt. Bei **senilen Angiomen** besteht kein Behandlungsbedarf.

- Gefäßnävi: ggf. Lasertherapie
- Hämangiome: spontane Rückbildung abwarten.

Übungsfragen

1. Was sind Präkanzerosen?
2. Was sind Nävi?
3. Welche Arten von Pigmentnävi gibt es?
4. Was ist das Syndrom der dysplastischen Nävi?
5. Wie sieht die Diagnostik bei Pigmentnävi aus?
6. Wie werden Pigmentnävi behandelt?

Dermatologie

9.3 Bösartige Tumoren und Präkanzerosen

① Unterschieden werden **pigmentierte** Tumoren der Melanozyten oder Nävuszellen, zu denen die Formen des malignen Melanoms gehören und **nicht pigmentierte** Tumoren der Keratinozyten, unter die u.a. das Plattenepithelkarzinom (Spinaliom) und das Basaliom fallen.

Die **pigmentierte Präkanzerose** der Haut ist die Lentigo maligna, die nicht pigmentierten Präkanzerosen umfassen die aktinische Keratose und den Morbus BOWEN.

Heller Hauttyp und UV-Licht

Ursachen:
- Alter
- Heller Hauttyp
- UV-Licht.

Bei einem hellen Hauttyp enthält die Epidermis sehr wenig Melanin. Dieser Farbstoff wird bei UV-Einwirkung durch eine schwache Bräunungsreaktion (☞ 1.2.2) zudem unzureichend nachproduziert. Daher kommt es sehr viel leichter zu **Sonnenbränden** als bei dunkelhäutigen Menschen. Besonders die im Rahmen von Sonnenbränden entstandenen Schäden am Erbgut der Zellen des Stratum basale bergen aber ein großes Risiko für eine spätere maligne Entartung. Diese Schäden sind umso größer, je häufiger und schwerer die Sonnenbrände waren. Weiterhin spielt das **Alter** eine große Rolle: Sonnenbrände im Kindesalter sind deutlich riskanter als bei Erwachsenen.

Merkmale des hellen, lichtempfindlichen Hauttyps
- Blasser Teint
- Rote Haare
- Sommersprossen
- Blaue oder grüne Augen
- Bei UV-Einwirkung häufig Sonnenbrände, kaum Bräunungsreaktion.

9.3.1 Pigmentierte Tumoren

Lentigo maligna

Präkanzerose bei alten Menschen.

Bei der Lentigo maligna *(melanotische Präkanzerose)* handelt es sich um einen Tumor aus atypischen Melanozyten. Sie kommt meist bei über 50-jährigen vor, und geht häufig in das Lentigo-maligna-Melanom über. **Prädisponierend** sind ein heller Hauttyp und langjährige Einwirkung von UV-Strahlen.

Klinik und Diagnostik

- Unscharf begrenzte, unregelmäßig pigmentierte Flecken

Hauptsächlich dem Licht ausgesetze Hautbezirke sind betroffen. Es zeigen sich unscharf begrenzte, unregelmäßig braun bis schwarz pigmentierte Flecken (Abb. 9.2) mit einem Durchmesser von wenigen Millimeter bis mehreren Zentimeter – je größer

- Bei Erhabenheit Lentigo-maligna-Melanom
- Keine Probeexzision.

der Herd, desto unregelmäßiger die Pigmentierung. Erhebt sich der Herd knotig über das Hautniveau, so ist meist die Basalmembran bereits infiltriert worden: damit liegt ein Lentigo-maligna-Melanom vor. Die Diagnose wird über das klinische Bild gestellt. Bei V.a. ein bereits vorliegendes Lentigo-maligna-Melanom, wird der Herd als Ganzes exzidiert. Keine diagnostische Probeexzision.

Therapie und Prognose

Die Therapie ist die Entfernung des Herdes im Ganzen. Wird der Herd noch als Präkanzerose entfernt, ist der Patient geheilt.

Malignes Melanom

Bösartigster Hauttumor.

Das maligne Melanom ist der **bösartigste** der Hauttumoren. Schon sehr früh infiltriert es die Basalmembran der Epidermis sowie Blut- und Lymphgefäße, wodurch rasch Metastasen gesetzt werden. Die Häufigkeit des malignen Melanoms steigt in den von hellhäutigen Menschen bewohnten Ländern stark an, besonders dort, wo die Sonneneinstrahlung sehr intensiv ist, z.B. in Australien. Mitverantwortlich ist wahrscheinlich die Abnahme der schützenden Ozonschicht. Betroffen sind v.a. Menschen zwischen dem 30. und 60. Lebensjahr, wobei Frauen stärker als Männer betroffen sind. Das Lentigo-maligna-Melanom tritt meist erst bei über 60-jährigen auf.

Ursachen und Entstehung

Risikofaktoren in Tab. 9.1

❷ Die genauen Ursachen sind nicht geklärt. Es hat sich jedoch gezeigt, dass bei Vorliegen bestimmter **Risikofaktoren** die Wahrscheinlichkeit der Melanomentstehung erhöht ist (Tab. 9.1). Diese Wahrscheinlichkeit steigt weiter, wenn mehrere dieser Faktoren zusammentreffen. So entarten Pigmentnävi umso eher, je mehr UV-Licht im Laufe der Zeit auf sie einwirkt.

Tab. 9.1 Risikofaktoren und Wahrscheinlichkeit der Entstehung eines malignen Melanomas

Risikofaktoren	Wahrscheinlichkeit
Heller Hauttyp in Verbindung mit UV-Licht	erhöht
Hohe Anzahl (> 30) von Pigmentnävi	erhöht
Ausgedehnte (> 2 cm) angeborene Nävi	stark erhöht
hohe Anzahl (> 10) von atypischen Pigmentnävi	sehr stark erhöht
Lentigo-maligna-Präkanzerose	sicher (nach jahrelangem Verlauf)

Dermatologie

235

In den meisten Fällen entwickelt sich das maligne Melanom auf einem seit Jahren bestehenden Nävuszellnävus oder beim Syndrom der dysplastischen Nävi (☞ 9.2.1); weiterhin auf dem Boden einer Lentigo-maligna-Präkanzerose (☞ 9.3.1) oder auch auf äußerlich gesunder Haut.

Klinik

Lokalisation:
- Frauen → Beine
- Männer → Rücken.

3 Die Erscheinungsform ist vom Typ des Melanoms abhängig. Generell sind bei Frauen sind sehr häufig die Beine betroffen, bei Männern eher die Rückenpartien. Seltenere Melanomformen sind z. B. durch den Befall der Schleimhäute oder das Fehlen der Pigmentierung gekennzeichnet *(amelanotisches malignes Melanom)*.

Superfiziell spreitendes Melanom

- SSM: dunkler, flacher, scharf begrenzter Herd mit horizontaler Ausbreitung

Innerhalb weniger Jahre entwickelt sich bevorzugt an Brust, Rücken und Extremitäten ein unterschiedlich pigmentierter, flacher, scharf begrenzter Herd. Dieser wächst langsam und im Niveau der Oberhaut, in sog. **horizontaler Ausbreitung.**

Noduläres Melanom

- NM: dunkler Knoten mit vertikaler Ausbreitung

Ebenfalls bevorzugt an Brust, Rücken und Extremitäten entwickelt sich auf gesunder Haut oder auf einem Pigmentnävus innerhalb von Monaten bis wenigen Jahren ein braun-schwarzer, erhabener Tumor mit zunächst glatter Oberfläche (Abb. 9.2). Es besteht eine starke Neigung zu Ulzerationen und Blutungen. Der Tumor wächst schnell in die Tiefe, in sog. **vertikaler Ausbreitung**.

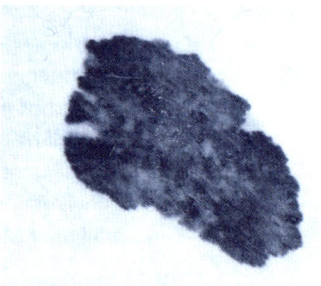

Abb. 9.2
Malignes Melanom auf dem Rücken. Typisch ist die polyzyk-lische Randkontur und die unregelmäßige Pigmentierung.
[M123]

Akral-lentiginöses Melanom

- ALM: dunkle Flekken oder Papeln an Händen und Füßen

Diese Form betrifft ausschließlich die Hände oder Füße, wobei auch das Nagelbett befallen sein kann. Das Bild reicht von Flecken unterschiedlicher Größe und Pigmentierung bis hin zu Knoten und Ulzera.

Lentigo-maligna-Melanom

- LMM: dunkle Papeln auf Lentigo maligna Herd.

Am häufigsten befallen sind dem Licht ausgesetzte Hautareale wie Gesicht, Hals und Hände. Innerhalb vieler Jahre bis Jahrzente entsteht auf dem Boden einer Lentigo-maligna-Präkanzerose ein flacher, ausgedehnter Herd von unterschiedlicher Pigmentierung. Erst nach langem Verlauf bilden sich dunkle Knötchen, die auch in die Tiefe wachsen.

Metastasierung

V.a. beim NM schon sehr früh Metastasierung!

Das Metastasierungsrisiko hängt z.T. ab von den feingeweblichen Kriterien Gesamttumordicke und Eindringtiefe ins Gewebe (CLARK-Level). Beim nodulären malignen Melanom kommt es sehr früh zur Bildung von Metastasen, die zunächst in den regionären Lymphknoten, bald darauf in Lunge, Leber, Gehirn und Knochen auftreten.

Diagnostik

- ABCDE-Regel
- Anamnese
- Metastasensuche.

❹ Die Diagnose und damit die Indikation für einen hautchirurgischen Eingriff muss so früh wie möglich gestellt werden. Da wegen der Gefahr der Metastasenbildung eine Probeexzision unterbleiben muss, ist das klinische Bild ausschlaggebend. Nach der »ABCDE-Regel« wecken fünf Kriterien den Verdacht auf ein malignes Melanom:

- **A**symmetrie des Herdes
- **B**egrenzung unscharf oder polyzyklisch
- **C**olorierung (Färbung) unregelmäßig
- **D**urchmesser ungleich groß
- **E**rhabenheit über das Hautniveau.

Zusätzliche Kriterien aus der Anamnese sind:

- Schnelle Größenzunahme des Herdes
- Blutungsneigung
- Juckreiz.

Die Suche nach **Metastasen** erfolgt mittels Sonographie, Computer- und Kernspintomogramm.

Therapie

- Entfernung im Ganzen mit 3 cm Sicherheitsabstand
- Chemotherapie bei Metastasen.

Alle verdächtigen Herde müssen im Ganzen entfernt werden. Bei klinisch eindeutiger Diagnose sollte gleich ein ausreichender Sicherheitsradius gewählt werden. Bei fraglicher Diagnose in problematischer Lokalisation ist eine Schnellschnittuntersuchung und ggf. erweiterte Exzision anzustreben.

Metastasen können mit Chemotherapie sowie Röntgenbestrahlungen im Wachstum gehemmt werden.

Prognose

- Abhängig von Eindringtiefe des Tumors
- Tod durch Metastasierung.

❺ Die Überlebenschance hängt v.a. von der **Eindringtiefe** des Tumors ab. Ist die Basalmembran noch intakt, so ist die Überlebensrate 100 %. Danach sinkt sie rapide ab: Ist bereits die Subkutis infiltriert, so überleben nur noch 50 % die nächsten 5 Jahre. Die Patienten versterben meist durch das Metastasenwachstum in lebenswichtigen Organen wie Leber und Gehirn.

Dermatologie

9.3.2   Nicht pigmentierte Tumoren

Basaliom

- Häufigster Hauttumor
- Entartung der Keratinozyten
- Infiltrierend aber nicht metastasierend
- Ursache: Heller Hauttyp und UV-Licht.

6 Das Basaliom *(Basalzellkarzinom)* geht von entarteten Keratinozyten der Basalschicht (☞ 1.1.1) aus. Es wächst zwar infiltrierend, setzt aber außer bei sehr langem Bestehen und aggressiver Wachstumsform **keine Metastasen.** Es ist der **häufigste** Hauttumor. Meist sind Menschen über 40 Jahren betroffen, Männer ebenso wie Frauen. Zu den nachgewiesenen Risikofaktoren gehören ein heller Hauttyp in Verbindung mit jahrelanger Einwirkung von UV-Strahlen (☞ 9.3).

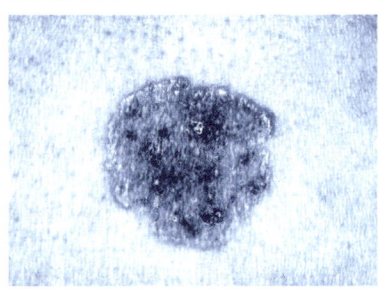

Abb. 9.3
Basaliom am Rumpf.
[M123]

Klinik

- Lokalisation an »Lichtterassen«
- Hautfarbene Papeln mit perlschnurartigem Randsaum
- Teleangiektasien
- Ulzerationen.

Hauptsächlich auf den »Lichtterassen« Gesicht und Ohren sowie Unterarmen und Handrücken entwickeln sich hautfarbene Knötchen, die in einem perlschnurartigen Saum zueinander angeordnet sind (Abb. 9.3). Ihre Oberfläche ist glänzend. Häufig finden sich **Teleangiektasien** (erweiterte Hautgefäße). In der Mitte des Herdes können sich Ulzerationen bilden. Im späteren Verlauf werden auch benachbarte knorpelige oder knöchernene Strukturen angegriffen und zerstört.

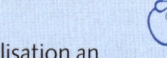 Diagnostik, Therapie und Prognose

- Diagnose durch Probeexzision
- Therapie durch vollständige Entfernung.

Das **klinische Bild** ist richtungsweisend. Die Diagnose wird durch **Probeexzision** gesichert. Nach Möglichkeit wird der Tumor im Ganzen entfernt und die Entnahmestelle regelmäßig kontrolliert, da nicht vollständig entfernte Basaliome nachwachsen können. Die Prognose ist gut – bei vollständiger Entfernung und regelmäßiger Kontrolle.

Aktinische Keratose

- Altersabhängige Präkanzerose
- Heller Hauttyp
- UV-Licht.

7 Die Aktinische Keratose *(Keratosis solaris)* ist eine Präkanzerose, die bei über 50-jährigen mit hellem Hauttyp sehr häufig vorkommt. Aus bis zu 1/4 der aktinischen Keratosen entwickelt sich ein **Spinaliom.** Risikofaktoren sind ein heller Hauttyp und Einwirkung von UV-Strahlen.

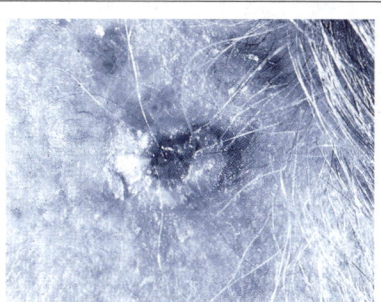

Abb. 9.4
Spinaliom.
[M123]

Klinik und Diagnostik

- Rötung, Hyperkeratose, Schuppung
- Entartung zum Spinaliom
- Probeexzision.

Betroffen sind häufig dem Licht ausgesetzte Hautbezirke wie Stirn, Nasenrücken und Kopfglatzen. Hier zeigt sich zunächst eine Rötung. Es folgen Hyperkeratosen, gelbliche Schuppungen und Übergang zum Spinaliom. Bei unsicherer **Diagnose** wird eine Probeexzision vorgenommen.

Therapie und Prognose

Vorsorgliche Entfernung des Herdes z.B. durch **Kürettage** oder **Exzision.** Bei regelmäßiger Kontrolle ist die Prognose gut.

Spinaliom

- Präkanzerose der Schleimhäute
- Metastasierung möglich
- Männer ≥ Frauen.

8 Das Spinaliom *(Spinozelluläres Karzinom),* das sog. **Plattenepithelkarzinom**, entstammt entarteten Kerationozyten der Stachelzellschicht. In selten Fällen und bei langjährigem Bestehen kann es metastasieren. Die Prädilektionsstellen sind die der aktinischen Keratose. Ein Plattenepithelkarzinom kann auch an den Schleimhäuten auftreten. Meist sind Menschen jenseits des 60. Lebensjahres betroffen; Männer dreimal so häufig wie Frauen.

Ursache

- Aktinische Keratose
- Narben
- Tabakrauchen
- Chronische mechanische Reizung.

Risikofaktoren sind UV-Strahlung, Vorbestehen einer aktinischen Präkanzerose, alte Narben und chronische Ulzera (z.B. Ulcus cruris). Risikofaktoren v.a. für Schleimhautspinaliome der Lippe und Mundhöhle sowie von Nasopharynx, Kehlkopf und Speiseröhre sind Rauchen und Alkoholabusus.

Klinik

- Schuppende Plaques
- Später rötliche Knoten, Ulzerationen, Verhornung
- Erst spät Metastasierung.

An der **äußeren Haut** sind die dem Licht ausgesetzten Hautbezirke bevorzugt betroffen, an den **Schleimhäuten** Lippen und Zunge sowie Anus, Vulva und Penis. Dabei zeigen sich zunächst hautfarbene bis gelb-bräunliche, schuppende Plaques. Im weiteren Verlauf bilden sich rötliche Knoten. Häufig kommt es zu Ulzerationen und übermäßiger Hornbildung (Abb. 9.4). Die **Metastasierung** erfolgt meist relativ spät.

Dermatologie

- Diagnose durch Probe-exzision
- Therapie durch Entfernung im Ganzen
- Kontrolle der Lymphknoten.

- Meist bei älteren Menschen.
- Alle Hauttypen
- Gesicht, Rumpf, Hände
- Scharf begrenzte, gerötete, schuppende Herde
- Übergang in BOWEN-Karzinom.

- Probeexzision
- Entfernung im Ganzen (wenn möglich), sonst Röntgenbestrahlung.

Diagnostik und Therapie

Bei klinischem Verdacht muss die Diagnose durch **Probeexzision** gesichert werden. Die Therapie besteht in der **Entfernung** des Spinaloms; die regionären Lymphknoten werden kontrolliert und ggf. ebenfalls entfernt.

Morbus BOWEN

Der Morbus BOWEN *(BOWENoide Präkanzerose)* tritt jenseits des 40. Lebensjahres auf. Er ist weniger häufig als die Aktinische Keratose, und tritt bei allen Hauttypen auf. Wird die Basalmembran überschritten, liegt das **BOWEN-Karzinom** vor.

Klinisch zeigen sich einzelne gerötete, schuppende Herde. Diese sind flach, scharf begrenzt und bizarr geformt. Befallen sind meist Gesicht, Rumpf und Hände. Der Einzelherd kann Ähnlichkeiten mit der Psoriasis aufweisen.

Diagnostik und Therapie

Bei klinischem Verdacht Diagnose durch Probeexzision sichern. Die Therapie besteht aus der Exzison; ist dies nicht möglich Röntgenbestrahlung (☞ 4.2.1).

? Übungsfragen

1. Welche Typen von bösartigen Hauttumoren gibt es?

2. Welche Risikofaktoren für ein malignes Melanoms sind bekannt?

3. Welche Formen des malignen Melanoms kennen Sie?

4. Welche Hinweise deuten auf ein malignes Melanom hin?

5. Wovon hängt die Prognose des malignen Melanoms ab?

6. Wodurch unterscheidet sich das Basaliom von anderen bösartigen Hauttumoren?

7. Wie entsteht eine aktinische Keratose?

8. Wo finden sich Spinaliome häufiger als Basaliome?

10.1 Akne vulgaris

Akne = Erkrankung der Talgdrüsen.

Die Akne ist eine Erkrankung der talgdrüsenreichen Hautregionen wie Gesicht sowie vorderer und hinterer Schweißrinne in der Mittellinie von Brust und Rücken. Sie ist eine der häufigsten Hauterkrankungen und tritt vorwiegend während der Pubertät auf. Männliche Jugendliche sind gleichermaßen betroffen wie weibliche, zeigen jedoch häufiger schwere Verlaufsformen.

Ursachen und Entstehung

■ Androgen-übergewicht
■ Talgspaltende Bakterien.

❶ Androgene: Durch die ab der Pubertät gebildeten Androgene *(männliche Sexualhormone)* wird die Sekretbildung in den Talgdrüsen stimuliert und Ausführungsgänge der Drüsen verhornen bei entsprechender erblicher Veranlagung. Dies führt zum Rückstau von Talg im Ausführungsgang (Abb. 10.1).
Bakterien: Talgspaltende Bakterien der Hautflora poduzieren Fettsäuren, die eine starke Entzündungsreaktion hervorrufen (Abb. 10.1).

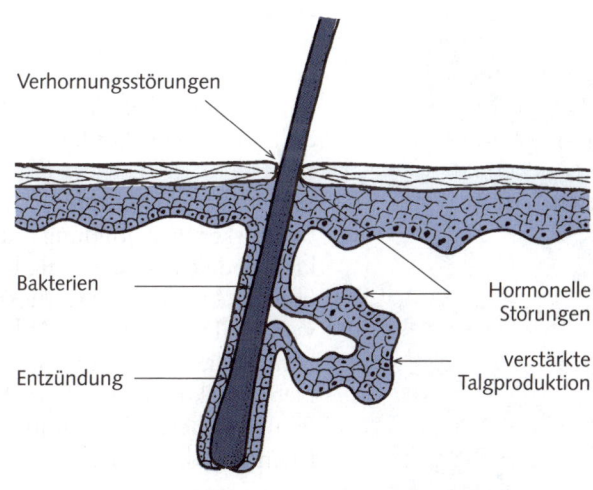

Abb. 10.1
Schema zur Entstehung der Akne. [L157]

Verhornungsstörungen

Bakterien

Entzündung

Hormonelle Störungen

verstärkte Talgproduktion

Dermatologie

Klinik

2 Es werden drei klinische Verlaufsformen sowie Mischformen unterschieden:

- **Komedonenakne** mit halbkugeligen milienartigen (☞ 9.1) Hauterscheinungen, sog. Komedonen (Hornpropf, Mitesser). Unter Druck entleert sich eine weißliche Masse. Aus den zunächst geschlossenen werden offene Komedonen mit einem schwarzen Mittelpunkt durch Einlagerung von Melanin
- **Akne papulopustulosa** mit Papeln und Pusteln als Ausdruck der Entzündungsreaktion
- **Akne conglobata:** Die Talgdrüsenwände platzen und es entstehen entzündliche Knoten und Abszesse. Die entzündlichen Knoten können primär oder aus Komendonen sekundär entstehen.

Prognose: Bis zum 25. Lebensjahr klingt die Akne meist spontan ab, bei Komedonenakne und Akne papulopustulosa ohne Narbenbildung. Bei der Akne conglobata können entstellende Narben oder Keloide (☞ 9.1) zurückbleiben.

Therapie

3 Ziel der Therapie ist die Prophylaxe von Narbenbildungen. Eine gründliche Reinigung und Entfettung der Haut mit Syndets und alkoholischen Lösungen unterstützt die Therapie, bei der je nach Krankheitsstadium und -aktivität folgende Prinzipien angewandt werden:

Lokaltherapie
Bei Komedonenakne schälende Lokaltherapeutika, in erster Linie Benzoylperoxid oder Vitamin-A-Säure. Im papulo-pustulösen Stadium lokale Antiseptika und Antibiotika (z.B. Erythromycin). Keine Kortikoide!

Systemische Therapie
Bei starker Pustelbildung orale Gabe von Tetrazyklin. Um die Sekretproduktion der Talgdrüsen zu verringern, können bei Frauen **Antiandrogene** (hormonelle Kontrazeptiva) eingesetzt werden. Der Vitamin A-Abkömmling Isotretinin (Roaccutan®) hemmt die Erkrankung stark, wird aber aufgrund ausgeprägter Nebenwirkungen nur bei schweren Akneformen eingesetzt (bei Frauen sicherer Konzeptionsschutz erforderlich, da Isotretinin fruchtschädigend ist).

Manuell-physikalische Therapie
Entleerung von Komedonen durch Fingerdruck. Bei einschmelzenden Knoten und Abszessen chirurgische Spaltung und Entleerung.

Marginalien (linke Spalte):

- Komedonen
- Papeln und Pusteln
- Knoten und Abszesse
- Narben durch Akne conglobata
- Meist Spontanheilung.

- Ziel: Vorbeugen von Narbenbildung
- Lokaltherapie mit Benzoylperoxid, Vitamin-A-Säure, Antiseptika und Antibiotika
- Bei schwerem Befall systemisch Tetrazyklin, Isotretinin
- Manuell-physikalische Therapie und Phototherapie.

Phototherapie

UV-A und UV-B-Bestrahlung (☞ 4.2.1) unterstützt die lokale und systemische Behandlung.

10.2 Rosazea

Häufige, entzündliche Hauterkrankung des Gesichts.

Bei der Rosazea *(Akne rosacea)* handelt es sich um eine sehr häufige, entzündliche Hauterkrankung des Gesichts. Meist sind Menschen jenseits des 30. Lebensjahres betroffen; Frauen häufiger als Männer. Die Ursache ist nicht geklärt.

Klinik

- Auslöser: Alkohol, Gewürze, Kälte, Hitze, Sonne
- Zunächst schubartig flüchtige Erytheme
- Dann Papeln und bleibende Erytheme
- Später Pusteln und entzündliche Knoten
- Bei Männern manchmal Rhinophym
- Erblindung durch Übergreifen der Enzündung auf die Hornhaut.

Die Hauterscheinungen werden durch den Genuss von Alkohol oder Gewürzen sowie durch Kälte, Hitze und Sonnenlicht verstärkt (→ Gefäßerweiterung). Es kommt schubweise zu flüchtigen Gesichtserythemen. Im weiteren Verlauf entwickeln sich auf beiden Seiten der Nase Papeln und bleibende Erytheme. Teleangiektasien und Pusteln können hinzutreten. Manchmal entstehen große, entzündliche Knoten. Im Gegensatz zur Akne heilen die Knoten ohne Narbenbildung ab. Fast ausschließlich bei Männern kann sich durch eine massive Vergrößerung der Talgdrüsen ein **Rhinophym** *(Knollennase)* ausbilden.

Komplikation

Beteiligung der Augen *(Ophtalmorosazea):* Trockenheit der Bindehaut (Therapie: künstliche Tränen), Blendempfindlichkeit (getönte Brille), augenärztliche Betreuung erforderlich.

Therapie

- Betroffene Areale mit milden Seifen oder Syndets reinigen (Entfettung)
- Konsequenter Lichtschutz täglich (Gel oder Lotio LSF 10–20)
- Lokale oder orale Antibiotika und ggf. Roaccutan® wie bei der Akne; keine Kortikoide!
- Manuell-physikalische Therapie durch Massage der betroffenen Areale
- Bei Teleangiektasien Laserbehandlung
- Das Rhinophym kann chirurgisch abgetragen werden.

Übungsfragen

❶ Welche Faktoren spielen bei der Entstehung der Akne vulgaris eine Rolle?

❷ Welche klinischen Verlaufsformen der Akne vulgaris gibt es?

❸ Was sind die Therapieprinzipien bei der Akne vulgaris?

Dermatologie

Chronisch-venöse Insuffizienz

CVI = Störung des venösen Blutflusses der Beine.

Die chronisch-venöse Insuffizienz *(CVI)* ist eine Störung des venösen Blutflusses der Beine, die zu Hautulzerationen in Form eines **Ulcus cruris** *(Unterschenkelgeschwür)* führen kann. Sie ist sehr häufig und betrifft Frauen häufiger als Männer.

11.1 Ursachen der chronisch-venösen Insuffizienz

11.1.1 Physiologie des venösen Systems

■ Ausfall der Muskelpumpe
■ Insuffizienz der Venenklappen.

❶ Der Rückfluss des venösen Blutes aus den Beinen zum Herzen erfolgt weitgehend über große, tiefe Venen, die sog. Leitvenen. Das Blut aus dem oberflächlichen Venensystem fließt über Perforans-Venen in die Leitvenen ab. Durch das Zusammenspiel von Muskelpumpe und Venenklappen wird der Blutfluss gegen die Schwerkraft ermöglicht (Abb. 11.1). Der Blutfluss wird demnach entweder durch einen Ausfall der Muskelpumpe oder den Ausfall der Venenklappen, der Venenklappeninsuffizienz *(Varikosis, Krampfaderleiden)*, gestört.

11.1.2 Venenklappeninsuffizienz

Es wird die primäre und sekundäre Varikosis unterschieden.

Primäre Varikosis

Primäre Varikosis
■ Primäre Varikosis
■ Sekundäre Varikosis.

■ Die Venenklappen sind von Geburt an nicht oder fehlerhaft angelegt, es kommt nachfolgend zu einer Erweiterung der Venen durch den erhöhten orthostatischen Druck
■ Es besteht eine Bindegewebsschwäche der Venenwände. Diese dehnen sich und die Venenklappen werden funktionsuntüchtig.

Beide Ursachen führen somit letztlich zu einer Varikosis mit insuffizienten Venenklappen. Es kommt zur Umkehr des Blutflusses und zu einem Rückstau – zunächst nur im oberflächlichen Venensystem. Schließlich kann dies auch zu einer Klappeninsuffizienz und Strömungsumkehr in den Perforans-Venen und im tiefen Venensystem führen.

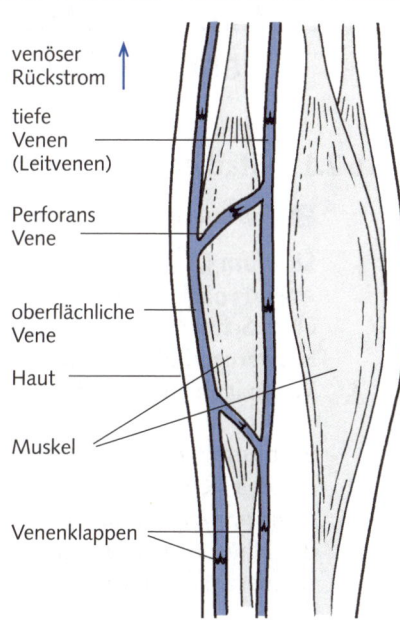

venöser Rückstrom

tiefe Venen (Leitvenen)

Perforans Vene

oberflächliche Vene

Haut

Muskel

Venenklappen

Abb. 11.1
Aufbau und Funktion des Venensystems der Beine. [L157]

Sekundäre Varikosis

Nach einer venösen Thrombose findet die Auflösung des Thrombus häufig unter Zerstörung der Klappen statt. So kann eine tiefe Beinvenenthrombose eine **Leitveneninsuffizienz** mit Flussumkehr bis in die Perforans-Venen verursachen. Der venöse Rückfluss erfolgt dann über die oberflächlichen Venen. Da diese damit überlastet sind, kann es zu ihrer Erweiterung kommen, der sog. **sekundären Varikosis.**

11.1.3 Entstehung der chronisch-venösen Insuffizienz

- Chronischer Anstieg des venösen Blutdrucks
- Ödeme
- Entzündung
- Gewebeuntergang.

❶ Durch eine gestörte Venenklappen- und Muskelpumpenfunktion kommt es zu chronischem Anstieg des venösen Blutdruckes in den Beinen. Dadurch steigt die Durchlässigkeit der kleinen Gefäße: Blutbestandteile treten aus und werden im Gewebe abgelagert. Dies führt zu Ödemen, Entzündungsreaktion (Stauungsekzem) und letztlich zum Gewebeuntergang, dem **Ulcus cruris** (s.u.).

Dermatologie

11.2   Klinik und Diagnostik der chronisch-venösen Insuffizienz

11.2.1   Stadien der chronisch-venösen Insuffizienz

❷ Es lassen sich drei **Erkrankungsstadien** abgrenzen:

Stadium I, Ödem

Abends nach Belastung (langes Sitzen, Stehen) klagt der Patient über Schwellungen der Beine, verbunden mit ausgeprägtem Schweregefühl. Eine Varikosis mit erweiterten, geschlängelten Venen ist häufig sichtbar, aber nicht Voraussetzung.

Stadium II, Entzündungsreaktion

Es zeigt sich das sog. *Stauungsekzem* mit bräunlicher Verfärbung *(Purpura jaune d'ocre)* und Verhärtung *(Lipodermatosklerose)* der Haut. Am Sprunggelenk bilden sich weißliche, stark druckschmerzhafte, narbige Einziehungen *(Atrophie blanche)*.

Stadium III, Ulcus cruris

Schon durch kleinste Verletzungen entsteht meist am Innenknöchel eine nässende, oft sehr schmerzhafte Wunde (Abb. 11.2). Ab diesem Stadium wird der Verlauf extrem langwierig.

11.2.2   Diagnostik

Die Funktion der Venenklappen und die Durchgängigkeit der tiefen Venen wird untersucht durch:

■ **Doppler-Ultraschall.** Akustisches Verfahren, um Stärke und Richtung des Blutflusses in den oberflächlichen Venen zu überprüfen. Ggf. Duplex-Sonographie als hochsensibles bildgebendes Verfahren.

■ **Phlebographie** *(Venendarstellung mit Röntgenkonstrastmittel)* weist tiefe Beinvenenthrombosen nach.

Randspalte:

■ Stadium I →
Schwellung, Schweregefühl, Varikosis
■ Stadium II →
Purpura jaune d'ocre, Atrophie blanche, Lipodermatosklerose
■ Stadium III →
Ulcus cruris.

■ Doppler-Ultraschall
■ Phlebographie.

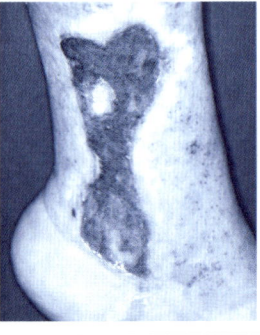

Abb. 11.2
Ulcus cruris am Innenknöchel. [M123]

11.3 Therapie und Prophylaxe der chronisch-venösen Insuffizienz

- Kompressionsverbände
- Lokalbehandlung
- Evtl. chirurgische Sanierung.

- ❸ **Kompressionsverbände** und -strümpfe als Therapie und Sekundärprophylaxe, verhindern das »Versacken« des Blutes in den Venen und sind die wichtigste Maßnahme
- Lokalbehandlung bei **Ulcus cruris**
  - Desinfizierende Bäder und Antibiotika-Salben, um Superinfektion zu vermeiden
  - Ulkusumgebung mit Zinkpaste abdecken (zum Hautschutz)
  - Nekrotische Beläge entfernen
  - Granulation und Epithelisierung durch fibrinolytische Salben oder Schaumstoffwundeinlagen fördern
- Bei **primärer Varikose** je nach Gefäßgröße chemische Verödung oder chirurgische Entfernung, bei sekundärer Form ist operatives Vorgehen oft nicht möglich, da über die oberflächlichen Venen fast der gesamte Blutabfluss der unteren Extremität erfolgt und diese erhalten werden müssen.

! Merke

Durch die Gewebedefekte entstehen sehr häufig Kontaktallergien gegen Externa.

Prophylaxe und Rehabilitation

Prophylaxe der CVI:

Um das Auftreten von Venenleiden zu verhindern oder ihren Verlauf günstig zu beeinflussen:
- Viel laufen oder liegen, langes Sitzen oder Stehen vermeiden
- Beine morgens und abends mit kaltem Wasser abbrausen
- Übergewicht vermeiden
- Regelmäßig Sport treiben (Schwimmen, Radfahren, Wandern).

? Übungsfragen

❶ Wie kommt es zur chronisch-venösen Insuffizienz?

❷ Wie sehen die drei klinischen Krankheitsstadien aus?

❸ Welche therapeutischen Prinzipien gibt es?

Dermatologie

Glossar

ABCDE-Regel
Anfangsbuchstaben von:
Asymmetrie, **B**egrenzung,
Colorierung, **D**urchmesser,
Erhabenheit. Kriterien für den
klinischen Verdacht auf ein
malignes Melanom

Abnutzungsekzem
☞ degeneratives Ekzem

Akne
☞ Akne vulgaris

Akne conglobata
schwerste Verlaufsform der
Akne vulgaris, teilweise mit
Abszessbildung

Akne papulopustulosa
mittelschwere Verlaufsform
der Akne vulgaris

Akne rosazea
entzündliche Hauterkrankung
des Gesichts mit Rötungen
und Knotenbildungen

Akne vulgaris
entzündliche Hauterkrankung
der Talgdrüsen

**Akrodermatitis chronica
atrophicans (Akrodermatitis
atrophicans Herxheimer)**
borrelienbedingte Gelenk-
entzündung

Allergen
Fremdeiweißstoff, der nach
Sensibilisierung eine aller-
gische Reaktion auslöst

Anaphylaxie
allergische Sofortreaktion mit
Urtikaria, Bronchialasthma,
Heuschnupfen

Androgene
männliche Sexualhormone

Angina specifica
syphilisbedingte Mandel-
entzündung

Angiom, seniles; Angioma senile
Gefäßfehlbildung, die gehäuft
im Alter auftritt,
☞ Hämangiom

Antiandrogen
Medikament, das die Wirkung
männlicher Sexualhormone
hemmt

Antihistaminikum
Medikament, das bei Allergien
und Unverträglichkeitsreaktionen sowie gegen Juckreiz
eingesetzt wird

Antimikrobiell
wirksam gegen Krankheits-
erreger

Antimykotikum
Medikament gegen Pilze

Antiproliferativ
wirksam gegen wachsendes
Gewebe

Antipruriginös
wirksam gegen Juckreiz

Arzneimittelexanthem
Unverträglichkeitsreaktion
nach Einnahme eines Arznei-
mittels

Atherom
durch Sekretstau in einem
Talgdrüsenausführungsgang
verursachter Knoten (Grützbeutel)

Atopie
vererbte Bereitschaft,
allergische Erkrankungen zu
entwickeln

Atopisches Ekzem
chronisch-entzündliche Hauterkrankung, die häufig in Zusammenhang mit einer Atopie
(s.o.) auftritt (☞ Neurodermitis,
endogenes Ekzem)

Atrophie
Dünnerwerden der Haut unter
Verlust der Anhangsgebilde

Atrophie blanche
Hautatrophie (☞ Atrophie) im
Rahmen der chronisch-
venösen Insuffizienz

Auflichtmikroskop
Mikroskop zur Hautinspektion
mit bis zu 40 facher Vergrößerung

Auspitz-Phänomen
klinische Erscheinung bei
der Psoriasis (Phänomen des
blutigen Taus)

Balanitis herpetica
Befall des Penis durch Herpes
genitalis

Basaliom
bösartiger Hauttumor der Basalzellen der Epidermis (Basalzellkarzinom)

Basalmembran
Trennschicht zwischen Epidermis und Korium

Basalzellkarzinom
☞ Basaliom

Blutschwamm
☞ Hämangiom

Borreliose
durch Borrelien ausgelöste Erkrankung, die an der Haut vor allem durch das Erythema chronicum migrans (Wanderröte) in Erscheinung tritt

Bulla
Blase, eine Primäreffloreszenz

CLARK-Level
Einteilung der Vordringtiefen eines malignen Melanoms nach der Überlebensrate

Condylomata lata
Hauterscheinungen im Frühstadium der Syphilis (☞ Primäraffekt)

Creme
Externagrundlage, Mischung von Fettsalbe und Wasser

Degeneratives Ekzem
Ekzem durch häufig wiederholte Einwirkung von Feuchtigkeit und Reinigungsmitteln (Abnutzungsekzem, Hausfrauenekzem)

Dekubitus
Gewebsdefekt durch Druck (langes Liegen eines Körperteils auf ein und derselben Stelle)

Dellwarzen
durch eine Pockenvirusart bedingte Warzen mit typischer Delle (Mollusca contagiosa)

Dermatitis
Hautentzündung, gemeint ist meist eine akute Verlaufsform

Dermatophyten
Fadenpilze, Auslöser der verschiedenen Tineaformen (☞ Tinea corporis bzw. Tinea pedis)

Dermatoskop
Hautinspektionslupe mit 10facher Vergrößerung

Dermographismus
wird mit etwas Druck auf die Haut geschrieben, kann dies bei bestimmten Hauterkrankungen eine weiße oder rote Schrift hinterlassen

DHS-System
Einteilung der für Menschen krankheitsauslösenden Pilze in **D**ermatophyten, **H**efen und **S**chimmelpilze

Druckblase
durch mechanische Hautbeanspruchung entstandene Blase

Druckgeschwür
☞ Dekubitus

Dunkelfeldmikroskopie
Mikroskopiemethode, mit der sich bewegende Objekte, z.B. Bakterien, betrachtet werden können

Effloreszenz
Hauterscheinung

Ekzem
Oberbegriff für chronisch-entzündliche Hauterkrankungen ähnlichen Erscheinungsbilds

Ekzem, seborrhoisches
chronisch-entzündliche Hauterkrankung in den Schweißrinnen des Körpers, befällt vor allem jüngere Männer

Ekzema, herpeticatum
durch Herpesviren superinfiziertes Ekzem

Endogenes Ekzem
☞ Atopisches Ekzem

Epheliden
Sommersprossen

Epidermis
Oberhaut, äußerste Schicht des Hautorgans

Epikutantest
Test für den Nachweis eines allergischen Kontaktekzems

Epizoen
Hautparasiten

Erosion
oberflächliche Abschürfung

Erysipel
akut verlaufende Hautinfektion durch Streptokokken (Wundrose)

Erythema chronicum migrans
☞ Borreliose

Erythema exsudativum multiforme (EEM)
durch Medikamente ausgelöste Unverträglichkeitsreaktion mit Auftreten von Rötungen und Bläschen

Exanthem
Ausschlag, plötzlich an mehreren Stellen gleichzeitig auftretende Hauterscheinungen

Exkoriation
Ablederung, tiefe Abschürfung

Expositionstest
Test zur Identifikation der Auslöser von Nahrungsmittelunverträglichkeiten

Externa
äußerlich anzuwendende Arzneipräparate

Fadenpilze
☞ Dermatophyten

Feuermale
☞ Gefäßnävi

Fibrom, pendulierendes
gestielte, gutartige Bindegewebsgeschwulst

Follikulitis
Haarbalgentzündung
FTA (Fluoreszenz-Treponema-Antikörpertest)
Bluttest bei der Syphilisdiagnostik, bestätigt einen positiven TPHA-Test (☞ TPHA)
Furunkel
mit Knotenbildung einhergehende Haarbalgentzündung

Gangrän
sich zersetzender Gewebsdefekt
Gaze
grobmaschiger Verbandsstoff
Gefäßnävi
durch fehlangelegte Blutgefäße entstandene Flecken
Gingivostomatitis herpetica
Zahnfleisch- und Mundschleimhautentzündung im Rahmen eines Herpes labialis
Gonorrhoe
sexuell übertragene Infektion des Urogenitaltraktes (Tripper)
Grützbeutel
☞ Atherom
Gürtelrose
☞ Herpes zoster
Gummen
knotige Hauterscheinungen im Spätstadium der Syphilis

Hämangiom
gutartige Neubildung von Blutgefäßen (Blutschwamm)
Harter Schanker
☞ Primäraffekt
Hausfrauenekzem
☞ degeneratives Ekzem
Hautanhangsgebilde
Drüsen, Haare und Nerven der Haut
Hefen
Pilzformen, welche eine Kandidose (Soor) verursachen

Herpes genitalis
durch Infektion mit dem Herpes simplex-Virus Typ II bilden sich schmerzhafte Bläschen im Genitalbereich (Genitalherpes)
Herpes labialis
durch Infektion mit dem Herpes simplex-Virus Typ I bilden sich schmerzhafte Bläschen im Lippen- und Mundbereich (Lippenherpes)
Herpes zoster (Zoster)
durch das Varizella-Zoster-Virus bedingte Hauterkrankung mit oft gürtelförmig angeordneten Effloreszenzen (Gürtelrose)
Hyperkeratose
übermäßige Verhornung
Hyposensibilisierung
Behandlung einer Allergie durch subkutane Injektion des Allergens in stufenweise ansteigender Dosis

Immunsuppressiva
das Immunsystem hemmende Medikamente
Impetigo contagiosa
Hautinfektion mit Eitererregern (☞ Pyodermien) meist bei Kindern, es zeigen sich goldgelbe Bläschen und Krusten im Mundbereich
Infektionen, opportunistische
bei veränderter Immunabwehrlage auftretende erregerbedingte Erkrankungen
Infrarotlicht
unsichtbares, wärmeenergiehaltiges Licht, kann Abszesse zum Einschmelzen bringen
Insuffizienz, chronisch-venöse
Erkrankung, bei der die Beinvenen aufgrund von Klappen- oder Wandschäden nicht

mehr ausreichend Blut transportieren, stauungsbedingt kommt es in der Folge zu Hautschäden (☞ Ulcus cruris)
Intertrigo
durch Wundreiben der Körperfalten entstandene Hauterkrankung

JARISCH-HERXHEIMER-Reaktion
vorübergehende Zustandsverschlechterung des Patienten zu Beginn einer Antibiotikatherapie bei Syphilis durch massiven Zerfall der Krankheitserreger

Kallus
☞ Schwiele
Kandidose
durch Hefepilze bedingt entzündliche Hauterkrankung (Soor)
Karbunkel
abszedierende Haarbalgentzündung
Karzinom, spinozelluläres
☞ Plattenepithelkarzinom
Kauter
hautchirurgisches Instrument, mit dem durch Hitze Gewebe zerstört werden kann
Keloid
im Rahmen der Wundheilung überschießend wachsendes Narbengewebe
Keratin
Hornstoff, Hauptbestandteil des Stratum corneum der Epidermis
Keratinozyten
alle sich teilenden Zellen der Epidermis
Keratolytisch
hornauflösend
Keratose, aktinische
durch jahrelange Einwirkung von UV-Strahlen entstandener,

beginnender bösartiger Hauttumor (☞ Präkanzerose)

Keratosis solaris
☞ Keratose, aktinische

Keratozyten
Hornzellen, abgestorbene
Keratinozyten, befinden sich
im Stratum corneum der
Epidermis

Kerzenwachsphänomen
klinische Erscheinung bei der
Psoriasis

Klavus
Hühnerauge

**KÖBNER-Phänomen (Isomorpher
Reizeffekt)**
klinische Erscheinung bei der
Psoriasis

Kokarde
schießscheibenartige Hauterscheinung beim Erythema
exsudativum multiforme

Kollagenose
Autoimmunerkrankung des
Bindegewebes und der Blut-
gefäße

Komedo
Mitesser, Pickel, Hornpfropf

Komedonenakne
milde Verlaufsform der Akne
vulgaris, es treten lediglich Mitesser auf

Kompressionsverband
unter Druck angelegter Verband, der das Versacken venösen Blutes in den oberflächlichen Beinvenen verhindert
(☞ Insuffizienz, chronisch-
venöse)

Kondylom, spitzes
☞ Condylomata accuminata

Kontaktallergie
☞ Kontaktekzem, allergisches

Kontaktekzem
ekzematische Hauterkrankung
durch Kontakt mit sensibilisie-

render oder toxischer Substanz
(☞ allergisches und irritativ-
toxisches Kontaktekzem)

Kontaktekzem, allergisches
durch Sensibilisierung gegen
eine von außen einwirkende
Substanz entstandenes Ekzem
(Kontaktallergie)

Kontaktekzem, irritativ-toxisches
durch von außen einwirkende,
reizende Substanz entstandenes Ekzem

Kontaktsensibilisierung
☞ Sensibilisierung

Kopfkappe
Okklusivverband des Kopfes

KOPLIK-Flecken
weiße Flecken an der Mundschleimhaut bei Masern

Korium
Lederhaut

Krätze (Scabies)
Hauterkrankung durch Befall
mit der Krätzmilbe, Auftreten
in den Fingerzwischenräumen
und im Genitalbereich

Krusta
Kruste

Kryotherapie
hautchirurgische Methode, bei
der durch Kälte Gewebe zerstört werden kann

Kutis
Haut im engeren Sinne, be-
stehend aus Epidermis und
Corium

Leitvenen
tiefe Beinvenen, durch sie
fließt der größte Teil des venösen Blutes der Beine

**Lentigo maligna (Melanotische
Präkanzerose)**
pigmentierter Hauttumor aus
atypischen Melanzyten, Vor-
stufe des Lentigo maligna-

Melanoms, häufig bei älteren
Menschen

Lentigo maligna-Melanom
Untertyp des malignen Me-
lanoms, der aus einer Lentigo
maligna hervorgeht

Lichenifikation
Flechtenbildung, eine
Sekundäreffloreszenz

Lipodermatosklerose
Hautverhärtung im Stadium II
der chronisch-venösen
Insuffizienz

Lokaltherapie (Dermatotherapie)
Therapie mit Externa (☞ dort)

Lotion
Externagrundlage, Mischung
von Wasser und Fettsalbe

Lues
☞ Syphilis

Lues connata
☞ Syphilis connata

Lupus erythematodes (LE)
Erkrankung des Immun-
systems: Abwehrzellen greifen
Bindegewebsfasern in den
Wänden der Blutgefäße an, als
Unterformen werden der
systemische und der diskoide
LE unterschieden

**Lupus erythematodes, diskoider
(DLE)**
Form des Lupus erythomatodes, bei der nur die Haut befallen ist

**Lupus erythematodes, systemi-
scher (SLE)**
Form des Lupus erythomatodes, bei der sämtliche Organe
des Körpers betroffen sein
können, an der Haut tritt häufig das typische Schmetterlingserythem auf

LYELL-Syndrom
schwerste Erscheinungsform
des eines Erythema exsudati-

vum multiforme mit 50% tödlichem Verlauf

Macula
Fleck, eine Primäreffloreszenz
Malassezia furfur
☞ Pityrosporum ovale
Melanin
dunkler Hautfarbstoff
Melanom, akral-lentiginöses
Hände und Füße befallende
Form des malignen Melanoms
Melanom, amelanotisches
bösartiger Tumor der Melanozyten ohne dunkle Färbung
Melanom, malignes
bösartiger Tumor der Melanozyten mit dunkler Färbung
Melanom, noduläres
erhabene Form des malignen
Melanoms
Melanom, superfiziell spreitendes
flache Form des malignen
Melanoms
Melanozyten
Pigmentzellen der Haut,
enthalten Melanin
Mikrosporie
vor allem Kinder befallende
Pilzinfektion, häufig am
behaarten Kopf
Milchschorf
Hauterscheinung bei
atopischem Ekzem im
Säuglingsalter
Milie
mit Horn gefüllte Zyste im
Gesichtsbereich
Mollusca contagiosa
☞ Dellwarzen
Morbus BOWEN
vor allem ältere Menschen
befallende, nicht pigmentierte,
schuppende Präkanzerose

Mumifikation
☞ Gangrän
Mundfäule, herpetische
☞ Gingivostomatis herpetica
Mykose
durch eine Pilzinfektion
bedingte Erkrankung

Narbenkeloid
☞ Keloid
Nativuntersuchung
mikroskopische Untersuchung
eines Hautabstrichs ohne
vorhergehende Behandlung
Nävus flammeus
☞ Gefäßnävi
Nävus
umschriebene, gutartige Fehlbildung, z.B. Pigmentnävus
Nävus, atypischer
auffälliger Pigmentnävus,
erfüllt bestimmte Kriterien, die
auf ein hohes Melanomrisiko
hinweisen
Nävus, dysplastischer
☞ Nävus, atypischer
Nävus, einfacher
unauffälliger Pigmentnävus
(vgl. Nävus, atypischer)
Nävus, melanozytärer
aus Melanozyten gebildeter
Pigmentnävus, z.B. Sommersprossen
Nävuszellnävus
aus sog. Nävuszellen gebildeter Pigmentnävus (z. B. sog.
Muttermal)
Neisseria gonorrhoeae
Erreger der Gonorrhoe
(Tripper)
Nekrose
Gewebszerstörung
Neuralgie, postzosterische
anhaltender Nervenschmerz
nach einer Herpes zoster-
Erkrankung

Neurodermitis
☞ Atopisches Ekzem
Neurosyphilis
Gehirn und Rückenmark
befallendes Spätstadium der
Syphilis
NIKOLSKI-Phänomen
klinische Erscheinung beim
Pemphigus vulgaris
Nodus
Knoten

Okklusivverband
wasserdichter Hautverband,
mit dessen die Hornschicht
aufquillt und durchlässig für
Externa wird
Onychomykose
Nagelmykose
Ophthalmorosazea
Befall der Binde- und Hornhaut durch eine Akne rosazea

Papel
Knötchen, eine Primäreffloreszenz
Papillen, dermale
blutgefäßführende
Ausstülpungen der Kutis
Papillomavirus, humanes
Erreger der vulgären Warzen,
spitzen Kondylome sowie Mitverursacher des Gebärmutterhalskrebs
Paralyse, progressive
Krankheitsbild der Spätsyphilis
Paste
Externagrundlage, Mischung
von Puder und Fettsalbe
Pedikulose
Lausbefall
Pemphigoid, bullöses
blasenbildende Autoimmunerkrankung

Pemphigus (vulgaris)
blasenbildende Autoimmun-
erkrankung

Perforansvenen
Verbindungsvenen zwischen
tiefen und oberflächlichen
Venen der Beine, spielen wichtige Rolle bei Varikosis

Petechien
kleine, fleckige Einblutungen
in die Lederhaut

Phänomen des letzten Häut-
chens
klinische Erscheinung bei der
Psoriasis

Phlegmone
flächige Entzündung der Leder-
und Unterhaut durch Infektion
mit Eitererregern

Photochemotherapie
antiproliferativ wirksame Kombination aus lichtsensibilisie-
render Substanz und UV-A-
Strahlen

Pityrosporum ovale
Hefepilzart, Erreger der Pityriasis versicolor

Plaque
plattenartig zusammen-
gelagerte Papeln

Plaques muqueuses
typische Hauterscheinung des
Sekundärstadiums der Syphilis

Plattenepithelkarzinom
nicht pigmentierter, horn-
bildender bösartiger Tumor

Präkanzerose
Hautveränderung, die mit
hoher Wahrscheinlichkeit
maligne entartet, z.B. Lentigo
maligna

Präkanzerose, BOWENoide
☞ M. BOWEN

Präkanzerose, melanotische
☞ Lentigo maligna

Pricktest
diagnostische Methode zum
Nachweis einer Typ-I-Allergie

Primäraffekt
typische Hauterscheinung des
Primärstadiums der Syphilis

Primärkomplex
Primäraffekt mit regionärer
Lymphknotenschwellung

Prurigo
Juckreiz

Psoriasis
Schuppenflechte; vererbte,
entzündliche Verhornungs-
störung

Psoriasis arthropathica
Psoriasisform, bei der
bestimmte Gelenke mit-
entzündet sind

Psoriasis pustulosa
Psoriasisform, bei der sich
nicht erregerbedingte Pusteln
bilden

Psoriasis vulgaris
einfache Psoriasis ohne Komplikation

Puder
feste Externagrundlage

Purpura
Einblutungen in die Haut
durch Gefäßlecks

Purpura jaune d'ocre
Hauterscheinungen im Sta-
dium II der chronisch-venösen
Insuffizienz

Purpura SCHOENLEIN-HENNOCH
Form der allergischen Typ III-
Reaktion

Pustel
mit Eiter gefülltes Bläschen,
eine Sekundäreffloreszenz

PUVA
☞ Photochemotherapie

Pyodermien
Hautinfektionen durch Sta-
phylo- oder Streptokokken
(Eitererreger)

Radiodermatitis
durch energiereiche Strahlen
(z. B. Röntgenstrahlen)
bedingte Hautentzündung

Reaktion, photoallergische
Vorgang, bei dem eine von
außen einwirkende Substanz
durch die Einwirkung von
Licht zu einem Allergen wird
(☞ Kontaktekzem, aller-
gisches)

Reaktion, phototoxische
Vorgang, bei dem eine von
außen einwirkende Substanz
durch die Einwirkung von
Licht zu einem Reizstoff wird
(☞ Kontaktekzem, irritativ-
toxisches und Wiesengräserdermatitis)

Reizsekret
durch Ausdrücken aus einem
syphilitischen Primäraffekt
gewonnenes erregerhaltiges
Sekret

Rezidivherpes
Wiederauftreten einer Herpes-
erkrankung

Rhagade
tiefer Hautriss

Rhinophym
Knollennase

Rosazea
☞ Akne rosazea

Salbe
Externagrundlage, Mischung
von Fett und Wasser

Säuglingsdermatitis, seborrhoi-
sche
Säuglingsform des sebor-
rhoischen Ekzems

Scabies
☞ Krätze

Schmetterlingserythem
schmetterlingsförmige
Gesichtsrötung beim systemischen Lupus erythematodes

Schuppung, parakeratotische

starke Hautschuppung durch übermäßige Hornbildung, z. B. bei der Psoriasis

Schwiele

Kallus, übermäßige Hornbildung durch mechanische Belastung

Scratchtest

diagnostische Methode zum Nachweis einer Typ-I-Allergie

Sekundäreffloreszenz

Hauterscheinungen, die sich Verlauf aus Primäreffloreszenzen entwickeln

Sensibilisierung

Vorgang, bei dem das Immunsystem nach dem Erstkontakt mit einem Fremdstoff eine Überempfindlichkeit ausbildet, dies führt beim Zweitkontakt zu einer überschießenden Immunantwort (der sog. allergischen Reaktion)

Sexually transmitted diseases (STD)

sexuell übertragene Krankheiten, sog. Geschlechtskrankheiten, fast ausschließlich durch Geschlechtsverkehr übertragbare Infektionskrankheiten, z. B. Gonorrhoe, Syphilis, Herpes genitalis

Soor

☞ Kandidose

Spider nävus

spinnenbeinförmig angeordnete Teleangiektasien

Spinaliom

☞ Plattenepithelkarzinom

Sprosspilze

☞ Hefen

Squama

Schuppe

Stauungsekzem

Hauterscheinung im Stadium 2 der chronisch-venösen Insuffizienz

STD

☞ sexually transmitted diseases

Subkutis

Unterhautfettgewebe

Superinfektion

Befall von z. B. durch ein Ekzem vorgeschädigter Haut mit Krankheitserregern

Syndrom der dysplastischen Nävi

vererbtes Krankheitsbild, bei dem sich bei einem Patienten mehr als 10 atypische Nävi gleichzeitig finden

Syphiliden

makulopapulöse Hauterscheinungen im Sekundärstadium der Syphilis

Syphilis (Lues)

fast ausschließlich sexuell übertragene Infektion mit dem Bakterium Treponema pallidum, in mehreren Stadien verlaufend, zunächst nur Hautbefall, dann Übergreifen auf den gesamten Körper

Syphilis connata

während der Schwangerschaft auf den Fötus übertragene Syphilis

Syphilome

☞ Gummen

Tabes dorsalis

Befall des Rückenmarks im Spätstadium der Syphilis (Neurosyphilis)

Taches bleues

fleckige Blutergüsse durch Bisse der Filzlaus

Teleangiektasie

sichtbar erweiterte Blutgefäße des Koriums

Tinea

Hauterkrankung durch Befall mit Fadenpilzen (Dermatophyten)

Tinea corporis

Fadenpilzbefall der Haut des Rumpfes und der proximalen Extremitäten

Tinea pedis

Fadenpilzbefall der Füße, v. a. der Zehenzwischenräume

Toxische epidermale Nekrolyse (TEN)

☞ Lyell-Syndrom

Treponema-Pallidum-Hämagglutinationstest (TPHA)

Such-Bluttest bei der Syphilisdiagnostik (☞ FTA)

Tripper

☞ Gonorrhoe

Ulcus cruris

Unterschenkelgeschwür, Gewebsuntergang im Endstadium der chronisch-venösen Insuffizienz

Ulcus durum

☞ Primäraffekt

Ulkus

tieferer Gewebsdefekt (Geschwür)

Unverträglichkeitsreaktion

in ihrer Erscheinungsform einer Allergie ähnlich, ein bestimmtes Allergen ist aber nicht nachweisbar (pseudoallergische Reaktion)

Urtika

Quaddel

UV-Strahlen

ultraviolette Strahlen, energiereicher als sichtbares Licht, bestehen aus UV-A, -B und -C-Strahlen

Varikosis
Krampfaderleiden (☞ Insuffizienz, chronisch-venöse)

Varizellen
Windpocken

Vaskulitis
Gefäßentzündung, Vorkommen bei Autoimmunerkrankungen

Venenklappe
Ventilvorrichtung, die ein Rückfließen/Versacken des venösen Blutes in den Beinen verhindert

Verrucae plantares
Dornwarzen

Verrucae vulgares
einfache Warzen

Vesicula
Bläschen

Vulvovaginitis herpetica
Befall des Scheidenausgangs im Rahmen eines Herpes genitalis

Warze, seborrhoische
Alterswarze

Wiesengräserdermatitis
irritativ-toxisches Kontaktekzem, wobei in Wiesengräsern enthaltene Substanzen erst durch zusätzliche Lichteinwirkung zu Reizstoffen werden (☞ Reaktion, phototoxische)

Windeldermatitis
Hefepilzsuperinfektion eines irrativ-toxischen Kontaktekzems im Windelbereich

WOOD-Licht
UV-Licht mit einer Wellenlänge, die manche Pilzarten zum Fluoreszieren anregt, kann zur Diagnosesicherung eingesetzt werden

Zoster
☞ Herpes zoster

Zyste
mit Epithel ausgekleideter, meist flüssigkeitsgefüllter Hohlraum

Dermatologie

Hals-Nasen-Ohren-Heilkunde

Die Hals-Nasen-Ohren-Heilkunde, die *Oto-Rhino-Laryngologie,* besteht erst seit etwa 100 Jahren als medizinisches Fachgebiet. Sie entwickelte sich aus der Zusammenlegung von **Otologie** *(Lehre von den Ohrenerkrankungen)* und **Rhino-Laryngologie** *(Lehre von den Nasen- und Kehlkopferkrankungen).* Neben diesen Erkrankungen behandelt das Fachgebiet heute Krankheitsbilder der Mundhöhle, des Rachens, der oberen Luft- und Speiseröhrenanteile, der Kopfspeicheldrüsen und des Halses mit Ausnahme von Schilddrüse und Nebenschilddrüsen.

Gerhard Grevers   München, im Juli 2001

1   Anatomie und Physiologie des Hals-, Nasen-, Rachenraumes und der Ohren

1.1	Nase	259
1.2	Pharynx	261
1.3	Larynx	262
1.4	Hörorgan	264
1.5	Gleichgewichtsorgan	267

2   HNO-ärztliche Untersuchungsmethoden

2.1	Allgemeine Untersuchungen	270
2.2	Spezielle Untersuchungen	272

3   Erkrankungen des Ohres

3.1	Erkrankungen des äußeren Ohres	276
3.2	Erkrankungen des Mittelohres	278
3.3	Erkrankungen des Innenohres	282

4   Erkrankungen der Nase, der Nasennebenhöhlen und des Nasopharynx

4.1	Erkrankungen der Nase	285
4.2	Erkrankungen der Nasennebenhöhlen	290
4.3	Erkrankungen des Nasopharynx	292

5   Erkrankungen von Lippen, Mundhöhle und Oropharynx

5.1	Entzündungen im Mundbereich	294
5.2	Tumoren von Lippen, Mundhöhle und Oropharynx	298
5.3	Erkrankungen der Mundspeicheldrüsen	299

6   Erkrankungen des Hypopharynx, des Larynx und der Trachea

6.1	Tumoren des Hypopharynx	302
6.2	Erkrankungen des Larynx	302
6.3	Erkrankungen der Trachea	309

1 Anatomie und Physiologie des Hals-, Nasen-, Rachenraumes und der Ohren

1.1 Nase

1.1.1 Aufbau der Nase

Anteile der
äußeren Nase:
- Nasenpyramide
- Dreiecksknorpel
- Flügelknorpel.

Anteile der
Nasenhöhle:
- Nasenseptum
- Conchen
- Choanen.

Die äußere Nase besteht aus dem knöchernen Anteil, der **Nasenpyramide**, die sich aus den Stirnfortsätzen des Oberkiefers, den Nasenfortsätzen des Stirnbeines sowie den sog. Nasenbeinen zusammensetzt. Zu den knorpeligen Anteilen zählen die **Dreiecksknorpel** und die **Flügelknorpel**, die die Nasenspitze und die Nasenlöcher formen.

❶ Der innere Teil der Nase, die **Nasenhöhle,** wird durch die **Nasenscheidewand** *(Nasenseptum)* geteilt. Nach unten wird die Nasenhöhle vom harten Gaumen und nach oben vom Siebbein der Schädelbasis begrenzt. Die Seitenwände werden von den Oberkieferknochen gebildet. Die beiden hinteren **Nasenöffnungen** *(Choanen)* verbinden Nasenhöhle und Rachenraum. Am vorderen Naseneingang erschweren starre Haare das Eindringen von Fremdkörpern. An den beiden Seitenwänden der Nasenhöhle befinden sich je eine **untere, mittlere** und **obere Nasenmuschel,** die *Conchen.* Unterhalb der Conchen münden der Tränennasengang und die Ausführungsgänge der einzelnen Nasennebenhöhlen.

Funktionen der Nase

❷ Zu den drei wichtigsten Funktionen der Nase zählen:
- Reinigung, Erwärmung und Anfeuchtung der Atemluft
- Geruchsempfindung
- Resonanzraum für die Stimme.

Reinigung, Erwärmung und Anfeuchtung der Atemluft

- Reinigung durch
  Flimmerhärchen
- Anfeuchtung durch
  Becherzellen
- Erwärmung durch
  Blutgefäßgeflecht.

Die Schleimhaut der Nasenhöhle und Nasenmuscheln besteht aus einem mehrreihigen Flimmerepithel. Die Flimmerhärchen bewegen sich rhythmisch, wobei ihre Bewegungsrichtung in Richtung Rachen führt. So werden die auf der Schleimhaut abgefangenen Fremdkörper abtransportiert. Zwischen den Flimmerepithelzellen sind schleimproduzierende Becherzellen eingelagert, deren Sekret u.a. für die Anfeuchtung der Atemluft sorgt. Die Erwärmung der Atemluft erfolgt durch ein dichtes Geflecht

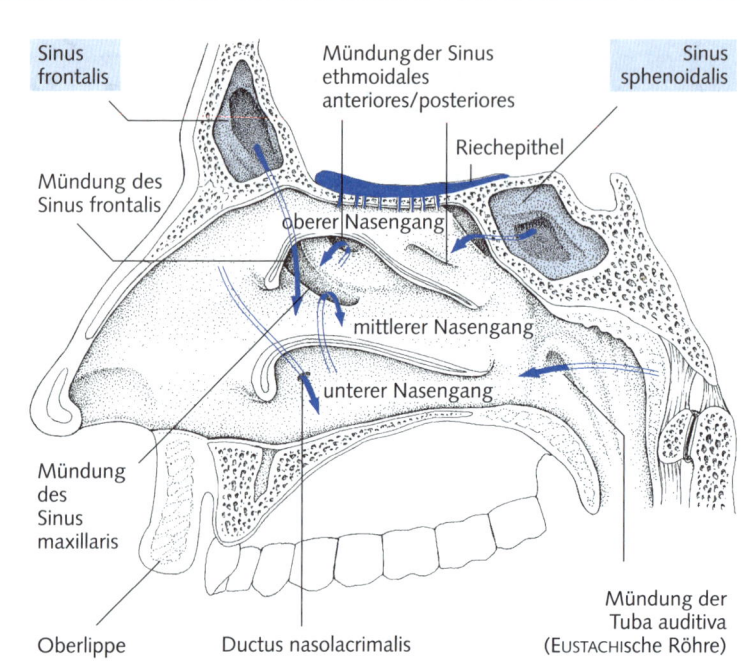

Sinus frontalis

Mündung der Sinus ethmoidales anteriores/posteriores

Sinus sphenoidalis

Mündung des Sinus frontalis

Riechepithel

oberer Nasengang

mittlerer Nasengang

unterer Nasengang

Mündung des Sinus maxillaris

Oberlippe

Ductus nasolacrimalis

Mündung der Tuba auditiva (EUSTACHISCHE Röhre)

Abb. 1.1
Innenansicht der
Nasenhöhle.
[A300-190]

von Blutgefäßen in der Nasenschleimhaut. Je kälter die Einatemluft ist, desto besser wird die Schleimhaut durchblutet und die Atemluft damit stärker erwärmt.

Riechfunktion

Über Riechzellen
am Nasendach und
Weiterleitung an den
N. olfactorius zum
Riechhirn.

Unter dem Dach der Nasenhöhle liegt die Riechschleimhaut mit den Riechzellen. Die Fortsätze dieser Riechzellen vereinen sich zu den Fasern des Riechnerven *(N. olfactorius* = I. Hirnnerv). Sie ziehen durch die Siebbeinplatte in die vordere Schädelgrube und melden dort Geruchsänderungen an das Riechhirn weiter.

Resonanzraum für die Stimme

Nasaler Klang der
Stimme bei Verlegung
der Nase.

Die Nasenhöhle bestimmt den Klang unserer Stimme als sog. Ansatzraum mit. Sie klingt nasal durch Verlegung der Nase, wie beim Zuhalten der Nase oder bei geschwollener Nasenschleimhaut durch einen Schnupfen.

1.1.2   Nasennebenhöhlen

Luftgefüllte Hohl-
räume im Schädel-
knochen, die mit der
Nase in Verbindung
stehen.

③ In die Nasenhöhle münden die ebenfalls mit Schleimhaut ausgekleideten Nasennebenhöhlen:

- Stirnhöhlen (Sinus frontalis)
- Kieferhöhlen (Sinus maxillaris)
- Siebbeinzellen (Cellulae ethmoidales)
- Keilbeinhöhlen (Sinus sphenoidalis).

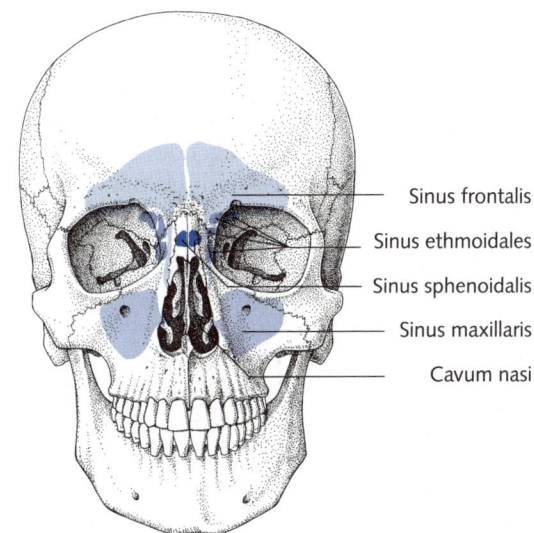

Sinus frontalis

Sinus ethmoidales

Sinus sphenoidalis

Sinus maxillaris

Cavum nasi

Abb. 1.2
Anatomie der
Nasennebenhöhlen
in Projektion auf die
Schädeloberfläche.
[A300-190]

❹ Aufgrund ihrer luftgefüllten Struktur vermindern die Nasennebenhöhlen das Gewicht des knöchernen Schädels. Außerdem stellen sie neben der Nasenhaupthöhle einen weiteren Resonanzraum für die Stimme dar.

? Übungsfragen

❶ Durch welche anatomischen Strukturen wird die Nasenhöhle begrenzt?

❷ Welche Funktionen erfüllt die Nase?

❸ Wie sind die Nasennebenhöhlen aufgebaut?

❹ Welche Funktion haben die Nasennebenhöhlen?

1.2 Pharynx

Einteilung:
- Nasopharynx
- Oropharynx
- Hypopharynx.

❶ Der *Pharynx* (Rachen) ist ein Muskelschlauch, der sich von der Schädelbasis bis zum Ösophagus erstreckt. Er ist in **Nasopharynx, Oropharynx** und **Hypopharynx** unterteilt. Im mittleren Teil, dem Oropharynx, kreuzen sich Luft- und Speiseweg. Sie teilen sich am unteren Ende des Rachens auf in:
- Den ventral (bauchwärts) gelegenen Luftweg mit Kehlkopf *(Larynx)* und Luftröhre *(Trachea)*
- Den dorsal (zum Rücken hin) vor der Halswirbelsäule gelegenen Speiseweg *(Ösophagus).*

Epiglottis:
- Atmung: Öffnung der Atemwege
- Schlucken: Verschluss der Atemwege.

2 Die **Epiglottis** (Kehldeckel) dient als Schaltstelle dieser Kreuzung zwischen Luft- und Speiseweg. Beim Ein- und Ausatmen steht sie gestreckt nach oben. So kann die Atemluft aus den hinteren Nasenöffnungen nach unten in den Kehlkopf gelangen. Beim Schlucken verschließt sie den Kehlkopf, indem sie sich wie ein schützendes Dach über den Kehlkopfeingang legt. So gelangt der Speisebrei vom Rachen in den Ösophagus.

1.2.1 Nasopharynx

- Mündung von Nase und Ohrtrompete
- Rachenmandel zur Infektabwehr.

In den Nasopharynx *(Nasenrachen, Epipharynx),* das obere Drittel des Rachenraumes, münden die hinteren Nasenöffnungen und die Ohrtrompeten (☞ 1.4.2). Ebenso liegt hier die Rachenmandel *(Tonsilla pharyngea),* die der Infektabwehr im Nasen-Rachen-Raum dient.

1.2.2 Oropharynx

- Mündung der Mundhöhle
- Gaumenmandeln zur Infektabwehr.

3 Der Oropharynx *(Mundrachen, Mesopharynx)* ist der mittlere Abschnitt des Rachenraumes und hat eine weite Öffnung zur Mundhöhle. Er dient als gemeinsamer Passageweg für die Atemluft sowie für flüssige und feste Nahrung. Seitlich liegen hier die beiden **Gaumenmandeln** *(Tonsillae palatinae).* Sie gehören zusammen mit der Rachenmandel und den Zungengrundmandeln zum lymphatischen System und dienen der Immunabwehr.

1.2.3 Hypopharynx

Der untere Rachenabschnitt heißt Hypopharynx *(Kehlkopfrachen, Laryngopharynx)* und reicht vom Zungenbein bis zum Ösophaguseingang in Höhe des Ringknorpels.

1.3 Larynx

4 Der *Larynx* (Kehlkopf) hat zwei Funktionen:
- Er verschließt die unteren Luftwege und reguliert ihre Belüftung
- Er ist das Hauptorgan der Stimmbildung.

1.3.1 Aufbau des Larynx

Der Larynx besteht aus einem röhrenförmigen Knorpelgerüst, das durch Bänder und Muskeln stabilisiert wird. Er erstreckt sich vom Zungengrund bis in die Trachea.

Anteile:
- Schildknorpel
- Ringknorpel
- Stellknorpel.

Der größte Knorpel des Larynx ist der von außen tastbare **Schildknorpel**, dessen nach außen sichtbarer Vorsprung den »Adamsapfel« bildet. Er ist mit Bändern am Zungenbein befestigt, an dem auch Muskeln des Mundbodens aufgehängt sind. Dem Oberrand des Schildknorpels sitzt die Epiglottis auf. Unterhalb des Schildknorpels liegt der siegelringförmige **Ringknorpel**, dessen Verdickung (das »Siegel«) nach hinten gerichtet ist. Schild- und Ringknorpel sind durch Gelenke und Bänder miteinander verbunden. Das Siegel des Ringknorpels bildet außerdem die Basis für zwei kleine **Stellknorpel**, die für die Stellung und Spannung der **Stimmlippen** verantwortlich sind.

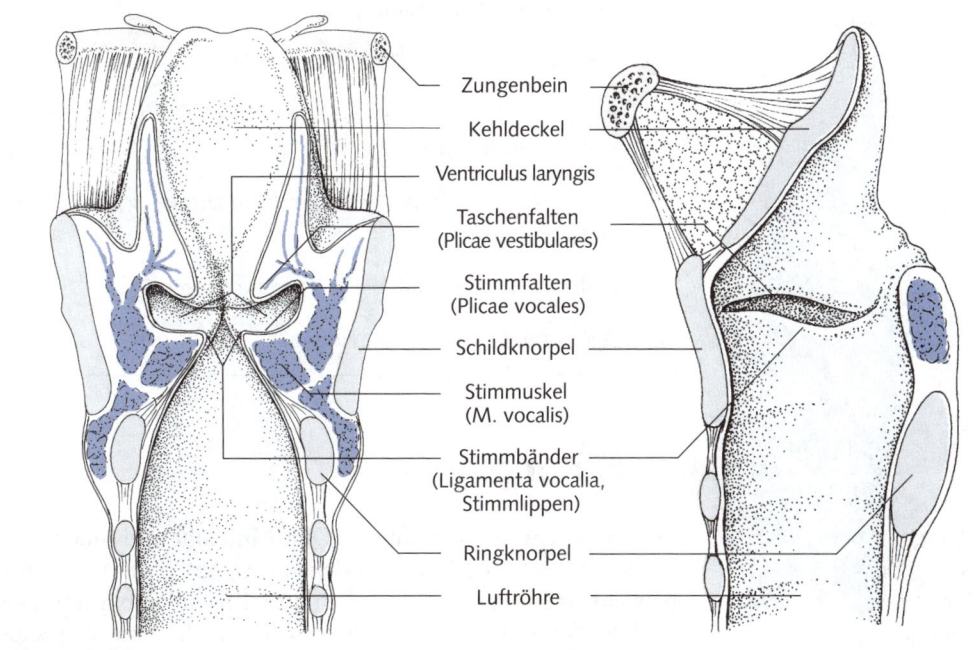

- Zungenbein
- Kehldeckel
- Ventriculus laryngis
- Taschenfalten (Plicae vestibulares)
- Stimmfalten (Plicae vocales)
- Schildknorpel
- Stimmuskel (M. vocalis)
- Stimmbänder (Ligamenta vocalia, Stimmlippen)
- Ringknorpel
- Luftröhre

Abb. 1.3
Längsschnitte durch den Larynx. Ansicht von hinten (rechts) und von der Seite (links).
[A300-190]

Stimmlippen:
- Verlauf innerhalb des Schildknorpels
- Bewegung indirekt über Drehung der Stellknorpel
- Nervenimpulse über N. recurrens.

1.3.2 Stimmlippen und Stimme

⑤ Die Larynxschleimhaut bildet zwei waagerecht übereinander liegende Faltenpaare: die unten gelegenen **Stimmlippen** und die darüber gelegenen **Taschenfalten** (Abb. 1.3). Die Stimmlippen *(Plicae vocalia)* verlaufen von der Innenseite des Schildknorpels nach dorsal zu den beiden Stellknorpeln. An den Stellknorpeln setzen mehrere feine Muskeln an, die die Stimmbänder indirekt über eine Drehung der Stellknorpel bewegen können. Die Öffnung zwischen den beiden Stimmbändern wird als **Stimmritze** bezeichnet und ihre Weite kann über die Larynxmuskeln verändert werden. Die Stimmlippen werden vom **N. recurrens** innerviert, einem Ast des N. vagus.

Hals-Nasen-Ohren-Heilkunde

Stimmbildung

Die Stimmbildung erfolgt durch Schwingungen der Stimmlippen, ausgelöst durch den Luftstrom der Atemluft.

6 Bei der Stimmbildung *(Phonation)* werden die Stimmlippen durch den Luftstrom der Ein- und Ausatemluft in regelmäßige Schwingungen versetzt. Die Frequenz der Schwingungen wird durch Änderung der Spannung der Stimmlippen reguliert: Je höher die *Frequenz* der Schwingungen ist, desto höher ist der Ton. Die **Lautstärke** dagegen hängt von der Stärke des Luftstromes ab. Die **Fülle** der Stimme wird durch den Resonanzraum von Mund-, Rachen- und Nasenhöhle erzeugt, der auch die Klangfarbe bestimmt.

? Übungsfragen

1 Aus welchen Teilen besteht der Pharynx?

2 Welche Funktion erfüllt die Epiglottis?

3 Welche anatomischen Strukturen gehören zum lymphatischen System des Pharynx?

4 Welche Funktionen hat der Larynx und aus welchen Knorpelteilen besteht er?

5 Welche Aufgabe hat der N. laryngeus recurrens?

6 Wie kommt es zur Stimmbildung?

1.4   Hörorgan

Einteilung:
- Äußeres Ohr
- Mittelohr
- Innenohr.

Das Hörorgan wird in **äußeres Ohr**, **Mittelohr** und **Innenohr** unterteilt. Mittel- und Innenohr liegen zusammen mit dem **Gleichgewichtsorgan** gut geschützt in der Felsenbeinpyramide des Schläfenbeins. Das Hörorgan dient der Aufnahme von akustischen Reizen, das Gleichgewichtsorgan registriert Körperlage und -position. Die Informationen aus beiden Organen werden über den N. vestibulocochlearis (VIII. Hirnnerv) an das Gehirn übermittelt.

1.4.1   Äußeres Ohr

Anteile:
- Knorpelige Ohrmuschel
- Äußerer Gehörgang
- Trommelfell als Grenze zum Mittelohr.

Zum äußeren Ohr gehören die knorpelige **Ohrmuschel** und der **äußere Gehörgang**. Dieser zieht leicht abgewinkelt von der Ohrmuschel zum **Trommelfell**. Er enthält Drüsen, die das **Ohrenschmalz** *(Cerumen)* bilden. Einzelne Haare schützen vor eindringenden Fremdkörpern. Das **Trommelfell** *(Membrana tympani)*, eine dünne Membran, bildet die Grenze zwischen äußerem Ohr und Mittelohr.

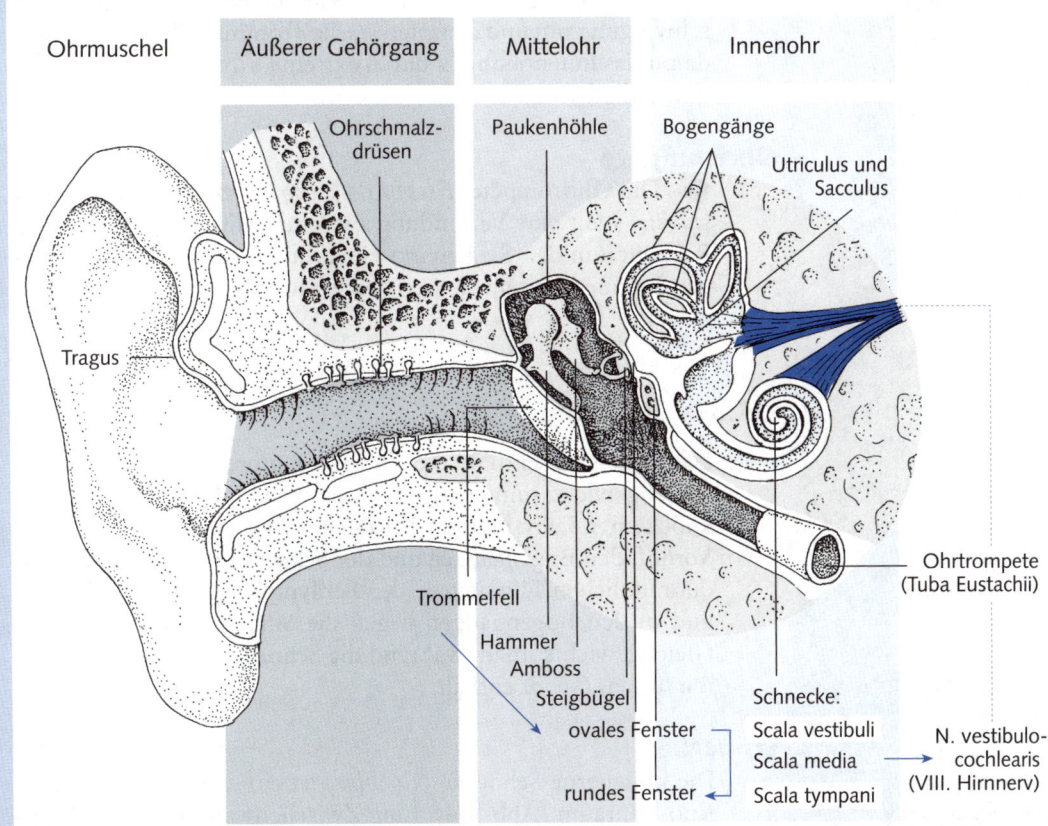

| Ohrmuschel | Äußerer Gehörgang | Mittelohr | Innenohr |

Ohrschmalz-drüsen

Paukenhöhle

Bogengänge

Utriculus und Sacculus

Tragus

Trommelfell

Hammer
Amboss
Steigbügel

ovales Fenster

rundes Fenster

Schnecke:
Scala vestibuli
Scala media
Scala tympani

Ohrtrompete
(Tuba Eustachii)

N. vestibulo-
cochlearis
(VIII. Hirnnerv)

Abb. 1.4
Übersicht über äußeres Ohr, Mittel- und Innenohr sowie des Gleichgewichtsorganes. [L190]

Anteile:

- Trommelfell als Grenze zum Außenohr
- Gehörknöchelchen
- Rundes und ovales Fenster als Grenze zum Innenohr.

1.4.2 Mittelohr

Das Mittelohr liegt in der **Paukenhöhle,** einer kleinen luftgefüllten Knochenhöhle im Felsenbein. Sie ist mit Epithel ausgekleidet und erstreckt sich vom Trommelfell bis zu einer knöchernen Wand des Innenohres. In dieser Wand befinden sich zwei membranverschlossene Knochenfenster, das **ovale** und das **runde** Fenster, die die Verbindung zum **Innenohr** herstellen. Im obersten Anteil der Paukenhöhle besteht Kontakt mit den Hohlräumen des **Warzenfortsatzes** (*Processus mastoideus, Mastoid*).

Gehörknöchelchen

In der Paukenhöhle liegen die drei Gehörknöchelchen: **Hammer, Amboss** und **Steigbügel.** Der Hammergriff ist an der Innenseite des Trommelfells angewachsen. Der Hammerkopf ist gelenkig mit dem Amboss und dieser wiederum gelenkig mit dem Steigbügel verbunden. Der Steigbügel ist mit seiner Fußplatte im ovalen Fenster befestigt. Die Gehörknöchelchen wandeln die auf das

Hals-Nasen-Ohren-Heilkunde

Umwandlung von Luftschwingungen in Knochenschwingungen.

Trommelfell treffenden Luftschwingungen in eine Knochenschwingung um und dämpfen starke Trommelfellschwingungen, damit das Innenohr nicht durch extreme Vibrationen oder Lärm geschädigt wird.

Ohrtrompete

Verbindung zwischen Mittelohr und oberem Rachenraum zum Luftausgleich.

❶ Die **Ohrtrompete** *(EUSTACHIsche Röhre, Tuba auditiva eustachii)* stellt eine Verbindung zwischen Mittelohr und oberem Rachenraum dar. Sie bewirkt einen Luftausgleich zwischen beiden Räumen, indem sie sich bei jedem Schluckakt automatisch öffnet.

1.4.3 Innenohr

Anteile:
- Hörorgan: Schnecke
- Gleichgewichtsorgan: Vorhof, Bogengänge.

Das Innenohr enthält die Sinnesrezeptoren für Gehör- und Gleichgewichtssinn. Es liegt in einem Hohlraumsystem, dem **knöchernen Labyrinth** des Felsenbeins. Dieses besteht aus dem **Vorhof**, den **Bogengängen** und der **Schnecke** und ist mit einer liquorähnlichen Flüssigkeit, der **Perilymphe**, gefüllt. Im Vorhof und in den Bogengängen liegen die Sinnesrezeptoren für das Gleichgewichtsorgan, während die Schnecke die Sinnesrezeptoren für das Gehör enthält.

Schnecke

Anteile:
- Knöcherne Schnecke
- Häutige Schnecke mit Sinneszellen.

Die knöcherne Schnecke *(Cochlea)* ist ein spiralig gewundener Knochenraum (Abb. 1.4). Eine Zwischenwand teilt den Schneckengang in zwei Etagen: Die oben gelegene **Scala vestibuli** beginnt am ovalen Fenster und geht an der Schneckenspitze in die unten gelegene **Scala tympani** (Paukentreppe) über, die am runden Fenster endet. **❷** Diese knöcherne Schnecke umgibt die häutige Schnecke, einen membranösen Schlauch, der ebenfalls mit Lymphe, der **Endolymphe,** gefüllt ist. In ihr befindet sich die Basilarmembran mit den Sinneszellen. Die Sinneszellen für das Gehör heißen **Haarzellen.** Sie tragen an ihrem freien Ende feine Härchen, die in die Endolymphe des häutigen Schneckengangs ragen und mit einer **gallertartigen Membran** *(Membrana tectoria)* in Verbindung stehen. An ihrer Basis werden die Haarzellen von Fasern des **N. vestibulocochlearis** (VIII. Hirnnerv) umfasst.

1.4.4 Hörfunktion

❸ Schallwellen sind Luftschwingungen, die sich wellenförmig ausbreiten. Auf das Ohr eintreffende Schallwellen werden von der Ohrmuschel aufgenommen und durch den äußeren Gehörgang zum Trommelfell geleitet. Das Trommelfell wird durch die

Schallwellen bewirken:

- Trommelfell-
  schwingung
- Schwingung der
  Gehörknöchelchen
- Schwingung des
  ovalen Fensters
- Auslösung von
  Wanderwellen in
  der Perilymphe
- Schwingung der
  häutigen Schnecke
- Erregung der
  Haarzellen durch
  Scherbewegung
- Erregungsüber-
  leitung über
  N. vestibulocochlea-
  ris zum Großhirn.

Schallwellen in Schwingungen versetzt, die sich auf die Gehör-knöchelchenkette übertragen und schließlich das ovale Fenster erreichen.

Die Steigbügelschwingungen am ovalen Fenster versetzen die Perilymphe der Scala vestibuli in Schwingungen, laufen als Wan-derwellen bis zur Schneckenspitze und von dort die Scala tym-pani hinab bis zum runden Fenster. Die Wanderwellen in der Perilymphe versetzen auch die Basilarmembran in der häutigen Schnecke in Schwingung. Dadurch werden zwischen den Haar-zellen auf der Basilarmembran und der gallertigen Membrana tectoria Scherbewegungen erzeugt, die dazu führen, dass die Härchen der Sinneszellen verbogen werden. Aufgrund dieses me-chanischen Biegungsreizes werden die Haarzellen erregt und ge-ben ihre Reize an die basal gelegenen Nervenfasern weiter. Diese Nervenfasern vereinigen sich später zusammen mit den Nerven-fasern des Gleichgewichtsorgans zum **N. vestibulocochlearis** und ziehen zum Großhirnschläfenlappen.

1.5 Gleichgewichtsorgan

Aufrechterhaltung
von Kopf- und Kör-
perhaltung in Ruhe
und bei Bewegung.

4 Der Gleichgewichtssinn dient zusammen mit anderen Sin-nen, wie dem Sehsinn und der Tiefensensibilität, der Orientie-rung im Raum und der Aufrechterhaltung von Kopf- und Kör-perhaltung in Ruhe und bei Bewegungen. Zum Gleichgewichts-organ *(Vestibularapparat)* gehören der **Vorhof** *(Vestibulum)* und die drei **Bogengänge.**

1.5.1 Vorhof

Anteile:

- Knöcherner Vorhof
- Membranöse
  Anteile (Utriculus,
  Sacculus) mit
  Sinneszellen.

Vom Vorhof *(Vestibulum),* dem Zentrum des knöchernen Laby-rinths, gehen nach dorsal die drei Bogengänge und nach ventral die Schnecke des Hörorgans ab. Wie das gesamte knöcherne La-byrinth ist auch der Vorhof mit Perilymphe gefüllt. Zusätzlich enthält er membranöse Strukturen, die mit Endolymphe gefüllt sind: das **große Vorhofsäckchen** *(Utriculus)* und das **kleine Vor-hofsäckchen** *(Sacculus).* Utriculus und Sacculus sind durch zwei feine Gänge miteinander verbunden. Sie enthalten in ihrer Wand jeweils ein **Sinnesfeld** *(Macula),* das im Utriculus in horizontaler, im Sacculus in vertikaler Ebene liegt. Diese Sinnesfelder sind aus Sinneszellen aufgebaut. Die Sinneszellen sind Haarzellen, deren Härchen in eine gallertartige Membran hineinragen. Diese Mem-bran *(Statolithenmembran)* bedeckt das gesamte Sinnesfeld und hat an ihrer Oberfläche feine **Kalziumkarbonatkristalle** *(Stato-lithen)* eingelagert.

Hals-Nasen-Ohren-Heilkunde

Reaktion auf Schwerkraft und Beschleunigung

Reflektorische
Anpassung der
Körpermuskulatur
bei Erregung der
Sinneszellen durch
Schwerkraft und
Beschleunigung.

Die Sinneszellen der Maculae reagieren auf Schwerkraft und Beschleunigung in vertikaler und horizontaler Ebene. Dadurch ändert sich der Druck und die Sinneshärchen verbiegen sich und werden erregt. Das ZNS verarbeitet diese Signale zu den bewussten Empfindungen wie »Fallen«, »Bremsen« oder »Steigen«. Dies wiederum führt reflektorisch zur Anpassung von Tonus und Bewegung der Körpermuskulatur.

1.5.2 Bogengänge

3 Bogengänge mit
Sinneszellen, angelegt
in den 3 Raumebenen.

Die drei Bogengänge stehen etwa im rechten Winkel zueinander in den drei Raumebenen. Es gibt je einen ventralen und dorsalen vertikalen und einen lateralen horizontalen Bogengang. Sie beginnen und enden alle im Vorhofbereich, so dass sie jeweils zusammen mit diesem einen Ring bilden. In den knöchernen Bogengängen verlaufen die membranösen, mit Endolymphe gefüllten häutigen Bogengänge. Jeder Bogengang ist am Ende zu einer **Ampulle** erweitert. Dort befinden sich die Sinneszellen des Bogengangsystems. Es handelt sich um Haarzellen, deren Härchen in eine gallertartige, kuppelförmige Masse *(Cupula)* ragen.

Sinnesfunktion der Bogengänge

Reflektorische
Anpassung der
Körpermuskulatur
bei Erregung der
Sinneszellen durch
Drehbewegungen.

Die Sinneszellen der Bogengänge reagieren auf **Drehbewegungen.** Hierbei werden Endolymphe und Cupula ausgelenkt, was wiederum zu einem Zug an den darin eingebetteten Härchen führt. Die Bewegung der Härchen stellt den entsprechenden Reiz für die Sinneszellen dar. Die Nervenimpulse aus den Haarzellen führen im ZNS zur bewussten Empfindung von Drehbewegungen und zur reflektorischen Anpassung der Körperhaltung an die Erfordernisse der Situation.

Abb. 1.5
Schnecke und
Bogengänge als Ausguss-
modell.
[A400-190]

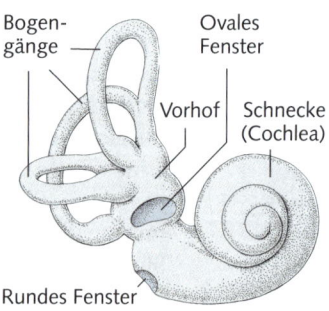

Bogen-
gänge

Ovales
Fenster

Vorhof

Schnecke
(Cochlea)

Rundes Fenster

1.5.3 Leitungsbahn des Gleichgewichtsorgans

Angepasste Muskelbewegungen in Ruhe, bei Bewegung und Lagewechsel durch Verknüpfung des Gleichgewichtsorgans über den N. vestibulocochlearis mit anderen Hirnarealen.

5 Von den Haarzellen des Gleichgewichtsorgans werden die Erregungsimpulse an Nervenfasern weitergeleitet, die den vestibulären Anteil des **N. vestibulocochlearis** bilden. Dieser leitet die Informationen an die Strukturen des zentralen Nervensystems (Rückenmark, Kleinhirn, Formatio reticularis, Thalamus, Hirnnervenkerne) weiter. Über diese Verbindungen werden die Erregungen des Gleichgewichtsorgans mit dem motorischen System verknüpft. So werden Muskelbewegungen für die Stellung des Kopfes, des Körpers und der Augen reflektorisch entsprechend der jeweiligen Erfordernisse in Ruhe, bei Lagewechsel oder Bewegung gesteuert.

? Übungsfragen

1 Wo befindet sich die Ohrtrompete, welche Aufgaben hat sie?

2 Wo befinden sich die Sinneszellen des Hörorgans?

3 Welchen Weg nehmen die Schallwellen bis zur Erzeugung eines Sinnesreizes?

4 Wozu dient der Gleichgewichtssinn und aus welchen anatomischen Strukturen wird das Gleichgewichtsorgan gebildet?

5 Mit welchen Hirngebieten steht das Gleichgewichtsorgan in Verbindung?

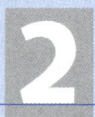

2 HNO-ärztliche Untersuchungsmethoden

2.1 Allgemeine Untersuchungen

2.1.1 Anamnese und Untersuchung

Anamnese

- Symptomatik
- Allgemein-erkrankungen
- Medikamente
- Allergien
- HNO-Erkrankungen in der Familie.

Zu jeder Aufnahme eines Patienten gehört die Erstellung seiner Krankengeschichte *(Anamnese)*, die Fragen nach den aktuellen Beschwerden, Allgemeinerkrankungen wie Hypertonie, Stoffwechselkrankheiten sowie der Einnahme von Medikamenten beantworten soll. In der Hals-Nasen-Ohren-Heilkunde sind besonders Angaben zu Allergien und bestehenden HNO-Erkrankungen in der Familie von Bedeutung.

Inspektion und Palpation

Bei der **Inspektion**, beim Anschauen, wird die äußere Nasenform, Veränderung der Ohrmuschelform, Rötung und Schwellung der Ohrmuschel, Absonderungen aus dem Gehörgang u.a. beurteilt. Bei der **Palpation**, dem Abtasten, werden Ohr, Nase und ihre Umgebung sowie Halslymphknoten auf Schwellungen und Druckschmerzhaftigkeit hin untersucht.

Untersuchung der Ohren

Otoskopie: Beurteilung von äußerem Gehörgang und Trommelfell.

❶ Zur genaueren Untersuchung der Ohren, der *Otoskopie*, wird ein Metalltrichter in den äußeren Gehörgang eingeführt. Dazu wird der Gehörgang durch Zug an der Ohrmuschel nach hinten oben gestreckt. Nun können Trommelfell und äußerer Gehörgang beurteilt werden.

Untersuchung der Nase

Vordere Rhinoskopie: Beurteilung der vorderen Nasenabschnitte. Endoskopie: Beurteilung der hinteren Nasenabschnitte, der Nasennebenhöhlenausführungsgänge und des Nasopharynx.

Zuerst beurteilt der Untersucher die äußere Nasenform (z.B. Sattel-, Höckernase). Im Anschluss werden dann die vorderen Nasenabschnitte mit dem **Stirnreflektor** und dem **Nasenspekulum** betrachtet, die **vordere Rhinoskopie**. Die hinteren Nasenabschnitte, die Nasennebenhöhlenausführungsgänge und der Nasopharynx werden mit Hilfe eines Endoskops untersucht. Dazu muss vorher oft die Nasenschleimhaut abgeschwollen und örtlich betäubt werden. Der Nasenrachenraum kann auch transoral, d.h. über die Mundhöhle untersucht werden (Abb. 2.1).

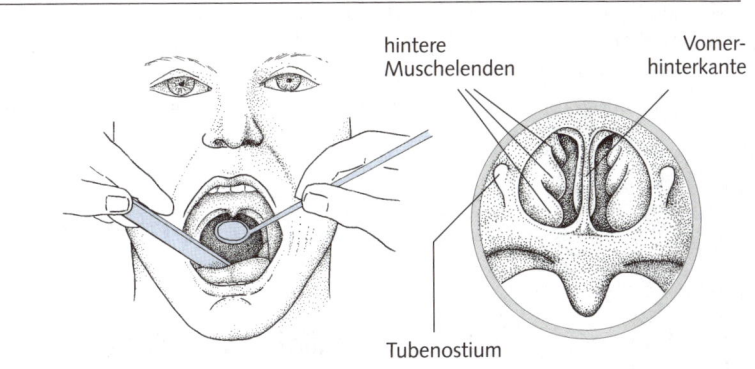

Abb. 2.1
Sicht bei der hinteren Rhinoskopie auf die Nasenhaupthöhle von dorsal über Mundhöhle und Nasenrachenraum.
[A300-157]

hintere Muschelenden

Vomerhinterkante

Tubenostium

Spiegeluntersuchung zur Beurteilung der gesamten Mundhöhle.

Untersuchung der Mundhöhle und des Oropharynx
Mundschleimhaut, Ausführungsgänge der Mundspeicheldrüsen (Ohr- und Unterkieferspeicheldrüsen), Tonsillen, Gaumenbögen und Zunge werden mit Hilfe eines **Stirnreflektors** und eines **Mundspatels** untersucht. Deshalb wird sie auch als **Spiegeluntersuchung** bezeichnet.

Untersuchung von Hypopharynx und Larynx
❷ Sie erfolgt mit einem kleinen Spiegel und dem Stirnreflektor als indirekte Kehlkopfspiegelung oder **indirekte Laryngoskopie:** Der Untersucher fasst mit der linken Hand die Zunge des Patienten und zieht sie vorsichtig nach vorne. Der Spiegel mit langem Stiel wird hinter das Gaumensegel geführt und so gekippt, dass Hypopharynx und Larynx zu sehen sind. Alternativ kann die Endoskopie (☞ 2.1.2) als direkte Kehlkopfspiegelung oder **direkte Laryngoskopie** mit der Möglichkeit der optischen Vergrößerung zur Beurteilung von Hypopharynx und Larynx eingesetzt werden.

- Indirekte Laryngoskopie: Spiegeluntersuchung von Hypopharynx und Larynx
- Direkte Laryngoskopie: Endoskopie von Hypopharynx und Larynx.

2.1.2 Endoskopie und bildgebende Verfahren

Endoskopie
❸ Einige anatomische Strukturen wie **Nasopharynx, Trachea** oder **Ösophagus** sind nur endoskopisch ausreichend beurteilbar. Die Endoskopie wird diagnostisch zur Befunderhebung und zur Gewebeentnahme für histologische Untersuchungen, aber auch therapeutisch, z.B. zur Entfernung von Polypen, genutzt. Die Endoskopie von Trachea und Ösophagus erfolgt meist in Vollnarkose, im Nasopharynx evtl. in Lokalanästhesie.

- Befunderhebung
- Gewebeentnahme
- Therapie.

Bildgebende Verfahren
In der HNO wird die konventionelle Röntgenaufnahme hauptsächlich für die Übersichtsaufnahmen von Nasennebenhöhlen

- Röntgen
- Sonographie
- Computertomographie
- Kernspintomographie.

und für die Aufnahme nach SCHÜLLER genutzt, die die Warzenfortsatzzellen und den Gehörgang darstellt. Ebenso kommen als bildgebende Verfahren die Sonographie, das Computertomogramm oder die Kernspintomographie zum Einsatz.

2.2 Spezielle Untersuchungen

2.2.1 Audiologische Diagnostik

Stimmgabelprüfung nach WEBER und RINNE

Grobe Prüfung des Hörvermögens im Seitenvergleich.

❹ Bei der Stimmgabelprüfung nach WEBER und RINNE wird eine angeschlagene Stimmgabel in der Scheitelmitte bzw. auf den Warzenfortsatz des Patienten aufgesetzt. Diese Untersuchungen ermöglichen eine grobe Prüfung des Hörvermögens im Seitenvergleich und erste Aussagen über die Ursache einer Schwerhörigkeit.

Tonaudiogramm

Wichtigste Hörprüfung.

Das Tonaudiogramm ist die wichtigste Hörprüfung zum Nachweis einer Hörstörung. Der Untersucher stellt im Audiometer Töne einer bestimmten Frequenz (Tonhöhe) ein, deren Lautstärke langsam zunimmt. Der Patient gibt an, wann er den Ton erstmalig hört.

Sprachaudiometrie

Untersuchung der Signalverarbeitung des Gehörs
- Hörweitenprüfung
- Sprachtests.

Die Sprachaudiometrie erfasst einen Teil der Signalverarbeitung des Gehörs. Neben der **Hörweitenprüfung**, die Aussagen über das Verstehen von Flüster- und normaler Sprache aus bestimmten Entfernungen erteilt, stehen verschiedene standardisierte **Sprachtests** mit Testwörtern zur Verfügung.

Elektrische Reaktionsaudiometrie

Objektive Hörprüfung durch Ableitung der elektrischen Nervenaktivität.

Bei dieser objektiven Hörprüfung wird die elektrische Nervenaktivität abgeleitet, die beim Hören im Innenohr aufgebaut und zum Gehirn weitergeleitet wird. Sie findet Anwendung in der Kleinkinder-Audiometrie und bei Erwachsenen zur Differenzierung einer Schwerhörigkeit und insbesondere zum Ausschluss eines Akustikusneurinoms (gutartiger Tumor des N. vestibulochochlearis).

2.2.2 Gleichgewichtsprüfung

Bei der Gleichgewichtsprüfung wird der Patient aufgefordert, meist mit geschlossenen Augen, bestimmte Anweisungen auszuführen, z.B. Auf-der-Stelle-Treten, Geradeausgehen. Anhand seiner Reaktion lässt sich in vielen Fällen der Ursprung der Störung lokalisieren.

2.2.3 Nystagmusprüfung

5 Unter einem *Nystagmus* (Augenzittern) werden unwillkürliche, rhythmische Augenbewegungen verstanden. Diese können *physiologisch* (natürlich) oder *pathologisch* (krankhaft) sein.

Physiologie

Physiologischer Nystagmus:
- Bei und nach Drehbeschleunigung
- Bei thermischer Reizung des Gleichgewichtsorgans.

Pathologischer Nystagmus:
- Spontannystagmus.

Nervenimpulse werden gleichmäßig vom rechten und linken Gleichgewichtsorgan zu den Gleichgewichtszentren im Gehirn *(vestibuläre Kerngebiete)* geleitet, die in Verbindung mit den Augenmuskelkernen stehen.

Liegt eine Störung des Gleichgewichtssinnes vor, z.B. durch einseitigen Ausfall eines Gleichgewichtsorgans, führt diese Seitendifferenz der Nervenimpulse durch die Verschaltung der vestibulären Kerngebiete mit den Augenmuskelkernen zu unwillkürlichen, rhythmischen Augenbewegungen, dem Nystagmus *(griech.: schläfrig blinzeln)*. *Physiologisch* ist ein Nystagmus z.B. während und nach Drehbeschleunigungen oder durch Wärme- und Kältereize auf das Gleichgewichtsorgan. Dagegen ist ein **Spontannystagmus**, der ohne äußere Reize auftritt, in der Regel *pathologisch* (krankhaft).

Häufigste Nystagmusform ist der meist horizontale **Rucknystagmus.** Dabei bewegen sich die Augen erst langsam zu einer Seite, dann ruckartig und stärker sichtbar zur Gegenseite. Die Richtungsbezeichnung erfolgt nach der schnellen Seite.

Diagnostik

Nystagmus kann durch verschiedene Provokationen ausgelöst werden:

Lageprüfung Der Nystagmus wird dadurch ausgelöst, dass der auf dem Rücken liegende Patient nacheinander in die linke und nach zwischenzeitlicher erneuter Rückenlage in die rechte Seitenlage gedreht wird.

Lagerungsprüfung Der Patient sitzt zu Beginn und soll sich im Wechsel hinlegen und aufsetzen, wobei der Kopf erst nicht, dann nach links und rechts gedreht wird. Durch diesen Lagerungswechsel tritt ein Nystagmus auf.

Kalorische Prüfung Hierbei wird der äußere Gehörgang über 30–40 Sekunden mit warmem (40°C) oder kaltem Wasser (30°C) gespült. Dabei wird ein thermischer Reiz auf das Gleichgewichtsorgan ausgeübt und ein Nystagmus ausgelöst.

- FRENZEL-Brille
- ENG.

Beurteilung

Um den Nystagmus besser beurteilen zu können, beobachtet der Untersucher den Nystagmus unter der FRENZEL-Brille: Durch sehr starke Gläser dieser speziellen Leuchtbrille kann der Patient den Blick nicht mehr fixieren, und der Nystagmus tritt deutlicher hervor. Gleichzeitig kann der Untersucher durch Vergrößerung und Beleuchtung der Augäpfel den Nystagmus besser erkennen.

Mit der **Elektronystagmographie** (ENG) wird der Nystagmus objektiviert: Über bitemporal (an den Schläfen) angelegte Elektroden wird der Nystagmus elektronisch erfasst und die Nystagmusschläge aufgezeichnet.

2.2.4 Allergietests

6 Bei Verdacht auf allergische Rhinitis (☞ 4.1.5) oder bei Nasenpolypen (☞ 4.1.6) ist ein Allergietest notwendig. Hierzu stehen im Wesentlichen vier diagnostische Methoden zur Verfügung:

- **Prick-Test:** Allergene Substanzen (z.B. Pollenextrakte) werden in die Haut eingebracht (☞ auch Dermatologie 3.2.2)
- **Serologische Diagnostik:** Im Blut des Patienten werden IgE-Antikörper bestimmt
- **Nasensekretchemie:** Nasensekret wird auf IgE-Antikörper hin untersucht
- **Intranasaler Provokationstest:** Hierbei wird allergenhaltige Lösung in die Nase getropft. Bei positiver Reaktion schwillt die Nasenschleimhaut an und die Nasenatmung ist eingeschränkt.

2.2.5 Geruchs- und Geschmacksprüfungen

Subjektive Riechprüfung

Verschiedene Substanzen, sog. **Riechstoffe**, werden getrennt vor jedes der beiden Nasenlöcher gehalten, und der Patient gibt an, was er riecht.

- Reine Riechstoffe, z.B. Kaffee, Vanille, Zimt
- Riechstoffe mit Trigeminusreizung, z.B. Menthol (gleichzeitiges Brennen in der Nase)
- Riechstoffe mit Geschmackskomponente, z.B. Chloroform (süß).

Objektive Riechprüfung

Die objektive Riechprüfung ermöglicht es, die Reaktion auf ein Riechstoffangebot durch computergesteuerte Ableitung der dadurch ausgelösten Hirnströme zu erfassen und zu beurteilen.

Geschmacksprüfung

Auf die Zunge werden in aufsteigender Konzentration wässrige Lösungen von Glukose (süß), Kochsalz (salzig), Zitronensäure (sauer) und Chinin (bitter) getropft. Dadurch wird die Erkennungsschwelle der Geschmackswahrnehmung geprüft.

? Übungsfragen

1. Welche anatomischen Strukturen können mit Hilfe der Otoskopie beurteilt werden?

2. Wozu dient eine indirekte Laryngoskopie?

3. Wozu kann die Endoskopie in der HNO eingesetzt werden?

4. Welche Untersuchungen werden zur Beurteilung des Hörvermögens eingesetzt?

5. Was ist ein Nystagmus?

6. Was versteht man unter einem »Prick-Test«?

3 Erkrankungen des Ohres

3.1 Erkrankungen des äußeren Ohres

3.1.1 Abstehende Ohrmuscheln

- Häufigste Fehlbildung der Ohrmuschel
- V.a. kosmetisches Problem
- Korrektur möglichst im Vorschulalter.

Abstehende Ohrmuscheln *(Apostasis otum)* sind die häufigste Fehlbildung des äußeren Ohres. Sie treten meist beidseitig auf und sind als kosmetisches Problem oft Grund für Hänseleien und Minderwertigkeitskomplexe. Deshalb sollte eine operative kosmetische Korrektur bereits im Vorschulalter erfolgen.

3.1.2 Entzündungen des äußeren Ohres

Otitis externa

Meist bakterielle Entzündung der Gehörgangshaut.

❶ Bei der Otitis externa (Entzündung des äußeren Gehörgangs) handelt es sich um eine meist bakterielle Infektion der Gehörgangshaut. Begünstigt wird sie durch äußere Faktoren wie unsauberes Badewasser oder Manipulation mit Wattestäbchen.

Klinik

- Schmerzen
- Evtl. Schwerhörigkeit.

Die Gehörgangshaut ist geschwollen. Der Patient empfindet starke Schmerzen, die beim Kauen oder durch Druck auf den Tragus (Knorpelvorsprung vor der äußeren Gehörgangsöffnung Abb. 1.4) zunehmen. Bei vollständiger Verlegung des Gehörganges sind die Patienten meist schwerhörig.

Therapie

- Reinigung des Gehörgangs
- Einlegen eines alkohol-, antibiotika-, oder cortisonhaltigen Salbenstreifens.

Für eine gezielte Antibiotikagabe wird zum Erregernachweis ein bakteriologischer Abstrich entnommen. Der Gehörgang wird gereinigt und ein alkohol-, antibiotika- oder cortisonhaltiger Salbenstreifen eingelegt. In leichteren Fällen genügen Ohrentropfen.

Ohrmuschel-Perichondritis

Die Ohrmuschel-Perichondritis (Entzündung der Ohrmuschel) kann nach einer Verletzung oder Operation im Bereich der Ohrmuschel oder bei einer chronischen Mittelohrentzündung (☞ 3.2.2) auftreten.

Klinik

Die Ohrmuschel ist gerötet, sichtbar geschwollen und äußerst schmerzhaft.

Therapie

- Orales Breitband-
  antibiotikum
- Verband mit anti-
  biotika-, cortison-
  haltiger Salbe.

Verband mit antibiotika- und cortisonhaltiger Salbe anlegen, zusätzliche Gabe eines oralen Breitbandantibiotikums.

2 Als Komplikation der Ohrmuschel-Perichondritis können Knorpelnekrose und Schrumpfung der Ohrmuschel auftreten.

3.1.3 Cerumen obturans

- Meist Folge
  mechanischer
  Reinigungsversuche
- Plötzlicher Druck
  im Ohr
- Hörminderung
- Spülung des
  Gehörgangs mit
  lauwarmem Wasser.

Cerumen obturans ist ein **Ohrenschmalzpfropf.** Dieser entsteht in der Regel nur dann, wenn der Selbstreinigungsprozess des Gehörganges gestört wird, was häufig die Folge mechanischer Reinigungsversuche ist. Dadurch bildet sich verstärkt Ohrenschmalz, das den Gehörgang verstopfen kann. Symptome sind **plötzlicher Druck** im Ohr und **Hörminderung.**

3 Bei intaktem Trommelfell wird der Gehörgang mit Ohrspritze und körperwarmem Wasser gespült. Vorher wird der Pfropf evtl. mit Ohrentropfen, z.B. Cerumenex®, aufgeweicht.

Pflege

Der Patient wird darüber aufgeklärt, dass es ausreicht, die Ohren im Bereich der Ohrmuschel mit Wattestäbchen zu säubern.

3.1.4 Fremdkörper im Gehörgang

Kinder stecken sich gerne beim Spielen Murmeln, Glasperlen u. Ä. ins Ohr, bei Erwachsenen handelt es sich meist um vergessene Wattereste oder Reste von Ohropax®. Der Fremdkörper wird mit speziellen Häckchen unter mikroskopischer Kontrolle entfernt.

! Merke

Vorsicht! Versuchen Laien den Fremdkörper zu entfernen, dringt dieser häufig noch tiefer in den Gehörgang ein mit der Gefahr, Trommelfell und Gehörknöchelchen zu verletzen.

? Übungsfragen

1 Welche Faktoren können die Entstehung einer Otitis externa begünstigen?

2 Welche Komplikation kann bei einer Ohrmuschel-Perichondritis auftreten?

3 Wie wird ein Cerumen obturans behandelt?

Hals-Nasen-Ohren-Heilkunde

3.2 Erkrankungen des Mittelohres

3.2.1 Otitis media acuta

- Meist aufsteigende Entzündung bei Infekten der oberen Atemwege
- Seltener Einwanderung von Erregern bei Trommelfelldefekt.

Die **akute Mittelohrentzündung** *(Otitis media acuta)* ist meist bakteriell bedingt und insbesondere bei (Klein-)Kindern ein häufiges Krankheitsbild. Die Bakterien steigen in der Regel im Rahmen eines Infektes der oberen Atemwege ins Mittelohr auf. Seltener dringen die Erreger von außen bei Trommelfellverletzungen ein.

Klinik

- Ohrenschmerzen
- Schwerhörigkeit
- Fieber, Kopfschmerzen, Krankheitsgefühl
- Evtl. Otorrhoe.

❶ Die Patienten klagen über heftige, pulsierende Ohrenschmerzen und sind auf der betroffenen Seite schwerhörig. Sie fühlen sich krank, haben Fieber und Kopfschmerzen. Kommt es zu einer Spontanperforation des Trommelfells, tritt Flüssigkeit aus dem Gehörgang aus *(Otorrhoe, Ohrlaufen)* und die Schmerzen lassen schlagartig nach.

Diagnostik

- Ohrmikroskopie
- Evtl. Hörtest, Röntgenaufnahme nach SCHÜLLER.

Bei der Ohrmikroskopie fällt ein gerötetes und vorgewölbtes Trommelfell auf. Liegt ein schwerer Krankheitsverlauf vor, werden ein Hörtest und eine Röntgenaufnahme nach SCHÜLLER angefertigt, um eine Beteiligung der Warzenfortsatzzellen *(Mastoid)* auszuschließen.

Therapie

- Orale Antibiotika
- Abschwellende Nasentropfen
- Evtl. Parazentese
- Evtl. Einlegen eines Paukenröhrchens.

Orale Antibiotika (z. B. Amoxypen®), um den bakteriellen Infekt zu bekämpfen; zusätzlich abschwellende Nasentropfen, um die Belüftung der Ohrtrompete zu verbessern.

❷ Bei sehr starken Schmerzen und vorgewölbtem Trommelfell ist ein kleiner Trommelfellschnitt, die sog. **Parazentese** (Abb. 3.1), nötig, damit der Mittelohrerguss abfließen kann. Dieser Trommelfellschnitt verschließt sich nach ca. einer Woche spontan. Ist diese Therapie nicht erfolgreich oder treten Komplikationen auf,

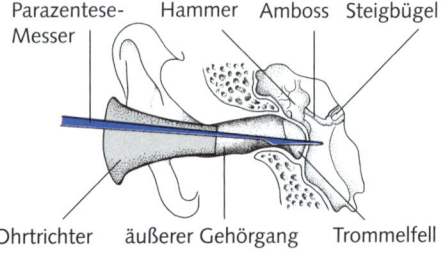

Parazentese-Messer   Hammer   Amboss   Steigbügel

Ohrtrichter   äußerer Gehörgang   Trommelfell

Abb. 3.1
Prinzip der Parazentese.
[A300-157]

z.B. eine Innenohrschädigung, wird ein **Paukenröhrchen** eingelegt. Dieses Kunststoffröhrchen gewährleistet eine dauerhafte
Drainage der Paukenhöhle (Abb. 3.2).

 ### Pflege

Bei diesem Krankheitsbild müssen die Nasentropfen den Rachen
erreichen (dort liegt die Öffnung der Ohrtrompete). Deshalb
soll der Patient die Nasentropfen in Rückenlage bei zurückgeleg-
tem Kopf eintropfen und mindestens zwei Minuten in dieser Position verbleiben.

③ Bei der Krankenbeobachtung achten die Pflegenden besonders auf folgende Zeichen einer Komplikation:

- Wiederanstieg des Fiebers
- Verschlechterung des Allgemeinbefindens
- Druckschmerz hinter dem Ohr
- Rötung und Abstehen der Ohrmuschel.

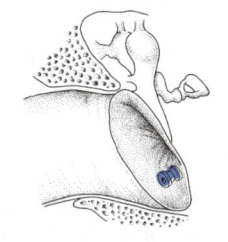

Abb. 3.2
Im Trommelfell liegendes
Paukenröhrchen (Längs-
schnitt durch den Gehör-
gang).
[A300-157]

- Ohrenlaufen
- Mastoid-Druck-
  schmerz
- Schwellung hinter
  dem Ohr.
- Parazentese
- Abschwellende
  Nasentropfen
- Antibiotika
  intravenös
- Evtl. Operation.

Komplikation
Mastoiditis

Bei unzureichender Behandlung besteht die Gefahr einer **Mastoiditis** (Entzündung des Warzenfortsatzes), der häufigsten Komplikation einer Mittelohrentzündung. Die Gefahr besteht darin,
dass die Keime ins Gehirn wandern und dort z.B. einen Hirn-
abszess bilden.
Symptome sind Ohrenlaufen, Schmerzen bei Druck auf das
Mastoid und Schwellung hinter dem Ohr, so dass das Ohr ab-
steht. Die Diagnose wird durch eine Röntgenaufnahme nach
SCHÜLLER gesichert.
Therapeutisch kommt in leichteren Fällen eine Parazentese in
Betracht sowie die lokale Gabe von abschwellenden Nasentropfen und die intravenöse Antibiotikagabe. Im fortgeschrittenen
Stadium muss operiert werden, um die entzündeten Warzen-
fortsatzzellen auszuräumen.

3.2.2 Otitis media chronica

Die **chronische Mittelohrentzündung** *(Otitis media chronica)* ist
gekennzeichnet durch Störung der Tubenventilation und beein-
trächtigte Funktion der Mittelohrschleimhaut.

 ### Klinik

Die Patienten berichten über rezidivierendes Ohrenlaufen und
Schwerhörigkeit. Schmerzen treten in der Regel nur bei einer auf-
gepfropften akuten Mittelohrentzündung auf.

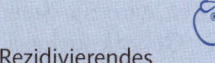

- Rezidivierendes
  Ohrenlaufen
- Schwerhörigkeit.

279

Hals-Nasen-Ohren-Heilkunde

Diagnostik

- Abstrich zum Erregernachweis
- Ohrmikroskopie
- Hörtest
- Röntgenaufnahme nach SCHÜLLER.

- Antibiotika im Akutstadium
- Tympanoplastik.

Um die Diagnose zu sichern, sind ein Abstrich zum Erregernachweis, ein Hörtest und eine Röntgenaufnahme nach SCHÜLLER erforderlich. Bei der Ohrmikroskopie fällt die Perforation des Trommelfells auf.

Therapie

Im Akutstadium wird die chronische Mittelohrentzündung mit Antibiotika behandelt. Ist die Entzündung abgeklungen, wird der Trommelfelldefekt operativ verschlossen, sog. **Tympanoplastik.**

3.2.3 Cholesteatom

Chronische Entzündung mit Zerstörung der knöchernen Mittelohrräume.

4 Ein Cholesteatom ist eine chronische Entzündung der Mittelohrräume. Durch fehlgeleitetes Wachstum von Gehörgangs- und Trommelfellepithel werden die knöchernen Mittelohrstrukturen zerstört.

Klinik

- Fötide Ohrsekretion
- Zunehmende Schwerhörigkeit.

Symptome sind wiederkehrende, meist stinkende *(fötide)* Ohrsekretion und zunehmende Schwerhörigkeit, im akuten Stadium auch mit Schmerzen verbunden.

Diagnostik

- Ohrmikroskopie
- Röntgenaufnahme nach SCHÜLLER
- Hörtest.

Im Rahmen der Ohrmikroskopie sind meist eine ausgedehnte Trommelfellperforation und weißliche Cholesteatom-Schuppen zu sehen. Eine Röntgenaufnahme nach SCHÜLLER zeigt das Ausmaß der Knochenzerstörung. Der Hörtest ergibt Hörschäden je nach Fortschreiten der Erkrankung.

Therapie

- Trommelfellverschluss
- Rekonstruktion der Gehörknöchelchenkette.

Die Therapie des Cholesteatoms ist immer operativ. Das Cholesteatom wird entfernt und der Trommelfelldefekt verschlossen; die zerstörten Gehörknöchelchen werden rekonstruiert.

3.2.4 Otosklerose

- Mineralstoffwechselstörung mit Verknöcherung v.a. im Bereich des ovalen Fensters
- Schwerhörigkeit
- Tinnitus
- Stapesplastik.

5 Die Otosklerose ist eine Mineralstoffwechselstörung des knöchernen Labyrinths. Es kommt dabei zu Verknöcherungen v.a. im Bereich des ovalen Fensters. Dadurch wird die Steigbügelplatte fixiert und die Beweglichkeit der Gehörknöchelchenkette eingeschränkt. Die Patienten werden durch diese Veränderungen zunehmend schwerhörig und nehmen z.T. auch Ohrgeräusche, die als **Tinnitus** bezeichnet werden, wahr.

Die Diagnose wird durch verschiedene Hörtests gesichert. Die Behandlung erfolgt operativ, indem der Steigbügel durch eine **Teflon-Platin-Prothese** *(Stapesplastik)* ersetzt wird.

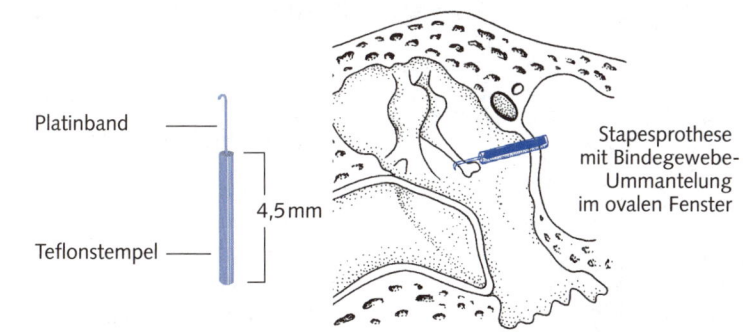

Abb. 3.3
Prinzip der
Stapesplastik.
[V150, A300-157]

Platinband

4,5 mm

Teflonstempel

Stapesprothese
mit Bindegewebe-
Ummantelung
im ovalen Fenster

? Übungsfragen

1 Welche Symptome sind für eine Otitis media acuta typisch?

2 Was ist eine Parazentese?

3 Worauf ist bei der Krankenbeobachtung eines Patienten mit einer Otitis media acuta zu achten?

4 Was ist ein Cholesteatom, welche Symptome treten auf?

5 Wodurch kommt es bei einer Otosklerose zur Schwerhörigkeit?

Hals-Nasen-Ohren-Heilkunde

3.3 — Erkrankungen des Innenohres

3.3.1 — Angeborene oder frühkindlich erworbene Innenohrerkrankungen

Angeborene oder frühkindlich erworbene Innenohrerkrankungen sind entweder genetisch bedingt, häufig in Verbindung mit anderen Anomalien, oder:

- Pränatal erworben, z.B. bei Rötelnerkrankung der Mutter in der Schwangerschaft
- Perinatal erworben, z.B. bei Frühgeburt
- Postnatal erworben, z.B. nach Meningitis, Mumps, Masern.

- **Schwerhörigkeit**
- **Verzögerung der Sprachentwicklung.**

Bei den Kindern kommt es durch die Schwerhörigkeit zu einer Verzögerung der Sprachentwicklung. Diagnostisch steht, insbesondere im Säuglings- und Kleinkindesalter, die elektrische Reaktionsaudiometrie (☞ 2.2.1) im Vordergrund.

❶ Die Therapie sollte so früh wie möglich erfolgen (z.B. mit Hörgeräten), damit die Sprachentwicklung des Kindes nicht mitbeeinträchtigt wird.

3.3.2 — Hörsturz

- **Plötzliche, meist einseitige Schwerhörigkeit bis Taubheit**
- **Tinnitus.**

❷ Bei einem Hörsturz tritt plötzlich eine, meist einseitige, Schwerhörigkeit bis Taubheit auf, die häufig von Ohrgeräuschen *(Tinnitus)* begleitet wird. **Schwindelgefühle fehlen.** Ursache sind wahrscheinlich Durchblutungsstörungen im Innenohr.

Die Diagnose lässt sich meist durch ein Tonaudiogramm (☞ 2.2.1) sichern.

Therapie

Infusionsbehandlung mit durchblutungsfördernden Medikamenten.

Infusionsbehandlung mit durchblutungsfördernden Mitteln, z.B. Dextran 40 (z.B. Rheofusion®) oder Pentoxiphyllin (Trental®). Die Prognose ist umso günstiger, je früher die Therapie einsetzt.

Pflege

Es handelt sich um einen HNO-ärztlichen Notfall! Der Arzt muss unverzüglich verständigt werden bzw. der Betroffene soll sich unverzüglich in ärztliche Behandlung begeben.

- Der Patient hat Bettruhe
- Blutdruck und Puls regelmäßig kontrollieren
- Stresssituationen sollten sowohl in der Klinik als auch nach der Entlassung vermieden werden.

3.3.3 — Morbus MENIÈRE

Morbus MENIÈRE ist eine Innenohrerkrankung, die wahrscheinlich durch eine **Elektrolytstörung** zwischen Endo- und Perilymphe ausgelöst wird.

Klinik

Die Patienten leiden charakteristischerweise unter:

- Plötzlichem, anfallsweise einsetzendem **Drehschwindel**
- Schwerhörigkeit
- Ohrgeräuschen.

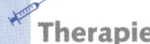

Therapie

- Durchblutungsfördernde Substanzen als Infusion
- Ggf. Gabe von Antiemetika (z.B. Vomex A®) angezeigt.

Pflege

❸ Die Patienten sind im Akutstadium durch den Drehschwindel gefährdet. Um die Sicherheit des Patienten zu gewährleisten, müssen folgende Punkte beachtet werden:

- Vitalzeichen kontrollieren
- Auf Erbrechen achten (Aspirationsgefahr)
- Patienten nicht alleine aufstehen lassen, Rufanlage in erreichbare Nähe bringen, Nachtstuhl bereitstellen
- Nierenschale und Zellstoff bereitstellen
- Bei Erbrechen für ausreichende Flüssigkeitszufuhr sorgen.

3.3.4 — Schwerhörigkeit

Altersschwerhörigkeit

Schlechtes Sprachverständnis v.a. durch Nebengeräusche

Lärmempfindlichkeit.

❹ Die Altersschwerhörigkeit *(Presbyakusis)* ist die häufigste Form der beidseitigen Innenohrschwerhörigkeit und durch Alterungsprozesse bedingt. Sie beginnt meist im 50. bis 60. Lebensjahr und ist eine altersnormale Erscheinung. Typisch ist, dass der Betroffene v.a. im Gespräch mit mehreren Personen und bei Nebengeräuschen Sprache nur schlecht verstehen kann. Gleichzeitig besteht jedoch eine Lärmempfindlichkeit (»Kind, schrei nicht so, ich bin doch nicht schwerhörig!«).

Therapeutisch ist in vielen Fällen eine Versorgung mit Hörgeräten sinnvoll.

Lärmschwerhörigkeit

Bei längerer Lärmeinwirkung prophylaktisch Lärmschutz tragen!

Die Lärmschwerhörigkeit tritt bei langfristiger Lärmexposition, z.B. am Arbeitsplatz oder durch laute Musik (Disco, Walkman) auf. Deshalb sollte prophylaktisch bei längerfristiger Lärmeinwirkung konsequent Lärmschutz (z.B. Stöpsel, Kapseln, Kopfhörer) getragen werden.

Hals-Nasen-Ohren-Heilkunde

3.3.5 Entzündliche und toxisch bedingte Innenohrerkrankungen

Entzündliche Innenohrerkrankungen

- Schwerhörigkeit
- Evtl. Schwindel, Tinnitus.

5 Eine Entzündung des Innenohres *(Labyrinthitis)* kann im Rahmen eines Cholesteatoms (☞ 3.2.3), einer Lyme-Borreliose und viraler Erkrankungen (z.B. Masern, Mumps) vorkommen. Sie zeigt sich durch Schwerhörigkeit, die von Ohrgeräuschen und Schwindel begleitet sein kann.

Die Behandlung richtet sich nach der zugrunde liegenden Erkrankung.

Toxische Innenohrerkrankungen

Auslöser:
- Ototoxische Medikamente
- Gewerbliche Gifte.

Ototoxische (ohrschädigende) Medikamente können zu einer Innenohrschädigung führen, z.B. Aminoglykoside, Schleifendiuretika, bestimmte Lokalanästhetika sowie Zytostatika und Tuberkulostatika. Die gleiche Gefahr besteht bei gewerblichen Giften wie Blei, Fluor, Nitrobenzol, Kohlenmonoxid oder Quecksilber.

? Übungsfragen

1 Warum soll die Therapie bei angeborener oder frühkindlich erworbener Innenohrerkrankung möglichst frühzeitig beginnen?

2 Welche Symptome sind für einen Hörsturz typisch?

3 Wodurch sind Patienten, die an einem M. MENIÈRE leiden, besonders gefährdet?

4 Welche Hörstörungen sind für eine Altersschwerhörigkeit typisch?

5 Wodurch kann eine Entzündung des Innenohres ausgelöst werden?

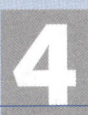

4 Erkrankungen der Nase, der Nasennebenhöhlen und des Nasopharynx

4.1 Erkrankungen der Nase

4.1.1 Choanalatresie

Angeborene
Fehlbildung.

❶ Zu den angeborenen Fehlbildungen der Nase gehört die Choanalatresie, bei der die Choanen (☞ 1.1.1) ein- oder doppelseitig verschlossen sind.

Klinik

Gefahr schwerer
Atemnot bei
Nahrungsaufnahme.

Besonders bei doppelseitiger Choanalatresie kann jede Nahrungsaufnahme beim Säugling zu schwerer Atemnot mit Erstickungssymptomatik führen.

Therapie

Operative Korrektur.

Zunächst durchstößt man die Atresieplatte und legt ein Kunststoffröhrchen ein. Die endgültige operative Versorgung erfolgt dann im Vorschulalter.

4.1.2 Septumdeviation

Verbogene
Nasenscheidewand.

Hierbei handelt es sich um eine Verbiegung der Nasenscheidewand, die angeboren oder traumatisch erworben sein kann.

Klinik

- Behinderte
  Nasenatmung
- Kopfschmerzen
- Riechvermögen ↓
- Infektanfälligkeit.

❷ Typische Symptome sind behinderte Nasenatmung, vermindertes Riechvermögen, Schnarchen und Kopfschmerzen. Durch die Mundatmung sind Infekte der oberen Atemwege häufig.

Diagnostik und Therapie

Septumplastik bei
starken Beschwerden.

Die Diagnose wird über die Inspektion der Nase gestellt. Leiden die Patienten sehr unter ihren Beschwerden, muss die Nasenscheidewand operativ mittels einer *Septumplastik* begradigt werden.

4.1.3 Nasenpyramidenfraktur

Die Nasenpyramidenfraktur kommt sehr häufig im Rahmen von Schlägereien oder Stürzen vor.

Klinik

- Schiefstand der Nase
- Einsinken der Nasenpyramide.

Die Nase steht schief und die knöcherne Nasenpyramide (☞ 1.1.1) ist eingesunken. Oft ist dies durch das Hämatom verdeckt.

Diagnostik und Therapie

Operative Versorgung der Fraktur.

Die Diagnose wird klinisch und röntgenologisch gestellt. Geschlossene Frakturen sollten innerhalb einer Woche operativ versorgt werden, um spätere Formfehler mit Behinderung der Nasenatmung zu vermeiden. Offene Frakturen mit Weichteilverletzungen werden sofort chirurgisch versorgt.

4.1.4 Nasenfurunkel

Entzündung der Nasenspitze oder des Naseneingangs, meist durch Staphylokokken.

Aus einer **Haarbalgentzündung** entwickelt sich eine Entzündung der Nasenspitze oder des Naseneinganges. Erreger sind meistens Staphylokokken. Nasenfurunkel treten häufiger bei abwehrgeschwächten Patienten beispielsweise bei Diabetikern oder kachektischen Patienten auf.

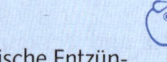

Klinik

- Klassische Entzündungszeichen
- Gefahr der Keimverschleppung ins Gehirn!

Nasenspitze oder Naseneingang sind gerötet und geschwollen. Spontan oder allein bei Berührung sind sie sehr schmerzhaft. Häufig ist auch die Oberlippe aufgetrieben. Die Gefahr bei diesem Krankheitsbild liegt in der Verschleppung der Erreger in das Gehirn.

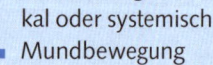

Therapie

- Antibiotikagabe lokal oder systemisch
- Mundbewegung weitgehend vermeiden
- Keine Manipulationen am Furunkel!

Die Therapie besteht aus der Gabe von Antibiotika (z.B. Aureomycin® Salbe) lokal oder in schweren Fällen systemisch (z.B. Staphylex®). Um eine weitere Verschleppung der Erreger zu vermeiden, sollte der Patient möglichst wenig den Mund bewegen, d.h. wenig reden und Breikost oder flüssige Kost zu sich nehmen.

! Merke

Nasenfurunkel unbedingt in Ruhe lassen. Auf keinen Fall an ihnen »herumdrücken«, da so die Erreger über Blut- und Lymphbahnen ins Gehirn gelangen können und dort Infektionen verursachen können.

4.1.5 ▬ Schnupfen

Beim Schnupfen werden folgende Formen unterschieden:

- Akuter Schnupfen
- Chronischer Schnupfen
- Allergischer Schnupfen
- Vasomotorischer Schnupfen.

Akuter Schnupfen

- Meist virusbedingt
- Tröpfcheninfektion.

Der akute Schnupfen *(akute Rhinitis)* ist fast ausschließlich virusbedingt, z.B. durch Rhino-, Corona-, Influenza- oder Adenoviren. Die Übertragung erfolgt durch Tröpfcheninfektion.

 Klinik

- Nasenlaufen
- Behinderte Nasenatmung
- Allgemeines Krankheitsgefühl.

Der Patient hat eine »laufende Nase«. Dabei ist das Sekret anfangs wässrig, später auch gelblich-grün oder leicht blutig. Die Nasenatmung ist behindert. Allgemeine Krankheitszeichen wie Abgeschlagenheit, Kopfschmerzen und Fieber sind häufig.

Therapie

- Abschwellende Nasentropfen
- Inhalation, Rotlicht, warme Getränke.

Symptomatisch mit abschwellenden Nasentropfen (z.B. Nasivin®) für höchstens zehn Tage, Inhalationen, z.B. mit Kamillelösung und Rotlicht. Weiterhin sollte ein erhöhte Aufnahme von warmen Getränken erfolgen.

❸ Bei unzureichender Behandlung besteht die Gefahr der Nasennebenhöhlenentzündung *(Sinusitis)*.

Chronischer Schnupfen

Unterschiedliche Auslöser.

Beim chronischen Schnupfen handelt es sich um chronische Schleimhauterkrankungen der Nasenhaupt- und Nasennebenhöhlen. Ursachen sind Reizstoffe wie Staub, extreme Dauertemperaturen, Polypen und Tumoren in der Nase und den Nasennebenhöhlen.

 Klinik

- Behinderte Nasenatmung
- Nasensekretion
- Räusperzwang.

Der Patient kann nur schlecht durch die Nase atmen und klagt über schleimige Nasensekretion. Da dieses Sekret den Rachen herunter läuft, muss sich der Patient ständig räuspern. Kopfschmerzen treten auf, wenn die Nasennebenhöhlen verlegt sind.

Therapie

Die Ursache muss beseitigt werden, ansonsten helfen symptomatisch z.B. Nasenspülungen mit Salzwasser.

Allergischer Schnupfen

Auslöser sind Allergene.

Der allergische Schnupfen kann saisonal durch Pollen, aber auch das ganze Jahr über durch Nahrungsmittel, Hausstaubmilben, Tierhaare, Bettfedern oder Berufsallergene (z.B. Mehl bei Bäckern) bedingt sein.

Klinik

- Niesattacken
- Wässrige Nasensekretion
- Juckreiz in Augen und Nase.

Die Patienten leiden unter behinderter Nasenatmung, Niesattacken, wässriger Nasensekretion und Juckreiz in der Nase und den Augen.
Zur Diagnose ist ein **Allergietest** (☞ 2.2.4) unbedingt erforderlich.

Therapie

- Allergene meiden
- Evtl. Hyposensibilisierung
- Symptomatisch: antiallergisch wirkende Medikamente.

⑤ Der Patient muss die allergenen Reizfaktoren soweit möglich meiden.
Abschwellende Nasentropfen (z.B. Nasivin®) für höchstens zehn Tage, Antihistaminika (z.B. Teldane®), Kortisonsprays (z.B. Beconase®) und Substanzen, die die Freisetzung von Histamin hemmen (z.B. Vividrin comp.®) wirken lindernd.
Bei manchen Allergenen kann eine Hyposensibilisierung (☞ Dermatologie 4.2.2) versucht werden.

Vasomotorischer Schnupfen

- Wahrscheinlich vegetative Störung der Nasenschleimhautgefäße
- »KNEIPP-Kur« der Nase
- »Rhinopathia medicamentosa«: Austrocknung der Nasenschleimhaut bei längerer Anwendung von abschwellenden Nasentropfen.

Der vasomotorische Schnupfen *(Rhinopathia vasomotorica)* ähnelt dem allergischen Schnupfen. Es ist jedoch kein Allergennachweis möglich. Ursächlich vermutet man vegetative Störungen der Gefäße in der Nasenschleimhaut.
Die Therapie besteht zunächst in einer »KNEIPP-Kur« der Nase. Dabei wird mehrmals täglich eiskaltes Wasser zum Training der vegetativen Regulation hochgeschnupft. Bringt dies keinen Erfolg, können abschwellende Nasentropfen, Antihistaminika und Kortisonsprays versucht werden.
④ Bei langzeitiger Anwendung von abschwellenden Nasentropfen besteht die Gefahr der **Rhinopathia medicamentosa!** Durch die Austrocknung der Nasenschleimhaut bilden sich Borken, evtl. verbunden mit einer Riechstörung. Deshalb sollte die Anwendung von Nasentropfen auf 1–2 Wochen begrenzt sein.

❗ Merke

Komplikation bei Dauer-Anwendung von Nasentropfen.

4.1.6 Polyposis nasi

Schleimhautwucherung im Bereich der Nase und der Nasennebenhöhlen.

Ödematöse, polypöse Schleimhautwucherung in Nase und/oder Nasennebenhöhlen werden als Polyposis nasi *(Nasenpolypen)* bezeichnet. Ursächlich liegen meist ein chronischer Schnupfen, eine Allergie oder eine Nasennebenhöhlenentzündung *(Sinusitis)* zugrunde.

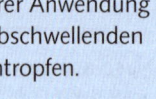

Klinik, Diagnostik und Therapie

- Behinderte Nasenatmung
- Riechstörung
- Kopfschmerzen
- Schnarchen
- Operative Entfernung.

Die Patienten klagen über behinderte Nasenatmung, Kopfschmerzen und Riechstörungen. Angehörige berichten, dass der Patient nachts schnarcht. Die Diagnose wird durch die Inspektion der Nasenhöhle gestellt.

Meist ist eine operative Entfernung der Nasenpolypen nötig. Aber auch bei sorgfältigem Vorgehen sind Rezidive häufig.

4.1.7 Nasenbluten

Nasenbluten *(Epistaxis)* sieht meist dramatischer aus, als es ist, sollte jedoch auf alle Fälle ernst genommen werden.

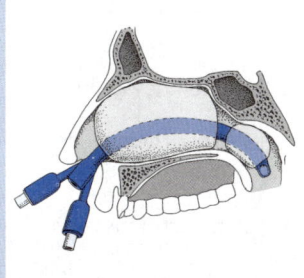

Abb. 4.1
Nasentamponade in situ. Der vordere Ballon komprimiert die Blutungsquelle in der Nasenhaupthöhle, der hintere liegt im Nasopharynx.
[A300]

Ursachen

- Im vorderen Teil der Nasenscheidewand liegt ein Gefäßnetz *(Locus KIESSELBACHI),* aus dem es beim »Nasenbohren« oder durch heftiges Schneuzen leicht bluten kann
- Verletzungen bei Frakturen, Fremdkörper in der Nase, gutartige oder bösartige Tumoren der Nase können Nasenbluten hervorrufen
- Im Rahmen von Allgemeinerkrankungen wie z.B. Hypertonie, fieberhaften Infekten oder Blutgerinnungsstörungen ist das Auftreten von Nasenbluten möglich.

Diagnostik

Bei stärkeren Blutungen ist eine vordere oder hintere Rhinoskopie (☞ 2.1) oder eine Nasenendoskopie notwendig, um die Blutungsquelle zu lokalisieren.

Therapie

- Patienten aufrecht hinsetzen oder seitlich hinlegen
- Nasenflügel zusammendrücken
- Eiskompresse in den Nacken
- Bei starker Blutung:
- Nasentamponade
- Ggf. Ballonkatheter.

6 Der Patient soll aufrecht sitzen und die Nasenflügel selbst zusammendrücken. Blut soll nicht heruntergeschluckt, sondern ausgespuckt werden. Kann der Patient nicht sitzen, soll er seitlich liegen, damit das Blut aus der Nase frei abfließen kann. Blutstillend wirkt auch eine Eiskompresse im Nacken, da der Kältereiz zu einer reflektorischen Engstellung der Blutgefässe führt. Stoppt die Blutung auf diese Weise nicht, muss der Arzt eine **vordere Nasentamponade** einlegen. Bei Blutungen aus dem hinteren Nasenabschnitt ist eine Blutstillung, z.B. mit speziellen Ballonkathetern, erforderlich (Abb.4.1).

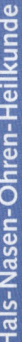
Hals-Nasen-Ohren-Heilkunde

Pflege

Bei starken Blutungen regelmäßige Vitalzeichenkontrolle!

In seltenen Fällen kann sich ein Schock entwickeln. Deshalb sind bei starken Blutungen Blutdruck und Puls regelmäßig zu kontrollieren, sowie auf Schockzeichen zu achten: Blässe, Kaltschweißigkeit, Eintrübung!

Die Kleidung und Umgebung werden mittels Einmalunterlagen und Tüchern geschützt. Ist die Blutung gestillt, wird dem Patienten eine Teilwäsche und eine vorsichtige Mundspülung angeboten.

? **Übungsfragen**

❶ Was ist eine »Choanalatresie«?

❷ Welche Symptome sind typisch für eine Septumdeviation?

❸ Welche Komplikation kann bei unzureichender Therapie des akuten Schnupfens auftreten?

❹ Warum sollen abschwellende Nasentropfen höchstens zehn Tage hintereinander verabreicht werden?

❺ Wie wird allergischer Schnupfen behandelt?

❻ Welches sind die Erstmaßnahmen bei Nasenbluten?

4.2   Erkrankungen der Nasennebenhöhlen

4.2.1   Akute Sinusitis

Bakterielle Entzündung der Nasennebenhöhlenschleimhaut mit Sekretbildung.

❶ Bei der akuten Sinusitis, der **akuten Nasennebenhöhlenentzündung,** handelt es sich um eine bakterielle Entzündung der Nasennebenhöhlenschleimhaut mit Sekretbildung. Ursache ist häufig die Verlegung der Ausführungsgänge der Nasennebenhöhlen beim akuten Schnupfen durch die geschwollene Nasenschleimhaut. Ist nur eine Nasennebenhöhle betroffen, liegt z.B. eine *Sinusitis frontalis* vor, sind alle Nasennebenhöhlen betroffen eine *Pansinusitis.*

Klinik

Schmerzen im Bereich der betroffenen Nasennebenhöhle.

❷   Die Beschwerden sind abhängig davon, welche Nasennebenhöhlen betroffen sind:

▪   Bei einer **Kieferhöhlenentzündung** *(Sinusitis maxillaris)* hat der Patient starke, pochende Schmerzen im Bereich der Kieferhöhle, im angrenzenden Mittelgesicht und in der Schläfenregion. Diese Schmerzen verstärken sich typischerweise beim Bücken

- Eine **Stirnhöhlenentzündung** *(Sinusitis frontalis)* führt zu Schmerzen in der Stirnregion, die in die inneren Augenwinkel ausstrahlen
- Bei der Entzündung der **Siebbeinzellen** *(Sinusitis ethmoidalis)* ist der Druck im Bereich der Nasenwurzel und des inneren Augenwinkels am größten
- Bei einer Entzündung der **Keilbeinhöhle** *(Sinusitis sphenoidalis)* ist das Beschwerdebild dagegen eher uncharakteristisch. Die Patienten geben Schmerzen in der Mitte des Kopfes mit Ausstrahlung in den Hinterkopf an.

Die Diagnostik umfasst eine endoskopische Untersuchung und eine Röntgenaufnahme der Nasennebenhöhlen, ggf. auch ein Computertomogramm.

Therapie

- Konservativ mit der Gabe von abschwellenden Nasentropfen, Antibiotika und schleimlösenden Medikamenten
- Bleibt ein Therapieerfolg aus, muss die betroffene Nasennebenhöhle gespült oder operativ saniert werden.

4.2.2 Tumoren der Nasennebenhöhlen

- Meist bösartig
- Einseitig behinderte Nasenatmung
- Blutiger Sekretfluss aus der Nase.
- Operative Entfernung des Tumors
- Strahlentherapie.

Gutartige Tumoren der Nasennebenhöhlen sind sehr selten. **Bösartige** Tumoren kommen eher bei älteren Patienten vor und bleiben häufig lange symptomlos. Erste Zeichen können einseitig behinderte Nasenatmung und blutiger Sekretfluss aus der Nase sein.
Um die Ausdehnung des Tumors zu erfassen wird diagnostisch ein CT herangezogen.
Die Therapie besteht in der operativen Entfernung des Tumors. Bei inoperablen Tumoren wird die Strahlentherapie eingesetzt. Die Prognose ist abhängig von der Ausbreitung des Tumors. Insgesamt überlebt ca. ein Drittel der Patienten fünf Jahre ohne Rezidiv.

Hals-Nasen-Ohren-Heilkunde

4.3 Erkrankungen des Nasopharynx

4.3.1 Adenoide

Vergrößerung der Rachenmandel.

❸ Bei den Adenoiden, auch *adenoide Vegetationen* oder *Polypen* genannt, handelt es sich um eine Vergrößerung der Rachenmandel. Sie treten praktisch nur bei Kindern auf.

Klinik

- Erhebliche Behinderung der Nasenatmung
- Infektanfälligkeit
- Appetitlosigkeit
- Schwerhörigkeit
- Schnarchen.

Die Kinder atmen ständig durch den Mund, da die Nasenatmung erheblich behindert ist. Sie leiden häufig an Infekten, essen wenig, hören schlecht und schnarchen. Da die vergrößerte Rachenmandel die Mündung der Ohrtrompete im Nasopharynx verlegt und so zu Belüftungsstörungen des Mittelohres führt, treten gehäuft Mittelohrentzündungen mit Paukenergüssen auf. Da diese meist mit einer Schwerhörigkeit einhergehen, können die Kinder eine Verzögerung der Sprachentwicklung zeigen.

Therapie

Therapie der Wahl ist die **Adenotomie** (operative Entfernung der Rachenmandel). Häufig wird in gleicher Sitzung eine Parazentese (☞ 3.2.1) durchgeführt, um begleitende Mittelohrergüsse abzulassen.

Pflege

❹ Die Kinder werden in den ersten postoperativen Tagen nach folgenden Kriterien gepflegt:

- Beobachtung
  - Temperaturanstieg
  - Blutung aus dem Rachen
  - Sekretion aus dem Gehörgang
- In den ersten Tagen keine heiße Nahrung anbieten, da diese die Durchblutung erhöht
- In der ersten Woche nach der Parazentese möglichst nicht duschen, baden oder Haare waschen (vor allem kein Wasser ins Ohr!)
- Schmerzzäpfchen (z.B. Treupel® mono Kindersupp.) nach ärztlicher Anordnung geben.

4.3.2   Tumoren des Nasopharynx

Gutartige Tumoren

- Einseitige Behinderung der Nasenatmung
- Häufiges Nasenbluten
- Operative Entfernung des Tumors.

⑤ Der häufigste gutartige Tumor des Nasopharynx ist das **juvenile Nasenrachenfibrom,** von dem vor allem männliche Jugendliche betroffen sind. Dabei ist die Nasenatmung einseitig behindert und die Nase blutet häufig. Das Nasenrachenfibrom wird operativ entfernt.

Bösartige Tumoren

- Einseitige Schwerhörigkeit
- Behinderte Nasenatmung
- Nasenbluten.
- Meist Stahlentherapie.

Bösartige Tumore können als Frühsymptom eine einseitige Schwerhörigkeit verursachen, da sie die Mündung der Ohrtrompete verlegen und somit zu Belüftungsstörungen des Mittelohres führen. Im fortgeschrittenen Stadium kann es zu behinderter Nasenatmung und Nasenbluten kommen.

Meist wird eine Strahlentherapie durchgeführt, da eine Operation wegen der Nähe zur Schädelbasis schwierig ist. Die Prognose dieser Tumoren ist schlecht.

❓ Übungsfragen

1	Was versteht man unter einer »Pansinusitis«?
2	Welche Symptome sind typisch für eine Kieferhöhlenentzündung?
3	Warum können Adenoide zu Schwerhörigkeit führen?
4	Worauf ist bei Patienten am ersten postoperativen Tag nach Adenotomie zu achten?
5	Um welche Erkrankung handelt es sich beim juvenilen Nasenrachenfibrom?

5 Erkrankungen von Lippen, Mundhöhle und Oropharynx

5.1 Entzündungen im Mundbereich

5.1.1 Herpes-simplex-Infektionen

- Viren verbleiben nach Erstinfektion in den Neuralganglien
- Reaktivierung bei Stress.

❶ Ein Großteil der Bevölkerung hatte – oft unbemerkt – eine Infektion mit Herpes-simplex-Viren (☞ auch Dermatologie 7.1.1). Verbleiben diese Viren in den Neuralganglien, kann die Infektion bei körperlicher Anstrengung, extremer Sonneneinstrahlung, psychischem Stress sowie im Rahmen der Menstruation oder einer Schwangerschaft wieder aufflackern.

Klinik und Diagnostik

Schmerzende Bläschen in der Mundhöhle oder im Bereich der Oberlippe.

Der Patient verspürt zunächst ein schmerzhaftes Spannen der betroffenen Region. Dann bilden sich schmerzende Bläschen im Bereich der Mundhöhle *(herpetische Stomatitis)* oder der Oberlippe *(Herpes labialis)*.

Therapie

Adstringierende Salben oder Aciclovir-Salbe.

Im Frühstadium können adstringierende Pasten wie Zinkpaste oder Salbe mit Aciclovir (Zovirax®) den Verlauf mildern. Der betroffene Bezirk heilt ohne Narben ab.

5.1.2 Soorstomatitis

Entzündung von Mundhöhle und Zunge durch Candida albicans v.a. bei abwehrgeschwächten Patienten.

Die Soorstomatitis ist eine durch den Hefepilz **Candida albicans** hervorgerufene Entzündung der Mundschleimhaut und der Zunge. Gefährdet sind besonders abwehrgeschwächte Patienten, z.B. Patienten mit bösartigen Erkrankungen, HIV-Infizierte oder Patienten unter Strahlen- oder Chemotherapie.

Klinik und Diagnostik

Weiße Beläge auf geröteter Schleimhaut.

❷ Typisch sind mäßig festhaftende weiße Beläge auf geröteter Schleimhaut. Die Diagnose wird durch einen Abstrich gesichert.

Therapie

Mundspülung mit Antimykotikum.

Therapie der Wahl ist die Mundspülung mit einem Antimykotikum, z.B. Amphomoronal®. Die Suspension muss anschließend heruntergeschluckt werden, um eine etwaige Entzündung des Ösophagus mitzubehandeln.

5.1.3　Pharyngitis

Entzündung der Rachenschleimhaut.

Bei der Pharyngitis handelt es sich um eine Entzündung der Rachenschleimhaut. Es werden zwei Formen unterschieden:

Akute Pharyngitis

Klinik

Halsschmerzen, v.a. beim Schlucken.

Sie kommt meist bei Infektionen der oberen Atemwege vor und kann durch **Bakterien** (häufig *Streptokokken*) oder **Viren** (z.B. *Parainfluenza-Viren*) bedingt sein. Die Patienten leiden unter Halsschmerzen, hauptsächlich beim Schlucken.

Therapie

- Antibiotika bei bakterieller Pharyngitis
- Symptomatische Maßnahmen bei viraler Pharyngitis.

Die Therapie richtet sich nach der Ursache: Sind Bakterien die Auslöser, wird **Penicillin** oral gegeben; handelt es sich um Viren, erfolgt eine symptomatische Therapie, z.B. mit kalten Halswickeln. Schmerzen können durch **Analgetika,** z.B. Acetylsalicylsäure oder Paracetamol, gelindert werden.

Chronische Pharyngitis

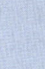

Klinik

- Langfristige Einwirkung verschiedener Noxen
- Chronisch behinderte Nasenatmung
- Ständig trockener Hals
- Räusperzwang.

Die chronische Pharyngitis ist Folge einer langfristigen Einwirkung verschiedener Noxen wie Staub, Nikotin, Alkohol, Chemikalien oder Reizgase. Sie kann aber auch bei chronisch behinderter Nasenatmung, z.B. durch eine Septumdeviation (☞ 4.1.2), auftreten. Der Patient klagt über einen ständig trockenen Hals sowie Räusperzwang und zähen Schleim. Die Beschwerden sind nach längerem Sprechen verstärkt.

Therapie

- Noxen meiden
- Symptomatische Maßnahmen
- Evtl. operative Sanierung.

Nach Abklärung der Ursache sollte versucht werden, die auslösenden Noxen zu meiden. Außerdem können die Atemwege zusätzlich durch Inhalation von Salbei oder Emser Salz, durch Lutschen von Salbeibonbons oder Emser Salz-Pastillen oder durch Einbringen öliger Nasentropfen angefeuchtet werden. Liegt die Ursache in einer behinderten Nasenatmung, muss eine entsprechende Operation durchgeführt werden.

5.1.4　Angina tonsillaris

Akute Entzündung der Gaumenmandeln, meist durch ß-hämolysierende Streptokokken.

 Bei der Angina tonsillaris *(Mandelentzündung, Tonsillitis)* handelt es sich um eine akute Entzündung der Gaumenmandeln. In der Regel wird sie durch β-hämolysierende Streptokokken der Gruppe A hervorgerufen. Der **Scharlach** ist eine Sonderform der

Streptokokkenangina, bei der die Bakterien ein Toxin bilden, das zu dem kleinfleckigen Scharlachausschlag führt.

Klinik

- Hohes Fieber
- Halsschmerzen
- Schluck-
  beschwerden.

Meist entwickeln die Patienten innerhalb weniger Stunden hohes Fieber mit Schüttelfrost sowie Schluckbeschwerden und starke Halsschmerzen, die in die Ohrregion ausstrahlen können. Oft ist auch die Mundöffnung schmerzhaft. Der Allgemeinzustand ist deutlich reduziert. Bei extrem großen Tonsillen besteht manchmal eine »kloßige« Sprache.

Diagnostik

- Inspektion
- Palpation
- Streptokokken-
  Schnelltest.

Bei der **Inspektion** fallen beidseits gerötete und geschwollene Tonsillen auf. Mitunter sind eitrige Beläge sichtbar. Oft sind die Kieferwinkel-Lymphknoten geschwollen und druckschmerzhaft. Mit dem **Streptokokken-Schnelltest** können die häufigsten Erreger sogar schon innerhalb weniger Minuten identifiziert werden.

Therapie

- Bettruhe
- Penicillin oral
  (ersatzweise
  Erythromycin).

Der Patient soll Bettruhe einhalten. Die Behandlung besteht in der oralen Gabe von **Penicillin** (z.B. Megacillin®), bei einer Penicillinallergie ersatzweise Erythromycin. Bei starken Schmerzen kann ein **Analgetikum** (z.B. Paracetamol) notwendig sein. Die Beschwerden können zusätzlich durch Halswickel und weiche Kost gelindert werden.

Prognose und Patienteninformation

Gefahr von Strepto-
kokken-Zweit-
erkrankungen bei
unzureichender Anti-
biotika-Einnahme!

In der Regel heilt die Angina tonsillaris folgenlos ab. Wegen der Gefahr von **Streptokokken-Zweiterkrankungen** muss der Patient ausdrücklich darauf hingewiesen werden, dass die Antibiotika wirklich über den gesamten vom Arzt verordneten Zeitraum eingenommen werden müssen und nicht eigenmächtig abgesetzt werden dürfen, wenn die Beschwerden nachlassen. Nach ungefähr zwei Wochen sollte eine **Urinuntersuchung** durchgeführt werden, um eine Streptokokkenzweiterkrankung auszuschließen.

Tonsillektomie

Operative Entfernung
der Gaumenmandeln
bei:
- Häufig rezidivieren-
  den Anginen
- Chronischer
  Tonsillitis.

Kommt es in kurzen zeitlichen Abständen immer wieder zu eitrigen Anginen oder besteht eine chronische Tonsillitis, ist eine Tonsillektomie (*operative Entfernung* der Gaumenmandeln, kurz TE) notwendig. Diese Entscheidung sollte jedoch insbesondere bei kleineren Kindern gut überlegt werden, da die Tonsillen in diesem Alter für die Immunabwehr wichtig sind.

Pflege nach Tonsillektomie

❹ Lagerung

- Den Patienten halbsitzend oder auf der Seite lagern
- Beim Umlagern ruckartige Bewegungen vermeiden.

Mobilisation

- Bei stabilen Kreislaufverhältnissen nach einer Lokalanästhesie kann der Patient sofort aufstehen
- Nach einer Intubationsnarkose nach 4–6 Stunden.

Wundkontrolle, Wundversorgung

- Wegen der hohen **Nachblutungsgefahr** Mundhöhle regelmäßig inspizieren
- Blut aus Mund und Nase, zunehmende Blässe und Tachykardie weisen auf eine Nachblutung hin
- Kälteanwendung von innen (z.B. kalte Getränke) und außen (z.B. Eiskrawatte) senken das Nachblutungsrisiko und lindern die Schmerzen.

Ernährung

- Am OP-Tag erhalten die Patienten nach 4–6 Stunden, sofern nichts anderes angeordnet wurde, kalten Tee
- Anschließend Kostaufbau über flüssige und breiige Kost; sobald die Schmerzen es zulassen, feste Nahrung
- Gewürze sowie Obst und Säfte anfangs meiden, da diese brennende Schmerzen verursachen können.

Mundpflege

- Am 1. postop. Tag Zahnpflege nur mit Wasser durchführen
- Kein Mundwasser benutzen, nicht gurgeln
- Ab 2. postop. Tag kann Zahncreme benutzt werden.

Schmerztherapie

- Ca. 30 Minuten vor den Mahlzeiten Analgetika (z.B. Paracetamol, in den ersten Tagen am besten als Zäpfchen) nach ärztlicher Anordnung verabreichen
- Salicylathaltige Schmerzmittel wie Acetylsalicylsäure (Aspirin®) sind kontraindiziert, da sie die Blutungsneigung fördern!

5.1.5 Infektiöse Mononukleose

Allgemeinerkrankung, hervorgerufen durch das EPSTEIN-BARR-Virus.

Das EPSTEIN-BARR-Virus (EBV) ist der Erreger der infektiösen Mononukleose (*PFEIFFER-Drüsenfieber, M. PFEIFFER, Monozytenangina, »kissing disease«*). Es handelt sich um eine Allgemeinerkrankung mit Beschwerden hauptsächlich an den Gaumenmandeln. Betroffen sind überwiegend Jugendliche und junge Erwachsene. Die Inkubationszeit beträgt 1–3 Wochen.

Hals-Nasen-Ohren-Heilkunde

Klinik

Nach kurzem **Vorstadium** mit Müdigkeit, Schlafstörungen und Appetitlosigkeit bekommt der Patient mäßiges Fieber und teils sehr starke Schluckbeschwerden. Die Kieferwinkel- und Halslymphknoten, besonders auch im Nackenbereich, können massiv geschwollen sein.

Diagnostik

❺ Bei der Spiegeluntersuchung zeigen sich hochrote, mit grauweißen Fibrinbelägen bedeckte Tonsillen. Manchmal zeigt sich eine generalisierte Lymphknotenschwellung sowie eine Leber- und Milzschwellung *(Hepato-Spleno-Megalie)*. Häufig ist das klinische Bild jedoch uncharakteristisch.

Das Blutbild zeigt eine **Leukozytose** mit 80–90 % atypischer Lymphozyten, sog. **lymphomonozytoide Zellen.** Ebenfalls im Blut nachweisbar sind Antikörper gegen das EPSTEIN-BARR-Virus. **Schnelltests** (z.B. Monosticon®-Test) werden um den vierten Krankheitstag positiv.

Therapie

- Schmerz- und fiebersenkende Medikamente
- Keine Gabe von Ampicillin oder Amoxycillin!
- Tonsillektomie bei schwerem Verlauf.

Die Behandlung ist symptomatisch mit schmerz- und fiebersenkenden Medikamenten. Zur Verhütung von bakteriellen Superinfektionen dürfen die Antibiotika Ampicillin oder Amoxycillin nicht gegeben werden, da diese oft eine pseudoallergische Reaktion (☞ Dermatologie 5.1.2) hervorrufen, die mit einer Penicillinallergie verwechselt werden kann. Alternativ wird Penicillin verabreicht. Bei schwerem Verlauf muss eine Tonsillektomie im akuten Entzündungsstadium erfolgen.

Pflege

- Gefahr der Kontaktinfektion beachten!
- Keine Gabe von ASS bei Schmerzen!
- Gefahr der Milzruptur beachten!

Der Patient soll Bettruhe einhalten und während der Fieberschübe die Gefahr der Kontakt- bzw. Tröpfcheninfektion beachten. Mundpflege, z.B. mit Kamillelösungen, wird als angenehm empfunden. Bei Schmerzen darf **keine** Acetylsalicylsäure gegeben werden, da dies die Nachblutungsgefahr bei einer notwendigen Tonsillektomie vergrößert. Nach Abklingen des akuten Krankheitsstadiums sollen sich die Patienten vor stumpfen Traumen in der Milzgegend schützen, da die Gefahr der Milzruptur deutlich erhöht ist.

- Vor allem bösartige Tumoren
- Risikofaktoren: langjähriger Nikotin- und Alkoholabusus.

5.2 Tumoren von Lippen, Mundhöhle und Oropharynx

Benigne (gutartige) Tumoren kommen in diesem Bereich insgesamt so selten vor, dass bei einem Tumor dieser Regionen immer an eine bösartige Neubildung gedacht werden muss.

Klinik

- Schluck-
  beschwerden
- Behinderung beim
  Sprechen, Mund-
  öffnen
- Blutiger Speichel.

❻ Maligne (bösartige) Tumoren der Mundhöhle entstehen meist in der Rinne zwischen unterer Zahnreihe und Zungen- rand. Bösartige Tumoren des Oropharynx finden sich zu 80 % an den Tonsillen. Bei einem Großteil der Patienten besteht langjähriger **Nikotin- und Alkoholabusus.** Im Frühstadium haben die Patienten meist keine Beschwerden, Spätsymptome sind Schluckbeschwerden, Behinderung beim Sprechen oder bei der Mundöffnung und blutiger Speichel.

Risikofaktor:
Pfeifenrauchen.

Das **Lippenkarzinom** tritt hauptsächlich bei Pfeifenrauchern auf. Es zeigt sich durch ein Geschwür, das über einen längeren Zeit- raum nicht abheilt.

Therapie

- Chirurgische Entfer-
  nung des Tumors
- Evtl. postoperative
  Strahlentherapie.

Therapie der Wahl ist nach histologischer Diagnosesicherung die chirurgische Entfernung des Tumors. Postoperativ schließt sich ggf. eine Strahlentherapie an.

Die Prognose ist abhängig von Sitz und Größe des Tumors. Bei kleinen Tumoren ohne Lymphknotenmetastasen beträgt die Fünf- Jahres-Überlebensrate bis zu 90 %. Sie sinkt jedoch auf 10–50 %, sobald Lymphknotenmetastasen vorliegen.

? Übungsfragen

❶ Welche Faktoren führen häufig zum Wiederauftreten einer Herpes-simplex-Infektion?

❷ Welche Veränderungen der Mundschleimhaut sind typisch für eine Soorstomatitis?

❸ Welche Keime sind Erreger einer Angina tonsillaris?

❹ Worin besteht die postoperative Pflege nach Tonsillektomie?

❺ Wie wird die Diagnose einer infektiösen Mononukleose gesichert?

❻ In welchen Bereichen der Mundhöhle sind bösartige Tumoren häufig und welche Personen sind häufig betroffen?

5.3 ▬ Erkrankungen der Mundspeicheldrüsen

5.3.1 ▬ Entzündungen und Speicheldrüsensteine

Erhöhtes Auftreten
bei Nahrungskarenz.

❶ **Entzündungen** der Speicheldrüsen, meistens der *Glandula parotis,* werden meist durch Bakterien wie Streptokokken oder Staphylokokken verursacht. Sie treten bei vermindertem Spei- chelfluss, z. B. infolge reduzierter Nahrungsaufnahme, auf.

299

Hals-Nasen-Ohren-Heilkunde

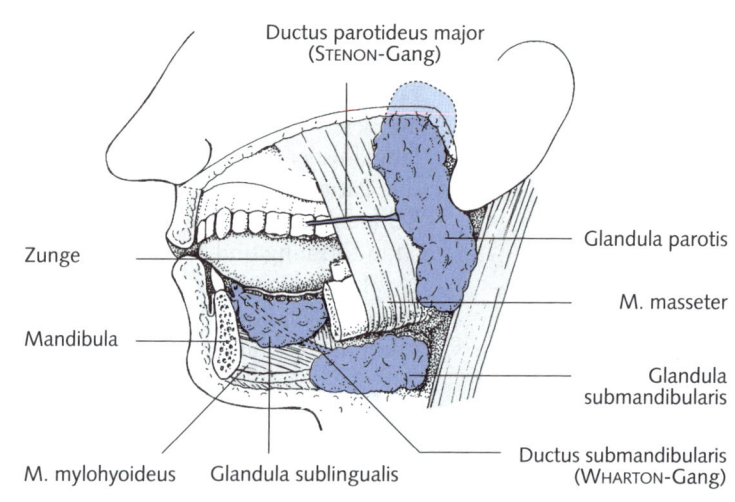

Abb. 5.1
Die großen
Speicheldrüsen.
[A300-190]

Die Bildunterschriften im Bild:
Ductus parotideus major (STENON-Gang), Glandula parotis, M. masseter, Glandula submandibularis, Ductus submandibularis (WHARTON-Gang), Zunge, Mandibula, M. mylohyoideus, Glandula sublingualis

❷ **Speicheldrüsensteine** *(Sialolithiasis)* treten zu 85–90 % in der *Glandula submandibularis* auf. Sie sind häufig Ursache von Entzündungen der Glandula submandibularis, da sie den Speichelgang verlegen. Der Speichelstau begünstigt Infektionen, die zu entzündlichen Schwellungen führen.

Klinik

Klassische Entzündungszeichen.

Die entzündete Drüse ist schmerzhaft geschwollen, die darüberliegende Haut gerötet und überwärmt. Bei den speichelsteinbedingten Entzündungen tritt die Drüsenschwellung charakteristischerweise im Zusammenhang mit der Nahrungsaufnahme, also bei verstärkter Speichelproduktion, auf.

Diagnostik

- Klinische Untersuchung
- Spiegeluntersuchung
- Sonographie
- Sialographie.

Die Diagnose wird durch die klinische Untersuchung gestellt. Zusätzlich wird die Mundhöhle mit dem Spiegel untersucht, eine Sonographie und ggf. eine Sialographie *(Röntgenkontrastdarstellung der Speicheldrüsengänge)* werden durchgeführt.

Therapie

- Breitbandantibiotika hochdosiert
- Speichelfluss anregen
- Bei Abszessen: Spaltung, Drainage
- Bei Steinen: operative Entfernung.

❸ Die Patienten erhalten hochdosiert Breitbandantibiotika (z.B. Amoxycillin). Der Speichelfluss wird durch Lutschen von Zitronenscheiben oder sauren Bonbons angeregt. Abszesse müssen gespalten und drainiert werden. Bei Speichelsteinen wird der Stein oder, falls der Stein in der Drüse liegt, die gesamte Drüse operativ entfernt.

5.3.2 Tumoren der Speicheldrüsen

Gutartige Tumoren

Der häufigste gutartige Speicheldrüsentumor ist das **pleomorphe Adenom**. Es wächst meist langsam und zeigt sich als eine langsam zunehmende, einseitige Schwellung. In seltenen Fällen (ca. 5 %) kann es maligne entarten. Die Therapie ist chirurgisch.

Maligne Tumoren

- Schlechte Verschieblichkeit
- Fazialislähmung (bei Parotis-Tumor)
- Operative Entfernung des Tumors
- Ggf. Neckdissection.

4 Maligne Tumoren machen etwa 30 % der Speicheldrüsentumoren aus. Diese Raumforderungen lassen sich im Gegensatz zu gutartigen Tumoren schlecht gegen die Umgebung abgrenzen bzw. verschieben. Zeichen eines malignen Tumors der Parotis kann eine *Fazialislähmung* sein.

5 Die **Therapie** besteht in der operativen Entfernung der gesamten Speicheldrüse und ggf. einer *Neck dissection* (Entfernung der ableitenden Lymphbahnen). Manchmal wird der N. facialis ebenfalls entfernt, kann jedoch durch Einsetzen eines Nerventransplantates rekonstruiert werden.

? Übungsfragen

1 Wann treten bakterielle Entzündungen der Mundspeicheldrüsen besonders häufig auf?

2 Was verbirgt sich hinter dem Begriff Sialolithiasis?

3 Wie wird eine bakterielle Infektion der Mundspeicheldrüsen behandelt?

4 Welches Symptom kann auf einen malignen Tumor der Mundspeicheldrüsen hinweisen?

5 Was ist die Therapie der Wahl bei malignen Tumoren der Mundspeicheldrüsen?

Hals-Nasen-Ohren-Heilkunde

6 Erkrankungen des Hypopharynx, des Larynx und der Trachea

6.1 Tumoren des Hypopharynx

Risikofaktoren für maligne Tumoren: Nikotin- und Alkoholabusus.

① **Gutartige** Tumoren des Hypopharynx (☞ 1.2.3) sind Raritäten. Dagegen treten **bösartige** Hypopharynx-Tumoren zunehmend häufiger auf, vor allem bei Patienten mit Alkohol- und Nikotinabusus.

Klinik und Diagnostik

- Schluckbeschwerden
- Endoskopie mit Gewebebiopsie.

Da diese Tumoren erst spät zu Symptomen wie z.B. Schluckbeschwerden führen, werden sie meist in fortgeschrittenen Stadien diagnostiziert und haben eine entsprechend schlechte Prognose. Die Diagnose erfolgt endoskopisch mit einer Biopsie.

Therapie und Prognose

- OP bei kleinen Tumoren
- Strahlentherapie bei fortgeschrittenen Tumoren
- Evtl. Kombination mit Chemotherapie.

Relativ kleine Tumoren lassen sich operativ entfernen. In manchen Fällen müssen jedoch auch Teile des Larynx entnommen werden und häufig ist eine anschließende Bestrahlung notwendig. Fortgeschrittene Tumoren werden durch alleinige Strahlentherapie, evtl. in Kombination mit Chemotherapie behandelt. Die Prognose von bösartigen Tumoren ist insgesamt schlecht.

6.2 Erkrankungen des Larynx

6.2.1 Stimmlippenlähmung

Fehlstellung und Beweglichkeitseinschränkung der Stimmbänder.

Unter einer Stimmlippenlähmung *(Stimmlippenparese)* versteht man eine ein- oder beidseitige Fehlstellung und Beweglichkeitseinschränkung der Stimmlippen. Hervorgerufen wird sie durch eine Nervenlähmung oder eine isolierte Schädigung der Kehlkopfmuskulatur.

② Häufige Ursache einer ein- oder beidseitigen Stimmbandlähmung ist die Schädigung des **N. laryngeus recurrens** *(Recurrensparese)* durch folgende Ursachen:

- Nach Schilddrüsenoperationen durch Verletzung des N. recurrens
- Traumata, z.B. stumpfes Halstrauma, Stich- und Schussverletzungen, Klavikulafraktur
- Bakterielle oder virale Entzündungen
- Tumoren in der Nähe des N. laryngeus recurrens.

Seltener ist die vererbte Lähmung, die dann meist beidseitig auftritt. Ist die Ursache unklar, wird von einer *idiopathischen* Stimmlippenparese gesprochen.

Klinik und Diagnostik

❸ Bei einer einseitigen Stimmlippenlähmung sind die Patienten heiser, bei beidseitiger Stimmlippenlähmung leiden sie unter Atemnot.

Aufgrund der großen Anzahl möglicher Ursachen sind zahlreiche Untersuchungen nötig, wie Prüfung der Atem- und Stimmfunktion, Spiegeluntersuchung und Laryngoskopie, Sonographie, Röntgenuntersuchungen und evtl. ein CT.

Einseitige Lähmung
→ Heiserkeit
Beidseitige Lähmung
→ Atemnot.

Therapie

Die Therapie richtet sich nach der Ursache. Als Grundsatz gilt, dass die Stimme nicht überlastet werden darf. Gelegentlich wird auch eine **logopädische** (sprachtherapeutische) Behandlung hinzugezogen.

- Sprachüberlastung vermeiden
- Evtl. logopädische Behandlung.

6.2.2 Laryngitis

❹ Eine **Kehlkopfentzündung** *(Laryngitis)* kann durch folgende Ursachen bedingt sein:

- **Viral** als Begleiterscheinung von Infekten der Nase, Nasennebenhöhlen und Tonsillen
- **Bakteriell** bei einer Superinfektion
- **Toxisch,** z.B. durch Reizgase
- **Thermisch** bei starken Temperaturschwankungen, trockenem oder heißem Raumklima
- **Mechanisch** durch akute Stimmüberlastung.

Klinik und Diagnostik

Der Patient ist heiser oder völlig stimmlos *(aphon)*. Oft hat er leichte Halsschmerzen, Hustenreiz und subfebrile Temperaturen. Bei der Laryngoskopie zeigen sich gerötete, ödematös aufgetriebene Stimmlippen.

Therapie

❺ Der Patient darf weder sprechen, noch flüstern, sich räuspern oder rauchen.

Medikamentös werden bei Reizhusten entsprechende Hustenmittel (z.B. Codipront®) und bei produktivem Husten schleimverflüssigende Substanzen (z.B. Fluimucil®) verabreicht. Antibiotika sind nur bei bakterieller Kehlkopfentzündung angezeigt.

- Sprechverbot
- Rauchverbot
- Evtl. Antitussiva oder Exspektorantien.

Hals-Nasen-Ohren-Heilkunde

Pflege

- Luftfeuchtigkeit erhöhen
- Halswickel
- Inhalationen.

Das Raumklima kann durch Erhöhung der Luftfeuchtigkeit auf 50 % und das Senken der Raumtemperatur auf 18–20 °C verbessert werden. Warme Halswickel und regelmäßige Inhalation mit Salbeiaufguss lindern die Beschwerden.

? Übungsfragen

1. Welche Risikofaktoren sind für bösartige Tumoren des Hypopharynx bekannt und welche Beschwerden treten auf?

2. Welche Ursachen können zu einer Schädigung des N. laryngeus recurrens führen?

3. Wie macht sich eine einseitige bzw. beidseitige Stimmlippenlähmung bemerkbar?

4. Welche Ursachen können für eine Laryngitis verantwortlich sein?

5. Wie wird eine Laryngitis behandelt?

6.2.3 Gutartige Larynxtumoren

Gutartige Larynxtumoren sind relativ **häufig**. Sie äußern sich frühzeitig durch Heiserkeit, wenn sie primär die Stimmlippen betreffen. Atemnot tritt nur bei großen Tumoren auf.

Stimmlippenpolyp

- Meist durch Stimmüberlastung
- Leistsymptom: Heiserkeit.

Stimmlippenpolypen sind die häufigsten Veränderung der Stimmlippen mit Folge einer Stimmstörung. Häufige Ursache ist eine Stimmüberlastung, Leitsymptom der Erkrankung ist Heiserkeit. Vorwiegend sind Männer im mittleren Lebensalter betroffen. Therapeutisch wird der Polyp mikrochirurgisch abgetragen. Anschließend muss der Patient 14 Tage Stimmruhe einhalten.

Stimmlippenknötchen

- »Schreiknötchen« oder »Sängerknötchen«
- Logopädische Behandlung.

Stimmlippenknötchen kommen vorwiegend bei Kindern als sog. »Schreiknötchen« vor; bei Erwachsenen mit hoher Stimmbelastung als sog. »Sängerknötchen«. Therapeutisch steht die logopädische Behandlung im Vordergrund.

Intubationsgranulome

1. Intubationsgranulome können einige Wochen nach einer Intubation entstehen. Da es häufig zu einer spontanen Rückbildung kommt, sollte man zunächst abwarten. Gegebenenfalls

- Nach Intubation
- Meist spontane Rückbildung.

muss das Granulom mikrochirurgisch oder laserchirurgisch abgetragen werden.

Juvenile Larynxpapillomatose

- Heiserkeit
- Evtl. Atemnot
- Operative Entfernung, aber häufig Rezidive.

Sie ist eine folgenschwere Erkrankung, die mit Heiserkeit im Kindesalter einhergeht; die *Papillome* rezidivieren häufig und können zudem narbige Veränderungen (nach Operationen) oder bleibende Papillome mit sich bringen. Als Ursache vermutet man eine Virusinfektion.

Die Kinder sind heiser und haben Hustenreiz. In schweren Fällen ist die Stimmritze fast völlig verlegt, so dass Atemnot die Folge ist. Die Therapie besteht in der operativen Entfernung der Papillome, vorzugsweise durch **CO$_2$-Laserung.**

Pflege

Engmaschige Krankenbeobachtung nach Larynx-Operationen!

Nach operativen Eingriffen am Larynx kommt es häufig zu Schwellungen, die die Luftpassage durch den Larynx einschränken und so zu Atemnot führen. Daher ist eine engmaschige Krankenbeobachtung besonders wichtig.

6.2.4 Bösartige Larynxtumoren

Risikofaktoren: Alkohol- und Nikotinabusus.

Bösartige Larynxtumoren *(Larynxmalignome, Kehlkopfkrebs)* machen ca. 40–50 % aller Karzinome im Kopf-Hals-Bereich aus und sind somit ein verhältnismäßig häufiges Krankheitsbild. Männer sind ungefähr neunmal häufiger betroffen als Frauen. Der Altersgipfel liegt bei ca. 60 Jahren. Als Risikofaktoren sind hauptsächlich hoher Zigaretten- und Alkoholkonsum bekannt.

Klinik

- Heiserkeit
- Schluckbeschwerden
- Husten
- Schmerzen im Larynxbereich.

❷ Die Beschwerden der Patienten hängen von der Tumorlokalisation ab. Heiserkeit ist nur bei Stimmlippentumoren ein Frühsymptom. Entspringt der Tumor oberhalb *(supraglottisch)* oder unterhalb *(subglottisch)* der Stimmlippenebene *(Glottis),* kommt es erst durch das Einwachsen des Tumors in die Stimmlippen zu Heiserkeit. Auch Schluckstörungen, Husten und Schmerzen v.a. im Larynxbereich können auf ein Larynxmalignom hinweisen. Atemnot entsteht erst, wenn das Lumen des Larynx verlegt ist.

Diagnostik

- Endoskopie mit Gewebebiopsie
- Blutuntersuchung
- CT, Kernspintomographie
- Metastasensuche.

Die Diagnose erfolgt durch endoskopische Untersuchung mit Gewebebiopsie des Kehlkopfes (Mikrolaryngoskopie). Blutuntersuchungen, CT oder Kernspintomographie des Halses, Oberbauchsonographie, Thorax-CT und Skelettszintigraphie verdeutlichen die Ausdehnung des Tumors und vorhandene Metastasen.

Hals-Nasen-Ohren-Heilkunde

Therapie

Operative Entfernung des
Tumors:

- Chordektomie
- Laryngektomie
- Evtl. Neck-dissection
- Ggf. Bestrahlung.

❸ Grundsätzlich ist die operative Entfernung des Tumors Therapie der Wahl. Bei kleinen Stimmlippentumoren ist eine **Chordektomie** (Stimmlippenentfernung) ausreichend. Häufig ist jedoch eine (teilweise) **Kehlkopfentfernung** *(Laryngektomie)* erforderlich. Zusätzlich ist bei V.a. Lymphknotenmetastasen eine **Neck-Teil-dissection** notwendig. In gleicher Sitzung werden auf der betroffenen Seite die regionären Lymphknoten von der Schädelbasis bis zum Thoraxeingang, der M. sternocleidomastoideus, die V. jugularis interna und die A. carotis externa entfernt. Bei nachgewiesenen Lymphknotenmetastasen wird der Patient postoperativ bestrahlt. Manchmal, z.B. bei Operationsunfähigkeit, ist die Bestrahlung die primäre Behandlungsform, während die Chemotherapie bei der Behandlung von Larynxtumoren zurzeit kaum eine Rolle spielt.

6.2.5 Laryngektomie und Tracheostoma

Laryngektomie

Teilweise oder totale
operative Entfernung
des Kehlkopfes.

Die Laryngektomie entspricht der teilweisen oder totalen operativen Entfernung *(Resektion)* des Kehlkopfes. Bei einer Teilentfernung ist je nach Tumorlokalisation ein Stimmerhalt möglich. Eine komplette Resektion macht die Anlage eines Tracheostomas notwendig. Die Patienten verlieren hierbei (zunächst) ihre Stimme (s.a. Stimmrehabilitation) und können nicht mehr durch die Nase atmen.

Tracheostoma

Operativ angelegte
Öffnung der Luftröhre

- Passager: z.B. bei
  Langzeitbeatmung
- Endgültig: nach
  Laryngektomie.

❹ Ein Tracheostoma ist eine operativ angelegte Öffnung der Luftröhre nach außen, wobei ein **passageres** (vorübergehendes) von einem **endgültigen** Tracheostoma unterschieden wird. Ein passageres Tracheostoma wird meist oberhalb der Schilddrüse, z.B. im Rahmen einer Langzeitbeatmung, angelegt und durch eine blockbare Trachealkanüle offen gehalten. Ein endgültiges Tracheostoma wird z.B. nach Laryngektomie bei Larynxmalignom angelegt. Die Öffnung ist größer und befindet sich unterhalb der Schilddrüse im Jugulum.

Trachealkanülen

Offen halten der
Trachealöffnung bei

- Passagerem
  Tracheostoma

Die Trachealöffnung wird beim passageren oder in der Anfangsphase beim endgültigen Tracheostoma mit einer Trachealkanüle offen gehalten. Für die jeweiligen Anwendungsbereiche stehen verschiedene Ausführungen von Kanülen zu Verfügung, z.B. Silber- und Kunststoffkanülen verschiedener Größe. Allen Kanülen gemeinsam ist der Kanülenschild, der bei eingeführter Kanüle

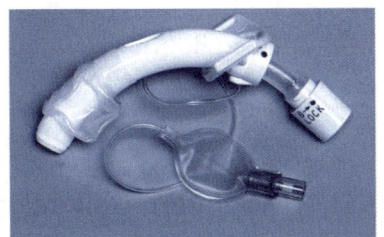

Abb. 6.1
Trachealkanüle mit
Cuff zum Abdichten
der Trachea.
[K183]

- Endgültigem
  Tracheostoma in
  der Anfangsphase.

der Haut aufliegt und an dem das Kanülenbändchen befestigt ist, das um den Nacken gebunden wird. So wird die Kanüle sicher in ihrer Position fixiert.

Pflege nach Tracheotomie

Tracheostoma

- Postoperativ Atmung und das frische Tracheostoma regelmäßig kontrollieren, da die Trachealkanülen leicht durch Blut und Sekret verstopfen können und die Patienten vom Ersticken bedroht sind
- 2 Stunden postoperativ Trachealkanüle entblocken, falls die Blutung steht
- Verband und die Trachealkanüle je nach Sekretfluss mehrmals am Tag wechseln
- Später komplette Trachealkanüle täglich wechseln.

Pneumonieprophylaxe

- Bronchialsekret über Tracheostoma regelmäßig absaugen, da es nicht abgehustet werden kann
- Atemluft über Inhaliergeräte anfeuchten, da die Befeuchtung der Atemluft über die oberen Luftwege entfällt.

Körperpflege

- Bei der Körperpflege evtl. speziellen Trachestomaschutz verwenden, damit z.B. beim Duschen oder Baden kein Wasser in die Kanüle läuft
- Männern wird die Nassrasur empfohlen, da bei Trockenrasur Haarstoppeln in das Tracheostoma eindringen können.

! Merke

Plötzliche Atemnot:
Trachealkanüle schnell
entfernen!

Notfall!

⑤ Bei plötzlicher, scheinbar unerklärlicher Atemnot eines Tracheostoma-Trägers ist die Kanüle meist aufgrund von Borkenbildung verstopft. Hier hilft nur rasches Entfernen zumindest der Innenkanüle, meist aber der gesamten Trachealkanüle (Offenhalten des Tracheostomas mit einem KILIAN-Nasenspekulum).

Hals-Nasen-Ohren-Heilkunde

Pflege

Am Bett des Tracheostoma-Trägers muss immer eine sterile Ersatzkanüle in gleicher Größe und ein Kɪʟɪᴀɴ-Nasenspekulum bereitliegen.

6.2.6 Stimmrehabilitation

- Sprechkanülen
- Ösophagus-Ersatzsprache
- Elektronische Sprechhilfen
- Stimmprothesen.

❻ Damit Patienten nach einer Laryngektomie bzw. Tracheotomie wieder sprechen können, gibt es verschiedene Möglichkeiten einer »Ersatzstimme«:

- Bei der Sprechkanüle ist die Innenkanüle gefenstert, die Außenkanüle gesiebt und die Kanülenöffnung mit einem Ventilkläppchen versehen. Dieses Ventil öffnet sich beim Einatmen und schließt sich beim Ausatmen. Die Ausatemluft gelangt durch das Sieb in die Kanüle und kann zur Stimmbildung benutzt werden
- Bei der **Ösophagus-Ersatz-Sprache** wird für den Sprechvorgang Luft benötigt, die über die Mundhöhle durch Ansaugen in die Speiseröhre befördert wird. Am oberen Ende der Speiseröhre befindet sich ein Ringmuskel, den man durch Übung willkürlich *zusammenzuziehen und zu entspannen lernen kann.* Dieser Ringmuskel ist mit anderem Muskelgewebe und Schleimhautfalten in dieser Höhe an der Tonbildung beteiligt
- **Elektronische Sprechhilfen** wie z. B. Servox Inton® sind Gerätestimmen, die ohne Luft auskommen. Sie erzeugen Schallschwingungen, die beim Ansetzen des Gerätes an den Hals in den Mund-, Nasen-, Rachenraum geleitet werden und lassen sich durch die gewohnten Sprechbewegungen zu einer gut verständlichen Sprache formen. Das Atmen erfolgt völlig unabhängig durch das Tracheostoma
- **Stimmprothesen** sind operative Möglichkeiten zur Stimmrehabilitation. Es wird eine ventilartige Verbindung zwischen Trachealstumpf und dem oberen Ösophagusabschnitt geschaffen. Dieses Ventil, das entweder aus körpereigenem Gewebe oder aus Plastikröhrchen besteht, dient der Stimmbildung.

❶ Was ist ein Intubationsgranulom?

❷ Welche Symptome weisen auf einen bösartigen Larynxtumor hin?

❸ Welche operativen Möglichkeiten gibt es bei der Behandlung von bösartigen Larynxtumoren?

❹ Welche Formen eines Tracheostoma gibt es?

❺ Was ist die häufigste Ursache für plötzliche Atemnot bei Patienten mit Tracheostoma?

❻ Welche Möglichkeiten der Stimmrehabilitation gibt es für Patienten mit Tracheostoma?

6.3 Erkrankungen der Trachea

6.3.1 Tracheitis

Meist in Kombination mit:
- Laryngitis
- Bronchitis.

Eine Tracheitis (Luftröhrenentzündung) ist meist viral, gelegentlich aber auch bakteriell bedingt. Sie ist häufige Begleiterscheinung einer **Laryngitis** (☞ 6.2) oder einer **Bronchitis** *(Tracheobronchitis)*. In seltenen Fällen tritt sie auch isoliert auf.
❶ Die Patienten haben Reizhusten und brennende Schmerzen hinter dem Brustbein, manchmal auch eitrigen Auswurf.

Therapie

- Entzündungshemmer
- Antitussiva bei Reizhusten
- Exspektorantien bei produktivem Husten
- Inhalation, Halswickel, Rauchverbot.

❷ Die medikamentöse Behandlung besteht in der Gabe von Entzündungshemmern *(Antiphlogistika)* sowie Antitussiva bei Reizhusten und Exspektorantien bei produktivem Husten. Liegt sicher eine bakterielle Ursache vor, sind Antibiotika angezeigt. Der Patient darf nicht rauchen. Die Beschwerden können durch kalte Halswickel und Inhalation, z.B. mit Salbeiaufguss, gelindert werden. Zudem sollen die Patienten reichlich warme Flüssigkeit trinken.

6.3.2 Fremdkörper in der Trachea

Meist bei Kleinkindern und älteren Personen.

Fremdkörper werden meistens von Kleinkindern (1.–3. Lebensjahr) und älteren Personen verschluckt. Bei alten Menschen mit Oberkieferprothese bedeckt die Prothese die Gaumenschleimhaut, wodurch die Sensibilität vermindert ist. Besonders gefährlich sind Fremdkörper, die in der Trachea aufquellen und zu einer Verlegung der Luftwege mit lebensbedrohlicher Atemnot und der Gefahr des Erstickungstodes führen können.

- Hustenreiz
- Schmerzen hinter dem Kehlkopf
- Evtl. Atemnot.

Klinik

❸ Die Patienten klagen über Hustenreiz und Schmerzen oder Druckgefühl hinter dem Kehlkopf.

Endoskopische Fremd-körperentfernung.

Therapie

❸ Der Fremdkörper soll möglichst schnell endoskopisch mit entsprechenden Fasszangen entfernt werden *(Tracheobronchoskopie)*.

! **Merke**

Bei spitzen Fremdkörpern oder ungeschickten Extraktionsversuchen besteht die Gefahr der Perforation!

6.3.3   Trachealstenose und Tracheomalazie

- Trachealstenose: Verengung der Luftröhre
- Tracheomalazie: Erweichung der Knorpelspangen.

Trachealstenosen *(Verengungen der Luftröhre)* können durch narbige Schrumpfung geschädigter Luftröhrenanteile, z.B. bei Langzeitintubation entstehen. Die Tracheomalazie hingegen ist eine krankhafte Erweichung der Knorpelspangen und wird meist durch äußeren Druck verursacht, z.B. bei einer Struma (Vergrößerung der Schilddrüse).

Atemnot:
- Tracheobroncho-skopie
- Tracheaziel-aufnahme.

Klinik und Diagnostik

Die Trachealstenose geht mit einer langsam einsetzenden, beständig zunehmenden Atemnot mit **inspiratorischem** (bei der Einatmung) **Stridor** einher. Bei der Tracheomalazie wird die Atemnot durch eine forcierte Einatmung noch verstärkt.
Die Diagnose wird über die Tracheobronchoskopie und Tracheazielaufnahme gestellt.

Meist operative Korrektur.

Therapie

Die Therapie richtet sich nach der Ursache und besteht in der Regel in einer Tracheaquerresektion und anschließendem Einsetzen eines Trachealstents.

Übungsfragen

❶ Welche Symptome sind für eine Tracheitis typisch?

❷ Welche allgemeinen Maßnahmen sind Patienten mit Tracheitis zu empfehlen?

❸ Welche Symptome weisen auf einen Fremdkörper in der Trachea hin und wie wird er entfernt?

Glossar

Adenoide
adenoide Vegetationen, vergrößerte Rachenmandel

Adenotomie
operative Entfernung von vergrößerten Rachenmandeln

Akustikusneurinom
vom Nervus vestibulocochlearis ausgehender, gutartiger Tumor im Bereich des Kleinhirnbrückenwinkels

Amboss
eines der drei Gehörknöchelchen

Ampulla
Anteil des Gleichgewichtsorgans

Anamnese
Krankengeschichte eines Patienten

Angina tonsillaris, Tonsillitis
Mandelentzündung, Entzündung der Gaumenmandeln

Anotie
angeborenes Fehlen der Ohrmuschel

Antimykotikum
Medikament gegen krankheitserregende Pilze

Aphon
stimmlos

Aphthe
entzündliche Schleimhautveränderung im Bereich der Mundhöhle

Apostasis otum
abstehende Ohrmuscheln

Audiometer
Gerät zur elektroakustischen Hörprüfung

Audiometrie
elektroakustische Hörprüfung

Benigne
gutartig

Bogengang
Anteil des Gleichgewichtsorgans

Bronchitis
Entzündung der Bronchien

Candida albicans
Soorpilz, Gattung pathogener Sprosspilze

Cavum nasi
Nasenhaupthöhle

Cellulae ethmoidales
Siebbeinzellen

Cerumen
Ohrenschmalz

Cerumen obturans
Ohrenschmalzpfropf

Cheilitis
Lippenentzündung

Choanalatresie
angeborene, membranöse oder knöcherne Atresie der hinteren Nasenöffnung

Choanen
hintere Nasenöffnungen

Cholesteatom
chronische Entzündung der Mittelohrräume (Knocheneiterung)

Chordektomie
operative Stimmbandentfernung

Cochlea
knöcherne Gehörschnecke

Concha nasalis
Nasenmuschel

Cupula
Anteil des Gleichgewichtsorgans, dem Bogengang hutförmig aufgestülpte Gallertmasse

Ductus nasolacrimalis
Tränennasengang

Elektronystagmographie
Untersuchung zur objektiven Erfassung eines Nystagmus hinsichtlich Frequenz und Amplitude der Augenschläge

Endolymphe
klare, lymphartige Flüssigkeit in den Hohlräumen des häutigen Labyrinths

Epiglottis
Kehlkopfdeckel

Epistaxis
Nasenbluten

EUSTACHISCHE Röhre (Tuba auditiva)
Ohrtrompete, Verbindung zwischen Nasenrachen und Mittelohr

Exostosen
umschriebene Knochenappositionen

Fazialislähmung
ischämische, traumatische, entzündliche oder idiopathische
Lähmung des Nervus facialis

FRENZEL-Brille
modifizierte Brille mit Glühbir-
nen am Brillenrahmen, welche
den Nystagmus deutlicher hervortreten lassen

Foetor e naso
schlechter Geruch aus der
Nase

Glandula parotis
Ohrspeicheldrüse

Glandula submandibularis
Unterkieferspeicheldrüse

Glottis
Stimmlippenritze

Hammer
eines der drei Gehörknöchelchen

Hepatosplenomegalie
Vergrößerung von Leber und
Milz

Herpes labialis
Herpes simplex-Infektion der
Lippen

Hörsturz
akut aufgetretene, meist einseitige Hörminderung

Hypopharynx
unterster Teil des Rachens am
Übergang zur Speiseröhre

Hyposensibilisierung
Schwächung bzw. Aufhebung
der allergischen Reaktionsbe-
reitschaft durch Gewöhnung
mittels wiederholter Allergen-
gabe

Inspektion
betrachtende Untersuchung

Juvenile Papillomatose
gutartige, im Kindesalter auftretende Virusinfektion, welche zu blumenkohlartigen Ge-
schwülsten im Kehlkopf führt

Juveniles Nasenrachenfibrom
Angiofibrom, gutartiger, gefäßreicher Tumor des Nasenra-
chens im Kindesalter/Pubertät
(befällt fast ausschließlich
männliche Patienten)

KILIAN-Nasenspekulum
Untersuchungsinstrument für
die Nase

kissing disease
Monozytenangina, Mono-
nukleose, Studentenfieber,
EPSTEIN-BARR-Virus assoziierte
Tonsillitis

Labyrinthitis
Entzündung des Gleichge-
wichtsorgans

Laryngektomie
operative Entfernung des Kehlkopfes

Laryngitis
Entzündung des Kehlkopfes

Laryngoskopie
Untersuchung des Kehlkopfes

Larynx
Kehlkopf

Larynxkarzinom
bösartiger Tumor des Kehlkopfes

Ligamenta vocalia
Stimmbänder

Locus KIESSELBACHI
oberflächlich liegender Gefäß-
plexus im Bereich der vorderen
Nasenscheidewand (von
welchem in vielen Fällen das
Nasenbluten ausgeht)

Lyme-Borreliose
entzündliche Erkrankung,
welche von Spirochäten verursacht und von Zecken übertragen wird

Macula
Sinnesfeld im Bereich des
Gleichgewichtsorgans

Maligne
bösartig

Mastoiditis
Entzündung des Warzenfortsatzes

Membrana tympani
☞ Trommelfell

Metastase
sekundärer Krankheitsherd
infolge Verschleppung von
Tumorzellen

Mikrolaryngoskopie
mikroskopische Untersuchung
des Kehlkopfes

Mikrotie
abnorme Kleinheit der evtl.
missgebildeten Ohrmuschel

Mittelohrerguss
Paukenerguss, Flüssigkeits-
ansammlung im
Mittelohr/Paukenhöhle

Mononukleose
☞ kissing disease

Mukozele
schleimgefüllte Zyste im Bereich der Nasennebenhöhlen

Nasenfurunkel
bakterielle Haarbalgentzündung der Nasenhaare

Nasenseptum
Nasenscheidewand, Trenn-
wand, welche die Nasenhaupthöhle in zwei Hälften unterteilt

Nasopharynx
Nasenrachen

Neck dissection
operative Entfernung der Lymphabflussbahnen im Halsbereich

Nervus olfactorius
I. Hirnnerv

Nervus recurrens
Ast des Nervus vagus (X. Hirnnerv), welcher Anteile des Kehlkopfes innerviert

Nervus vagus
X. Hirnnerv

Nervus vestibulocochlearis
VIII. Hirnnerv

Nystagmus
Augenzittern; unwillkürliche, rhythmische Augenbewegungen

Oropharynx
Mundrachen

Ösophagus
Speiseröhre

Ösophagusersatzsprache
Ruktussprache, Ersatzsprache nach Entfernung des Kehlkopfes

Otalgie
Ohrenschmerzen

Othämatom
Bluterguss im Bereich der Ohrmuschel

Otitis externa
Gehörgangsentzündung

Otitis media acuta
akute Mittelohrentzündung

Otitis media chronica
chronische Mittelohrentzündung

Otorrhoe
Flüssigkeitsaustritt aus dem Ohr

Otosklerose
erbliche, progrediente Erkrankung des knöchernen Labyrinths mit osteosklerotischen Herden

Otoskopie
Untersuchung des äußeren Gehörgangs einschließlich Trommelfell

Ototoxisch
ohrschädigend

Palpation
Tastuntersuchung

Pansinusitis
Entzündung aller Nasennebenhöhlen

Parazentese
therapeutischer Trommelfellschnitt

Paukenhöhle (Cavum tympani)
lufthaltiger, knöcherner Raum hinter dem Trommelfell, welcher die Gehörknöchelchen beherbergt

Paukenröhrchen
Plastik- oder Goldröhrchen, welches zur Drainage der Paukenhöhle bei Mittelohrerguss ins Trommelfell eingelegt wird

Perichondritis
Entzündung der Knorpelhaut

Perilymphe
den perilymphatischen Raum ausfüllende klare Flüssigkeit

PFEIFFER-Drüsenfieber
☞ kissing disease

Pharyngitis
Rachenentzündung

Pharynx
Rachen

Phonation
Stimmbildung

Pleomorphes Adenom
gutartiger Tumor der Speicheldrüsen

Plicae vestibulares
Taschenfalten

Plivae vocales
Stimmfalten

Polyposis nasi
Nasenpolypen

Presbyakusis
Altersschwerhörigkeit

Processus mastoideus
Warzenfortsatz, Mastoid

Pruritus
Juckreiz

Pyozele
eitergefüllte Zyste im Bereich der Nasennebenhöhlen

Recurrensparese
Lähmung des Nervus recurrens

Resektion
operative Entfernung

Rhinitis
Schnupfen

Rhinopathia medicamentosa
medikamenteninduzierter Schnupfen

Rhinopathia vasomotorica
vasomotorischer Schnupfen, nervöser Schnupfen

Rhinophonie
nasale Sprache

Rhinophym
Talgdrüsenhyperplasie im Bereich der Nasenspitze

Rhinorrhoe
Liquorrhoe aus der Nase

Rhinoskopie
Untersuchung der Nase

Sacculus
kleine Vorhofsäckchen, Teil des Gleichgewichtsorgans

Sängerknötchen
Stimmbandknötchen infolge Stimmüberlastung beim Singen

Scala tympani
Paukentreppe (im Innenohr)

Scala vestibuli
Vorhoftreppe (im Innenohr)

Schreiknötchen
Stimmbandknötchen infolge
Stimmüberlastung durch
Schreien

Septumdeviation
Verbiegung der Nasenscheidewand

Septumplastik
operative Korrektur einer Verbiegung der Nasenscheide-
wand

Sialographie
Röntgenkontrastdarstellung
der Speicheldrüsenaus-
führungsgänge

Sialolithiasis
Speicheldrüsensteine

Sinus frontalis
Stirnhöhle

Sinus maxillaris
Kieferhöhle

Sinus sphenoidalis
Keilbeinhöhle

Sinusitis
Entzündung der Nasennebenhöhlen

Soor
durch den Soorpilz Candida
albicans hervorgerufene Pilzinfektion

Stapesplastik
nach Entfernung des Steig-
bügels Wiederaufbau der
Gehörknöchelchenkette
mittels einer Prothese

Steigbügel
eines der drei Gehörknöchelchen

STENON-Gang
Ausführungsgang der Ohr-
speicheldrüse

Stimmlippenparese
Lähmung der Stimmlippen

Stimmlippenpolyp
gutartige Raumforderung der
Stimmlippe

Stomatitis herpetica
virale Entzündung der Mundschleimhaut

Stridor
pfeiffendes Atemgeräusch
beim Ein- und/oder Ausatmen

Struma
Vergrößerung der Schilddrüse

Subglottisch
unterhalb der Stimmlippenebene gelegen

Supraglottisch
oberhalb der Stimmlippen-
ebene gelegen

Tinnitus
Ohrgeräusch

Tonsilla pharyngea
Rachenmandel

Tonsillae palatinae
Gaumenmandeln

Tonsillektomie
operative Entfernung der
Gaumenmandeln

Trachea
Luftröhre

Trachealstenose
Verengung der Luftröhre

Tracheitis
Entzündung der Luftröhre

Tracheobronchitis
kombinierte Entzündung von
Bronchien und Luftröhre

Tracheobronchoskopie
endoskopische Untersuchung
der Luftröhre und der
Bronchien

Tracheomalazie
entzündliche oder posttrauma-
tische Luftröhrenerweichung

durch Nekrose der Knorpelspangen

Tracheostoma
operativ angelegte Öffnung
der Luftröhre

Tracheostomie
operative Öffnung der Luftröhre nach außen

Tragus
hautüberzogener Knorpel-
vorsprung vor dem äußeren
Gehörgang

**Trommelfell (Membrana tym-
pani)**
dünne Membran, welche die
Grenze zwischen Mittelohr
und äußerem Ohr bildet

Tuba auditiva
Ohrtrompete, Verbindung
zwischen Nasenrachen und
Mittelohr

Tubenostium
Öffnung der Ohrtrompete im
Nasenrachen

Tympanoplastik
gehörverbessernde Operation

Utriculus
großes Vorhofsäckchen, Teil
des Gleichgewichtsorgans

Vertigo
Schwindel

Vestibularapparat
Gleichgewichtsorgan

Vomer
hinterer, in den Nasenrachen
ragender, knöcherner Anteil
der Nasenscheidewand

WHARTON-Gang
Ausführungsgang der Unterkieferspeicheldrüse

Abbildungsnachweis

Die Angaben in eckigen Klammern am Ende des Legendentextes verweisen auf die Abbildungsquelle.

A300-157   S. Adler, Lübeck, in Verbindung mit der Reihe Klinik- und Praxisleitfaden, Urban & Fischer Verlag, München

A300-190   G. Raichle, Ulm, in Verbindung mit der Reihe Klinik- und Praxisleitfaden, Urban & Fischer Verlag, München

A400   U. Bazlen, T. Kommerell, N. Menche und die Reihe Pflege konkret, Urban & Fischer Verlag, München

A400-157   S. Adler, Lübeck, in Verbindung mit U. Bazlen, T. Kommerell, N. Menche und der Reihe Pflege konkret, Urban & Fischer Verlag, München

A400-190   G. Raichle, Ulm, in Verbindung mit U. Bazlen, T. Kommerell, N. Menche und der Reihe Pflege konkret, Urban & Fischer Verlag, München

A400-215   S. Weinert-Spieß, Neu-Ulm, in Verbindung mit U. Bazlen, T. Kommerell, N. Menche und der Reihe Pflege konkret, Urban & Fischer Verlag, München

K183   E. Weimer, Würselen

L157   S. Adler, Lübeck

L190   G. Raichle, Ulm

M111   U. Amon, Hersbruck

M123   Th. Dirschka, Ennepetal

T132   Th. Schneider, Quedlinburg

V150   Heinz Kurz GmbH Medizintechnik, Dußlingen

V152   Pajunk GmbH, Feinwerk-Medizintechnologie, Geisingen

Index

A

A. centralis retinae 85
ABO-Unverträglichkeit 65
ABCD-Regel 69
Abdeckprobe 158
Ablatio retinae 144
Absaugung 46
Achsenhyperopie 155
Adenoide 292
Adenotomie 292
Aderhaut 82
Agonist, Opioide 21
Akkomodation 84
Akne 241
Akrodermatitis chronica
  atrophicans 221
Aktinische Keratose 238
Alkalose 15
Allergie 191
Allergietests 183
  Epikutantest 183
  Expositionstest 183
  Pricktest 183
  Scratchtest 183
Allergietests, HNO 274
Allergische Reaktion 191
  Anaphylaxie 192
  Narkosemedikamente
  64
  Symptome 64
Alterssichtigkeit 157
Alterswarzen 230
Amaurose 150
Amaurosis fugax 138
Amboss 265
Amnesie 7
Amotio retinae 144
Analgesie 16
Analgetikum,
  Opioide 57, 58
Anaphylaktische Reaktion
  183
Anästhesie
  balanciert 34
  Leitungsanästhesie
  35, 36
  Lokalanästhesie 36
  Neuroleptanästhesie 34
  Periduralanästhesie 40
  Spinalanästhesie 38
  total intravenös (TIVA)
  33
Anästhesieverfahren
  Allgemeinanästhesie 5
  Maskennarkose 6
  Regionalanästhesie 6
Angina tonsillaris 295
Angioskotom 149

Anisokorie 93
Antagonist
  Benzodiazepine 8
  kompetitiver 26
  Opioide 21, 23
Antazida 60
Antibiotika 185
Anticholinergika 8
Antihistaminika 9
Antimykotika 185
Antiparasitäre Mittel 185
Antipruriginöse Mittel 185
Antivirale Mittel 185
Aphakie 123
Applanation 93
Arcus senilis 81
ARDS 60
Arterienastverschluss 139
Arteriitis temporalis 150
Arzneimittelexanthem 194
Aspiration 59
  Ileuseinleitung 61
  Komplikationen 60
  Mortalität 60
  Prophylaxe 60
  Risiko 59
  Symptome 60
  Therapie 61
Astigmatismus 158
Astvenenthrombose 140
Atemdepression,
  Opioide 22
Atherom 229
Atmung
  Atemdepression 9
  Atemstillstand 56
  Überwachung 14
Atopie 192
Atrophie 181
Atropin 8, 27
Auflichtmikroskop 182
Aufwachraum 55
Augapfel 79
  Anhangsorgane 86
Augenbrauen 86
Augenfarbe 82
Augenhaut
  äußere 79
  innere 82
  mittlere 81
Augenhintergrund 89
Augenhöhle 79
Augeninnendruck 84
  Messung 92
Augenkammer 84
Augenlider 86
  Blepharitis 99
  Ektropium 95
  Entropium 95

Gerstenkorn 98
  Hagelkorn 98
  Muskulatur 87
  Ptosis 96
Augenmuskeln 86
Augenspiegel 89
Augenzittern 273
Ausleitung, Narkose 49
AUSPITZ-Phänomen 206
Autoimmunerkrankung 201
Azetylcholinesterase-
  Hemmer 27
Azidose 15

B

Bäder 187
Balanitis 209
Basaliom 100, 238
Basalzellkarzinom 100
Beatmung 13
  Ausleitung 18
  nach Aspiration 61
Beatmungsgeräte 13
Beatmungsmaske 6
Bedside-Test 53
Begleitschielen 159
Benzodiazepine 7
BERLIN-Ödem 163
Berufskrankheit 198
Betäubungsmittel-Verschrei-
  bungs-Verordnung 22
Bicarbonat 15
Bindehaut 80
Bindehautentzündung 106
Bläschen 180
Blase 180, 225
Blepharitis 99
Blepharorrhaphie 97
Blinder Fleck 84
Blow-out-Fraktur 154
Blutdruckmessung,
  blutige 65
Blutgasanalyse 15
Blutpräparate 53
Blutverlust, intraoperativ 52
Blutversorgung, Auge 85
Bogengänge 268
Borrelien 221
BOWEN-Karzinom 240
BOWMAN-Membran 81
BOWMAN-Sonde 104
BRADEN-Skala 226
Brechkraft 91
Brechungshyperopie 155
Brillenkasten 90
Bronchospasmus 62
Bulbus oculi 79
Bulla 180

C

Candida albicans 217
  Keratitis 115
  Stomatitis 294
Carotis-Punktion 67
Cataracta siehe auch
  Katarakt
  complicata 126
  corticalis 121
  hypermatura 122
  incipiens 122
  matura 122
  nuclearis 121
  provecta 122
  secundaria 121, 122
Cerumen 264
  obturans 277
Chalazion 98
Chalkosis 162
Chemosis 106
Chiasma opticum 84
Chlamydien-Urethritis 222
Choanalatresie 285
Choanen 259
Cholesteatom 280
Cholinesterase 26
Chordektomie 306
Chorioiditis 126
Chorioretinitis 126
Choroidea 82
CO_2-Absorber 12
Conjunctiva 80
  Blutung 112
  tarsi 87
Contusio bulbi 163
COOMBS 192
Corium 176
Cornea guttata 119
Corpus ciliare 82
Corpus vitreum 85
Cover-Test 158
CREDÉ-Prophylaxe 109
Creme 184
Crusta 181
Cuff 45, 307
Cuffhernien 62
CVI 244
  Stadien 246

D

D-H-S-System 214
Dakryoadenitis 102
Dakryophlegmone 104
Dakryozystitis 104
Dakryozystorhinostomie
  104
DALRYMPLE-Zeichen 153

Dekubitus 225
  Prophylaxe 226
  Risikofaktoren 226
Dellwarzen 211
Depolarisation 24
Deprivationsamblyopie 96
Dermatophyten 214
Dermographismus 183
DESCEMET-Membran 81
Descemetozele 116
Diabetes mellitus,
  Retinopathie 141
Diffusionshypoxie 18
Dioptrie 91
Disposition 192
Dissoziative Anästhesie 20
DLE 203
Dornwarzen 211
Dritter Raum 51
Ductus nasolacrimalis 88

E

Effloreszenzen 179
  Primäreffloreszenzen
  179
  Sekundäreffloreszenzen
  180
Einleitung, Narkose 44
  Injektionsnarkotika 19
  Katheter 48
  Lagerung 48
  Patientenvorbereitung
  44
Einschlusskörperchen-
  Blennorrhoe 109
Einverständniserklärung,
  Narkose 3
Ektropionieren 94
Ektropium 95
Ekzem 193, 196
  atopisches 198
  Intertrigo 201
  seborrhoisches 200
Elektrokoagulation 188
Elektronystagmographie
  274
Elektroretinogramm 148
Emmetropie 91
Enanthem 179
Endarteriitis obliterans 138
Endokrine Orbitopathie 153
Endophthalmitis 136
Endorphine 21
Endotrachealtuben 45
Enophthalmus 152
  Blow-out-Fraktur 154
Entropium 95
Enukleation 128
Epidermis 175
Epiduralraum 40
Epiglottis 262
Epiphora 95
Epistaxis 289

Epizoen 219
Erfrierung 227
Erosion 180
Erregernachweis 182
Erysipel 213
Erythem 179, 227
Erythema chronicum
  migrans 221
Erythema exsudativum
  multiforme (EEM) 195
Erythema nodosum 195
Erythrozytenkonzentrat 53
Exanthem 179, 193
  Erythema nodosum 195
  fixes 195
  makulopapulöses 195
  urtikarielles 195
Exenteratio orbitae 128
Exkavation 130
Exkoriation 180
Exophthalmus 152
Expositionskeratopathie
  117
Exsudative Ablatio 145
Externa 185
Extubation 49
Exzitation 31
  Laryngospasmus 61

F

Fadenpilze 214
Farbstoffe, antiseptische
  185
Fazialislähmung 301
Feigwarzen 210
Fernsehschärfe 91
Fernvisus 91
Feuermal 232
FFP 53
Fibrom 230
Filzläuse 99, 220
Flechte 181
Fleck 179
Flügelfell 111
Fluoreszenzangiographie
  148
Follikulitis 212
Fovea centralis 90
Fremdkörper
  Auge 162
  Ohr 277
  Trachea 309
FRENZEL-Brille 274
Fresh Frozen Plasma
  (FFP) 53
Frischgasverbrauch 12
Frühsommer-Meningo-
  Enzephalitis-Virus
  (FSME) 221
FUCHS-Endotheldystrophie
  119
FUCHSscher Fleck 157
Führungsstab, Intubation 46

Fundus
  flavimaculatus 143
  oculi 89
Furunkel 213
  Nase 286
Fußpilz 216

G

Gangrän 181
Gefäßentzündungen 193
Gefäßnävus 232
Gehörknöchelchen 265
Gelber Fleck 82
GELL 192
Generalisierung 192
Genitalherpes 209
Gerstenkorn 98
Geschlechtskrankheiten 221
Geschmacksprüfung 275
Geschwür 180
Gesichtsfeld 91
Gesichtsfeldausfall 149
Gesichtsrose 114
Gingivostomatitis 208
Glandula lacrimalis 88
Glanzauge 153
Glaskörperblutung 135
Glaskörperprolaps 123
Glaskörperraum 85
Glaskörpervorfall 123
Glaucoma
  absolutum 129
  congestivum 131
  secundarium 133
  simplex 129
Glaukom 129
  akutes 131
  angeborenes 133
  chronisches 129
  Engwinkel- 131
  Offenwinkel- 129
  Operation 130
  sekundäres 133
  Weitwinkel- 129
  Winkelblock- 131
Gleichgewichtsorgan 267
  Leitungsbahn 269
Gleichgewichtsprüfung 272
Gonioskop 89
Goniotomie 133
Gonorrhoe 222
  Gonoblenorrhoe
  109, 224
  Gonokokkensepsis 224
GRAEFE-Zeichen 153
GRATIOLET-Strahlung 84
Grauer Star siehe Katarakt
  120
Greisenbogen 81
Grüner Star siehe Glaukom
  129
GUEDEL 31
GUEDEL-Tubus 44

Gummen 223
Gürtelrose 209

H

Hagelkorn 98
Hämangiom 233
Hammer 265
Hämoglobingrenzwert 52
Harnröhrenentzündung 222
Hasenauge 97
HASNER-Klappe 103
Haut
  Grenzfunktion 177
  Kommunikationsfunk-
  tion 178
Hautbiopsie 183
Hautchirurgie 190
Hauttransplantation 190
Hefen 214
Herpes genitalis 209
Herpes labialis 209, 294
Herpes zoster 114
Herpes-simplex
  -Keratitis 114
  Mundhöhle 294
Herpes-simplex-Viren 208
Hinterkammerlinse 122
Hordeolosen 98
Hordeolum 98
Hörfunktion 266
HORNER-Syndrom 67, 96,
  152
Hornhaut 80
  Schichten 81
Hornhautreflex 87
Hornhautverkrümmung 158
Hörorgan 264
Hörsturz 282
Hühnerauge 225
Humane Papillomaviren
  (HPV) 210
Hyperkapnie 15
Hyperkeratose 196
Hypermetropie 155
Hyperopie 155, 159
Hypertonie 140
Hyperventilation 15
Hyphaema 162, 163
Hypnose 16
Hypnotikum 34
Hypokapnie 15
Hypopyon 115
Hyposensibilisierung
  189, 288
Hyposphagma 112, 163
Hypoxämie 15

I

Ileuseinleitung 61
Immunkomplex-Typ 193
Immuntoleranz 191
Impetigo contagiosa 212

Impressionstonometer 93
Infektionen,
    opportunistische 208
Infektionsschutz 29
Infiltrationsanästhesie 36
Infusionslösung,
    intraoperativ 54
Inhalationsnarkose 32
    Ausleitung 33
Injektion 80
Innenohr
    Anatomie 266
    Erkrankungen 282
Intertrigo 201
Intraarterielle Injektion 65
Intraokularer Druck 84
Intravenöse Narkose 33
Intubation 45
    Aspiration 59
    Exzitation 46
    SELLICK-Handgriff 61
Intubationsgranulome 304
Iridektomie 133
Irido-Zyklektomie 128
Iridodialyse 163
Iridozyklitis 126
Iris bombata 125
Iris 81
Irisschlottern 163
Iristumor 127
Isokorie 93
Isopteren 92

K

Kältezittern 49
Kammerwasser 84
Kammerwinkel 84
Kandidose 217
Kapnometrie 16
Kapselstar 121
Karbunkel 213
Katarakt 120
    DOWN-Syndrom 120
    Komplikationen 122
    Operation 122
    Stadien 122
    Synechien 125
    Therapie 122
Kehlkopfentzündung 303
Kehlkopfkrebs 305
Kehlkopfmaske 47
Keratitis 113
    Amöben- 116
    bakterielle 113
    dendritica 114
    disciformis 114
    é lagophthalmo 117
    Medikamentenbedingte
    117
    mykotische 115
    neuroparalytica 118
    superficialis punctata 116
    virale 114

Keratoconjunctivitis
    epidemica 110
    photoelectrica 110
    sicca 106
Keratokonus 156
Keratolytika 185
Kernstar 121
KILIAN-Nasenspekulum 307
Klimabehandlung 189
Knollennase 243
Knötchen 179
Knoten 179
Koagulationsnekrose 160
KÖBNER-Phänomen 206
Kohlendioxidpartialdruck
    15
Kokain 27
Kollagenose 203
Kolliquationsnekrose 160
Kompressionsverbände 247
Kondylome 210
Konfrontationsversuch 92
Konjunktivitis 106
    allergische 107
    bakterielle 108
    Chlamydien- 109
    infektiöse 108
    vernalis 107
    virale 109
Konkavgläser 156
Kontaktallergie 186
Kontaktekzem 196
Kontaktglas 89
Kontaktlinsen
    Amöben-Keratitis 116
    Keratitis 113
    Myopie 156
Kontusionskatarakt 120
Konvergenz 94
Konvexgläser 155
Kornea 80
Kortikosteroide 185, 186
Kortison
    Anwendung Auge
    108, 133
Krampfader 244
Krätze 205, 219
Kreuzprobe 53
Kruste 181
Kryotherapie 189
KUHN-System 11
Kunstlinse 122
Kürettage 190
Kurzsichtigkeit 156

L

Labyrinth, knöchernes 266
Lachgas 18
Lagophthalmus 97
Laryngektomie 306
Laryngitis 303
Laryngoskop 45
Laryngoskopie 271

Laryngospasmus 61
Larynx
    Anatomie 262
    Tumoren 304, 305
Larynxmaske 47
    Aspirationsrisiko 47
Larynxpapillomatose 305
Laserstrahlen 188
Läuse 220
Lederhaut 80
Leitungsanästhesie 36
    Adrenalin 37
    3-in-1-Block 36
    Interkostalblockade 36
    Komplikationen 37
    nach OBERST 36
    Plexus brachialis 36
Lens 84
Lentigo maligna 234
Lesebrille 157
Lichenifikation 181
Lidbindehaut 94
Lidhebermuskel 87
Lidödem 99
Lidschlag 87
Linse 84
Linsenlosigkeit 123
Linsenluxation 123
    MARFAN-Syndrom 123
Lippenherpes 209
Lippenkarzinom 299
Lokalanästhesie 36
Lokalanästhetika 27
    Amidtyp 29
    Estertyp 28
Lokaltherapie 184
Lösung 184
Lues 222
Lupus erythematodes 203
    diskoider 203
    systemischer 204
LYELL-Syndrom 195
Lymphogranuloma inguinale
    222

M

M.levator palpebrae 87
MAC-Wert 17
Macula 179
Makula 82
    Degeneration 143
Maligne Hyperthermie 63
Mandelentzündung 295
Mastoiditis 279
Mattglas 159
MEIBOM-Drüsen 87
Melanom, malignes 235
    ABCDE-Regel 237
    Auge 127
    Metastasierung 237
MENDELSON-Syndrom 60
Meningo-Radikulitis 221
Metamorphopsie 143

Mikrosporie 217
Milchschorf 199
Milien 229
Minusgläser 156
Miosis 81
    Opioidgabe 22
Mittelohr
    Anatomie 265
    Entzündung, akute 278
    Entzündung, chronische
    279
MÖBIUS-Zeichen 153
MOLL-Drüsen 87
Monitoring 14
Mononukleose 297
Morbus
    BASEDOW 153
    BOWEN 240
    HORTON 150
    MENIÈRE 283
    PFEIFFER 297
    STARGARDT 143
MORGAGNI-Katarkt 122
Mouches volantes 135
MÜLLERscher Lidheber 87
Muskelrelaxantien 24
    Antagonisierung 27
    Überhang 49
Mydriasis 81
Mydriatikum 89
Mykosen 214
Myopia 156
Myopie 156
    FUCHSscher Fleck 157
    Netzhautablösung 157
    progressive 157

N

N. laryngeus recurrens 302
N. opticus 84
Nachstar 121
Nagelmykose 217
Naheinstellungsreaktion 94
Nahsehschärfe 91
Nahvisus 91
Narbe 181
Narbenentropium 96
Narbenkeloid 230
Narkosegasabsaugung 29
Narkosemittelverdampfer
    17
Narkosestadien nach
    GUEDEL 31
Narkosesystem
    geschlossen 13
    halbgeschlossen 11
    halboffen, offen 11
    Kreissystem 12
Narkosevorbereitung
    Intubation 45
Narkotika 16
    Inhalationsnarkotika 16
    Injektionsnarkotika 19

Nase
  Anatomie, Funktion 259
  Nasennebenhöhlen 260
  Nasenseptum 259
Nasenbluten 289
Nasenfurunkel 286
Nasennebenhöhlen
  Entzündung siehe
  Sinusitis
  Tumoren 291
Nasenpyramidenfraktur
  286
Nasenrachenfibrom 293
Nasentropfen, Verabreichen
  279
Nativuntersuchung 182
Nävus 230
Nävuszellnävus 231
Neck dissection 301
Nekrolyse 195
Nekrose 181
Netzhaut 82
  Veränderung siehe
  Retinopathie
Netzhautablösung 144
  Laserkoagulation 146
  Linsenlosigkeit 145
  Mouches volantes 145
  nicht rhegmatogene 145
  rhegmatogene 144
  Rußwolken 145
  Vitrektomie 146
Neuralgie, postzosterische
  210
Neuritis nervi optici 147
Neurodermitis 198
Neuroleptikum 34
Neurosyphilis 223
NIKOLSKI-Phänomen 202
Nissen 220
Nodus 179
NORTON-Skala 226
Nüchternheit, präoperativ
  4, 59
Nystagmus 273

Oberflächenanästhesie 36
Occlusio pupillae 125
Ochsenauge 133
Ohr
  Anatomie 264
  EUSTACHISCHE Röhre
  266
  Fremdkörper 277
Ohrenschmalz 264
  Pfropf 277
Ohrmuschel
  abstehende 276
  Perichondritis 276
Onychomykose 217
Ophthalmie
  sympathische 162

Ophthalmoskop 89
Ophthalmoskopie 89
Opiatüberhang 49, 56
Opioide 8, 21
  Abhängigkeit 58
  Antagonist 23
  Übersicht 23
  Wirkung 21
Ora serrata 85
Orbita 79
  Phlegmone 98
Orbitopathie, endokrine
  153
Orthophorie 158
Otitis externa 276
Otitis media
  acuta 278
  chronica 279
Otosklerose 280
Otoskopie 270
Ototoxische Medikamente
  284
Oxygenierung 15

P

Panophthalmie 125
Papel 179
Papille 82
Papillenatrophie 147
Papilleninfarkt 150
Papillenödem 147
Papillitis 147
Parallelversuch 92
Parasympathikolytikum 27
Paratrachom 109
Parazentese 278
Paste 184
Paukenröhrchen 279
Pedikulose 220
Pemphigoid, bullöses 202
Pemphigus vulgaris 202
Perforationskatarakt 120
Periduralanästhesie 40
  Komplikationen 42
  Lagerung 42
  Periduralkatheter 40
  Steuerung 42
Perimetrie 92
Periphlebitis retinae 135
Perspiratio insensibilis 51
Petechien 195
Phakoemulsifikation 122
Pharyngitis 295
Pharynx, Anatomie 261
Phenothiazine 8
Phlegmone 214
Phonation 264
Phoropter 90
Photochemotherapie 188
Photoeffekt 188
Phthisis bulbi 162
Pigmentnävus 231
Pilzerkrankungen 214

Pityriasis versicolor 218
Pityrosporum ovale 218
Plaque 179
Plattenepithelkarzinom 239
Plusgläser 155
Pneumothorax 66
Pockenviren 211
Polypen 292
Polyposis nasi 288
Postspinaler Kopfschmerz
  40
Präcurarisierung 25
Präkanzerose 229, 234
  Lentigo maligna 234
Prämedikation 7
Prämedikationsvisite 3
Präoxygenieren 46
Presbyopie 157
Prick-Test 274
Primäreffloreszenzen 179
Prisma 90
Propofolnarkose 34
Protrusio bulbi 152
Pseudo-Enophthalmus 152
Pseudoptose 103
Pseudotumor cerebri 148
Psoriasis 205
  Formen 206
  parakeratotische Schup-
  pung 205
  Psoriasisphänomene
  206
  psoriatische Erythroder-
  mie 206
Pterygium 111
Ptosis 96
Puder 184
Pulsoximetrie 15
Pupille 81
  Beurteilung 93
  Lichtreaktion 93
  Weite 81
Purpura SCHOENLEIN-HE-
  NOCH 195
Pustel 180
Pustula 180
PUVA 188
Pyodermie 212
Pyramidenstar 121

Q

Quaddel 180
QUINCKE-Ödem 193, 194
QUINKE-BABCOCK 39

R

Radiodermatitis 227
Reanimation 68
Recurrensparese 302
Regenbogenhaut 81
Regurgitation 59
Reizmiosis 162

Relaxation 24
Relaxometrie 16
Reservoirbeutel 12
Respirator 13
Retina 82
Retinitis 126
Retinopathia proliferans
  135
Retinopathie
  angiospastika 140
  Diabetes mellitus 141
  hypertensive 140
Retrobulbärneuritis 147
Rhagade 180
Rhinitis 287
Rhinophym 243
Rhinoskopie 270
Riechen 260
Riechprüfung 274
Riesenpapillenkonjunktivitis
  107
Riesenrissablatio 144
Riesenzellarteriitis 150
Rindenstar 120, 121
Rohvisus 90
Röntgenbestrahlung 188
Rosazea 243
RUBENS-Ventil 11
Rubeosis iridis 133
Rückatmung 11
Rückenmarksnahe Blockade
  35

S

Salbe 184
Sammellinsen 155
Sängerknötchen 304
Satellitenherde 218
Sättigung 15
Sauerstoffpartialdruck 15
Säuglingsdermatitis
  seborrhoische 200
Scabies 219
Scharlach 295
Schielen 158
Schielwinkel 159
SCHIMMELBUSCH-Maske 11
Schimmelpilze 214
SCHIRMER-Test 117
Schleimhautanästhesie 36
SCHLEMMscher Kanal 84
Schmerztherapie 57
  Aufwachraum 56
Schmetterlingserythem 204
Schmierinfektion 212
Schneeblindheit 110
Schnupfen 287
  allergischer 288
  vasomotorischer 288
Schock, anaphylaktischer
  192
Schocktherapie 65
Schreiknötchen 304

Schüller-Rö-Aufnahme 272
Schuppe 180
Schuppenflechte s. Psoriasis
Schüttelmixtur 184
Schwellenwert 92
Schwerhörigkeit 283
Schwiele 225
SCLE 203
Seclusio pupillae 125
Sedativa 6
Sehbahn, Anatomie 84
Sehbehinderte, Umgang 164
Sehleistung 90
Sehnerv
  Anatomie 84
  Durchblutungsstörung 150
Sehnervkreuzung 84
Sehschärfe 90, 91
Sehzentrum 84
Sektor-Iridotomie 128
Sekundärefforeszenzen 180
Sellick-Handgriff 61
Sensibilisierung 191
Septumdeviation 285
Septumplastik 285
Servox Inton® 308
Sialographie 300
Sialolithiasis 300
Siderosis 162
Sinusitis 287, 290
Sklera 80
Skotom 91, 149
SLE 203
Sommersprossen 231
Sonnenbrand 227
Soor 217
Soorstomatitis 294
Spaltlampe 90
Spannungspneumothorax 67
Speicheldrüsen 299
  Stein 300
  Tumoren 301
Spinalanästhesie 38
  Ausbreitung 39
  Lagerung 39
  Sympathikusblockade 40
  Totale Spinalanästhesie 40
Spinaliom 239
Spinalnadeln 39
Spinnennävus 233
Spirochäten 222
Sprosspilze 214
Sprotte® 39
Squama 180
Stäbchen 82
Stapesplastik 280
Staphylokokken 212

Starbrille 123
Statolithen 267
Stauungsekzem 245
Stauungspapille 148
STD 221
Steigbügel 265
Stellwag-Zeichen 153
Stimmbandlähmung 67
Stimmbildung 264
Stimmgabelprüfung 272
Stimmlippen 263
  Knötchen 304
  Lähmung 302
Storchenbiss 233
Strabismus 158
  concomitans 159
  paralyticus 159
Strahlenkörper 82
Streptokokken 212
Streureaktion 197
Stridor 61, 258, 265
Stromaödem 81
Subkutis 177
Succinylcholin 25
Swan-Ganz-Katheter 14
Symblepharon 161
Syndets 200
Synechien 125
Syphilis 222
  angeborene 223
  Primärstadium 222
  Sekundärstadium 222
  Spätsyphilis 223
  Systemische Therapie 190

Tabes dorsalis 223
Tarsorrhaphie 97
Tarsus 87
Teerpräparate 185
Tenon-Kapsel 79
Thrombozytenkonzentrat 53
Tinea
  corporis 215
  pedis 216
Tinnitus 280, 282
TIVA 33
Toleranzstadium, chirurgisches 5
Tonometrie 93
Tonsillektomie 296
Tonsillitis 295
Toti 104
Toxoplasmose, Retinopathie 142
Trabkulektomie 130
Trachea, Fremdkörper 309
Trachealkanüle 306
Trachealstenose 310
Tracheitis 309

Tracheostoma, Pflege 306, 307
Tractus opticus 84
Traktionsablatio 145
Tränendrüse 88
  Tumoren 103
Tränenflüssigkeit 88
Tränennasengang 88
Tränensackentzündung 104
Tränenwege 88
Tränenwegstenose 103
Transfusion
  Indikationen 52
  Risiken 53
  Zwischenfall 65
Treponema pallidum 222
Trichiasis 100
Tripper 222, 224
Tumor, Haut 229
  pigmentierter 234
Tuohy-Nadel 41
Tüpfelnägel 206
Tympanoplastik 280

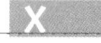

Übersichtigkeit 155
Überwachung
  Aufwachraum 55
  Einleitung 44
  Narkose 14
Ulcus cruris 244, 246
Ulcus molle 222
Ulkus 180
Umschlag, feuchter 184
Umwelteinflüsse 192
Unterhaltungsphase 48
Unverträglichkeitsreaktion 186, 191
Urtica 180
Urtikaria 193
  akute Urtikaria 194
  chronische Urtikaria 194
UV-Strahlung 188
Uvea 81
  Tumoren 127
Uveitis 124

V

Vagolytika 27
Vagusblockade 7
Varikosis 244
Varizella-Zoster-Virus 209
Vaskulitiden 193
Venenklappeninsuffizienz 244
  primäre 244
  sekundäre 245
Veranlagung 192
Verätzung
  Stadien (Auge) 160

Verband 187
Verbrennung 227
  Auge 160
  Schweregrade 227
Verbrühung 227
Verletzung
  Contusio 163
  perforierende 162
Vesicula 180
Viruswarzen 211
Vitalparameter 50
Vitrektomie 136
Volumenersatzmittel 54
Volumenmangel 51
Volumeter 12
Vorderkammerblutung 163
Vorderkammerlinse 122
Voruntersuchungen, Narkose 4
Vulvovaginitis 209

W

Wanderröte 221
Wärmebehandlung 189
Warzen 210
Warzen, seborrhoische 230
Wedge-Druck 14
Weitsichtigkeit 155
  Begleitschielen 159
Whitcare 39
Wimpern 87
Windeldermatitis 198
Windpocken 209
Wood-Licht 182

X

Xanthelasma 100

Z

Zapfen 82
Zecken 221
Zeiss-Drüsen 87
Zentralarterie 85
Zentralarterieninfarkt 139
Zentralarterienverschluss 138
Zentraler Venenkatheter (ZVK) 66
Zentralvene 85
Zentralvenenverschluss 139
Ziliarfortsätze 82
Ziliarkörper 82
Ziliarmuskel 82
Zilien 87
Zonulafasern 82
Zoster 209
Zoster opthalmicus 114
Zysten 229
Zytotoxischer Typ 192